沉香文化百问解答

100

周麟 著

上海译文出版社

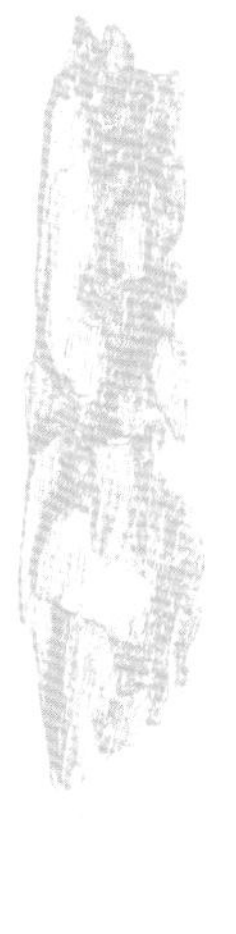

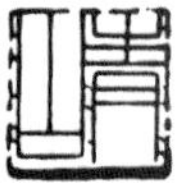

我为香而生，香赋予我使命，香是我终生为之奋斗的事业。

——周麟

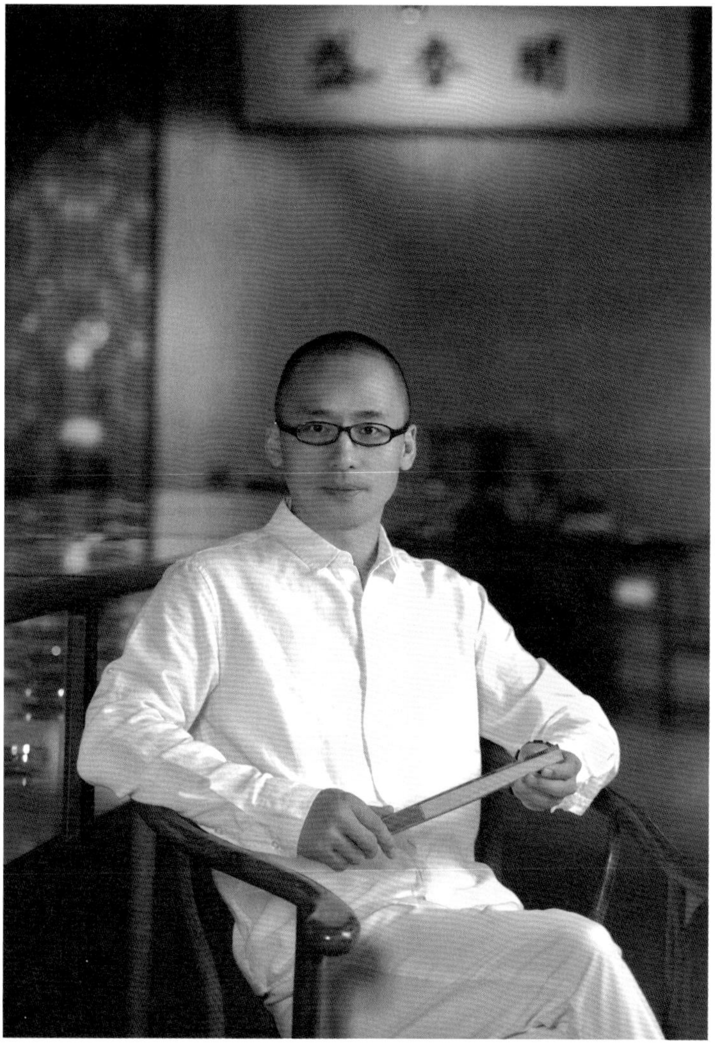

周麟，字青山

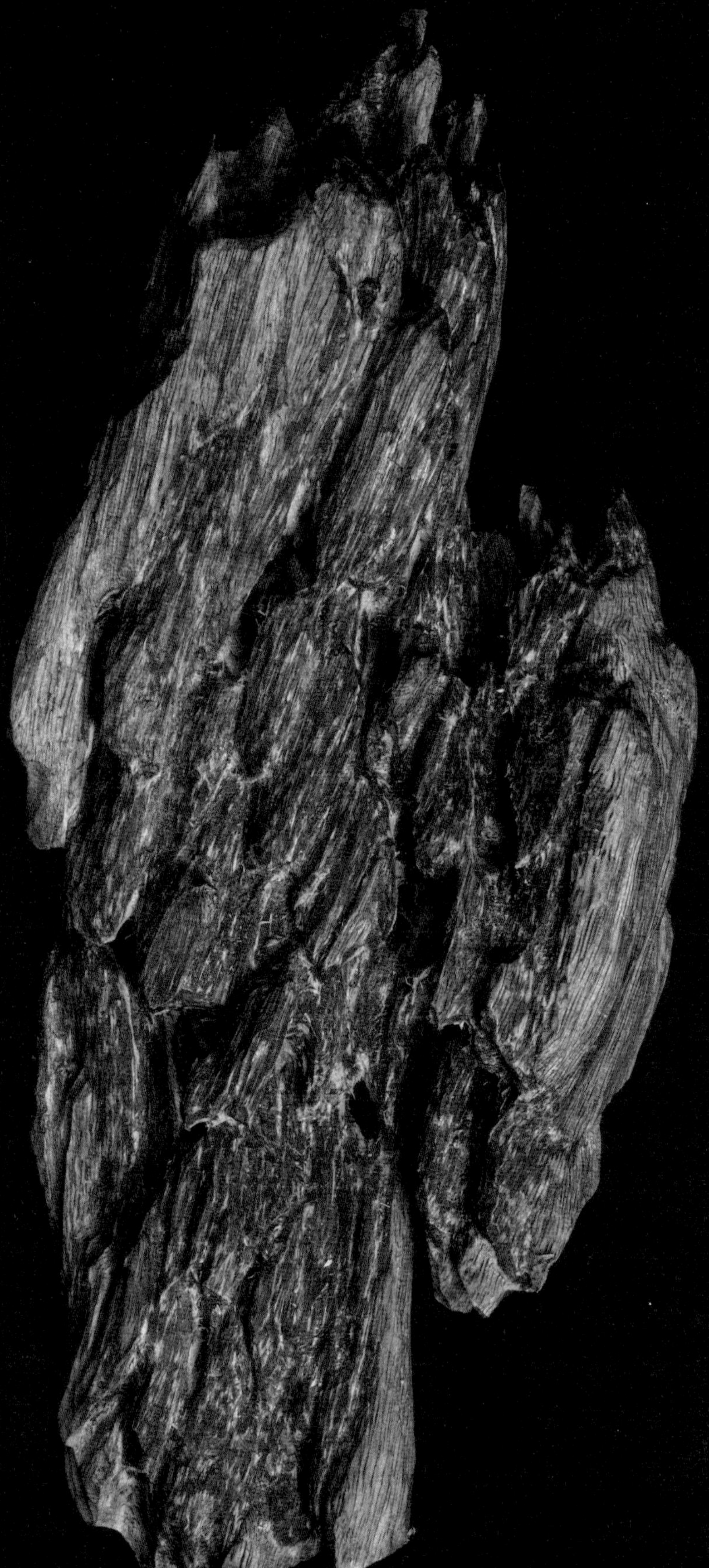

香缘

2000 年，在北京，想找到一家像样的沉香铺几乎不可能。那时国内沉香以出口为主，但有一些沉香会被台湾地区、香港地区的朋友带回北京。

2002 年我在一位前辈家闻到了沉香，这是我第一次知道“沉香”。我闻着那美好的香味，感觉整个身心都被打开了，心灵受到了极大触动：香味甜凉，有花香，又特别绵柔，让人愉悦和轻松。在我的认知中，只有寺庙在重大节日时才会点香，我从来没有体验过这种用香方式，而这种纯正的沉香香气着实令我惊艳。到今天，我的嗅觉中还会浮现那段美好的回忆。

自那之后，我常有机会与这位前辈一起品香。有一次，这位前辈在品香时问我今天的香有什么不一样。我回答说凉气更足些、甜味略显不够。他十分惊喜，夸赞我嗅觉敏锐，突然说：“你不如做沉香吧。”也许是天命使然，这一句看似不经意的话，改变了我一生的轨迹，让我与香结下了不解之缘。

那时的我是迷茫的。虽然嗅觉还算敏锐，但是我并不懂香，香的一切对我来说都是未知的。更糟糕的是，前辈告诉我：“目前国内肯定是没有人可以教你的。”那时市面上几乎没有沉香原材料在流通，但是前辈给我指了一个方向：“你不如去产地，去跟海南的一线香农学习。”

2002年6月，我约上两位好友，一同奔赴海南学香、寻香。在海南，我们看到了很多沉香，在海口的市场上也找到了一些沉香店，不过我们的最终目的，是要去核心产地，去尖峰岭、五指山、霸王岭的原始森林考察、学习。

前后一个多月的时间里，我们结交了淳朴的产地香农，与他们沟通、交流，学到了很多。因为预算有限，我们只收了约四千克的沉香就回了北京。我请前辈评鉴我们收到的沉香，他品闻之后给出了非常高的评价。他不仅买下了这四千克的沉香，还告诉我，如果这一两年我收到品质好的沉香，他都要。就这样，在前辈的支持下，我得以在寻香路上继续前行，这也是我香缘的开端。

2000年到2006年是中国当代沉香重新复苏的阶段，这期间，很多产区的原料仍流向海外市场，国内消耗和消费沉香的量极少。2002、2003年，无论是北京还是上海，都找不到一家真正的沉香店或香馆，也几乎没有懂沉香的专业人士，大众对沉香的认知和了解基本为零，所以买香、卖香都找不到很好的窗口，大家只能在北京潘家园古玩市场一带碰运气。沉香文化的断层与专业人士的匮乏，让我们的沉香经营事业发展十分缓慢。在北京，我们的沉香只在一定的朋友圈内流通，交流的数量不多，更不要提市场发展了。

2006年，机缘巧合下我来到上海。在了解了上海的沉香市场情况后，我的直觉告诉我，上海会有很好的发展机遇，所以2008年年初，我转移到上海发展。果然，2008年后，上海的沉香市场开始焕发勃勃生机。

2010年到2016年是整个中国沉香高速发展的黄金期，随着经济的发展、沉香文化知识的普及以及人们对文化生活的向往，越来越多的人注意到了沉香。很多资金涌入沉香行业，或使用沉香，或收藏沉香。同一时期，几乎整个东南亚的沉香产区——越南芽庄、柬埔寨、老挝、中国海南等地的顶级原料都聚集到了北京、上海、广东这三个地方。

很可惜，在当时的中国市场上，顶级的藏家对原料不感兴趣，他们愿意收藏直径1.6厘米或2.0厘米的奇楠珠子，却不愿收藏一块完整的奇楠原料，因此很大一部分原料都被切割制成手串、雕件、饰品等。这主要还是因为大家不懂原料，不知道原料更珍贵，他们觉得珠子是可以佩戴的，是原料的精髓。这六年间，我也经手了相当多的顶级沉香、奇楠原料。沉香产区的香农只要发现好香都会第一时间与我分享，那时我经手、加工、制作的奇楠料至少在上百公斤以上。但迫于生计，我只能随波逐流，把大块的、有肉的、实心的、沉水的奇楠开料切珠，制成饰品流通。虽然心疼，但是也没有办法，否则就可能坚持不到今天。在这6年中，光是行业内就消耗了中国市场70%—80%的奇楠。回过头看，这是让人痛惜的事情，但在当时实是无奈之举。如今三四百克以上的奇楠，就算是大块料了。

沉香与茶叶不同，茶是经济作物，每年都会生长；香是一次性索取的，它在丛林间默默地生长了几十年、几百年，等到取香时，就截断了它的生命，所以沉香是难以再生的。因此，经历了中国沉香的大发展期后，我也不禁开始反思并试图做出改变。2009 年起，我做了一些香学培训、交流分享课程和沉香沙龙等的公益分享，十几年中培养了 2000 多名学生，对我个人来说，这是非常有意义的事情。但我觉得这远远不够，我不想再把难得的好料全部做成成品。其实这些年在切料售卖的时候，我有一个原则，就是流通八分留二分，即留一些材料作为样品收藏。仿佛是沉香本身在驱使我这么做，这个原则为我传承、传播沉香文化提供了宝贵的资源。

进入沉香领域后我也经历了许多坎坷，有资金短缺的问题，有被人以次充好上当受骗的经历。但是，我很幸运没有缺席沉香在当代复苏的每一个重要阶段，见到了几乎所有产区、所有品级的原料，同时还保留了这些珍贵的样本。我相信这是沉香给予我的机缘，更是它赋予我的使命。经过一段时间的思索，2018 年，我开始全身心投入到沉香文化的传承、传播中，这也将是我接下来持续一生要做的事业。

2018 年，让我很欣慰的是，历时 6 年撰写的沉香类专业书籍《奇楠·沉香（收藏版）》顺利出版。我也先后成为中华文化促进会奇楠沉香专业委员会、上海奇楠沉香研究院、上海奇楠沉香文化促进中心、上海市静安区沉香协会等社团组织的负责人。2009 年，我创办了寻麟香学，招收弟子，把传承、传播沉香文化作为第一使命，在越南、马来西亚、中国海南、广州等地建立教学基地，为沉香原料资源面临枯竭的当下留下星星之火。

希望通过寻麟香学的努力，能让更多人了解沉香文化，加入到沉香文化的传承、传播中来，为中华沉香文化作出自己的贡献。

唯愿薪火相传，生生不息！

2021.10.8

寻麟香学院

目录

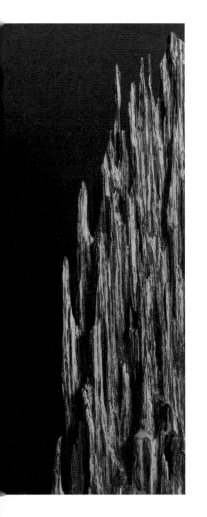

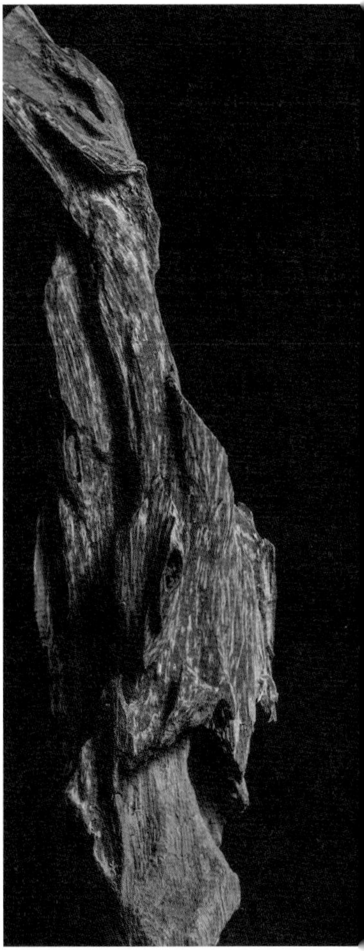

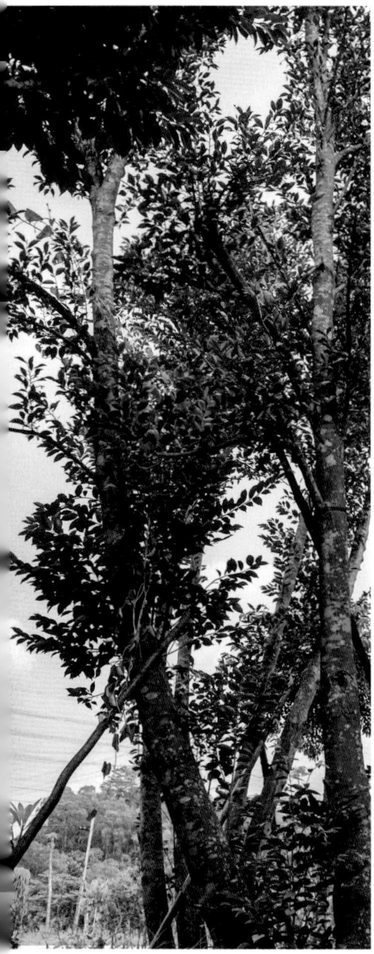

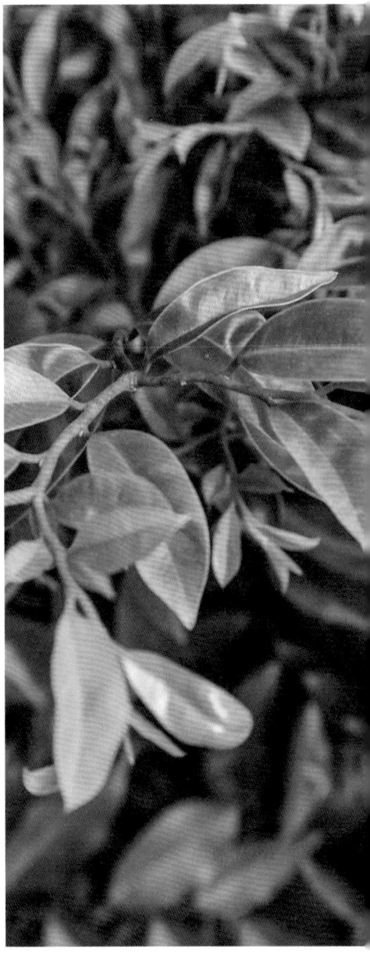

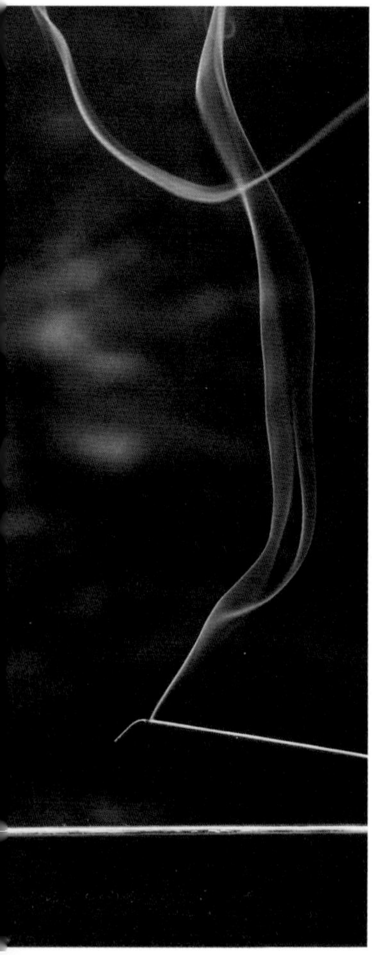

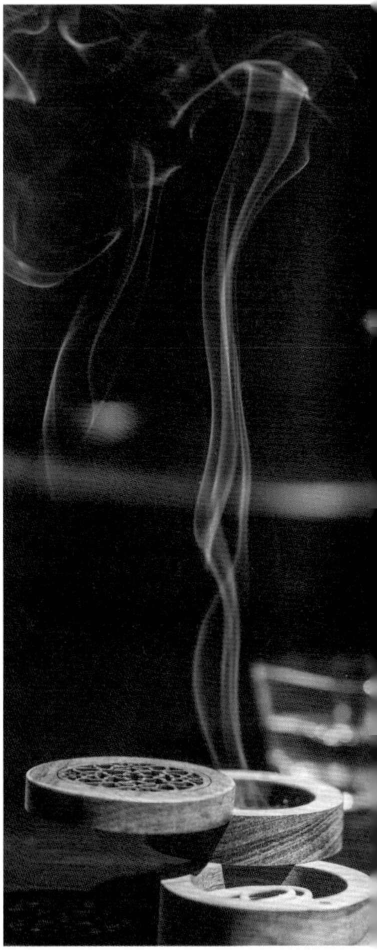

001

“沉香”名字的由来?

关于沉香名字的由来，有一则传闻。在古代中国，人们发现有一种树木，死了之后，大部分树体都腐烂了，却留有一部分树体经久不腐。将其投入火中，焚烧之后有扑鼻香气，且入水即沉，实在是很奇妙，因此得名“沉香”。当然，这只是关于沉香来源的一个说法，具体时间和原因已无从考证。

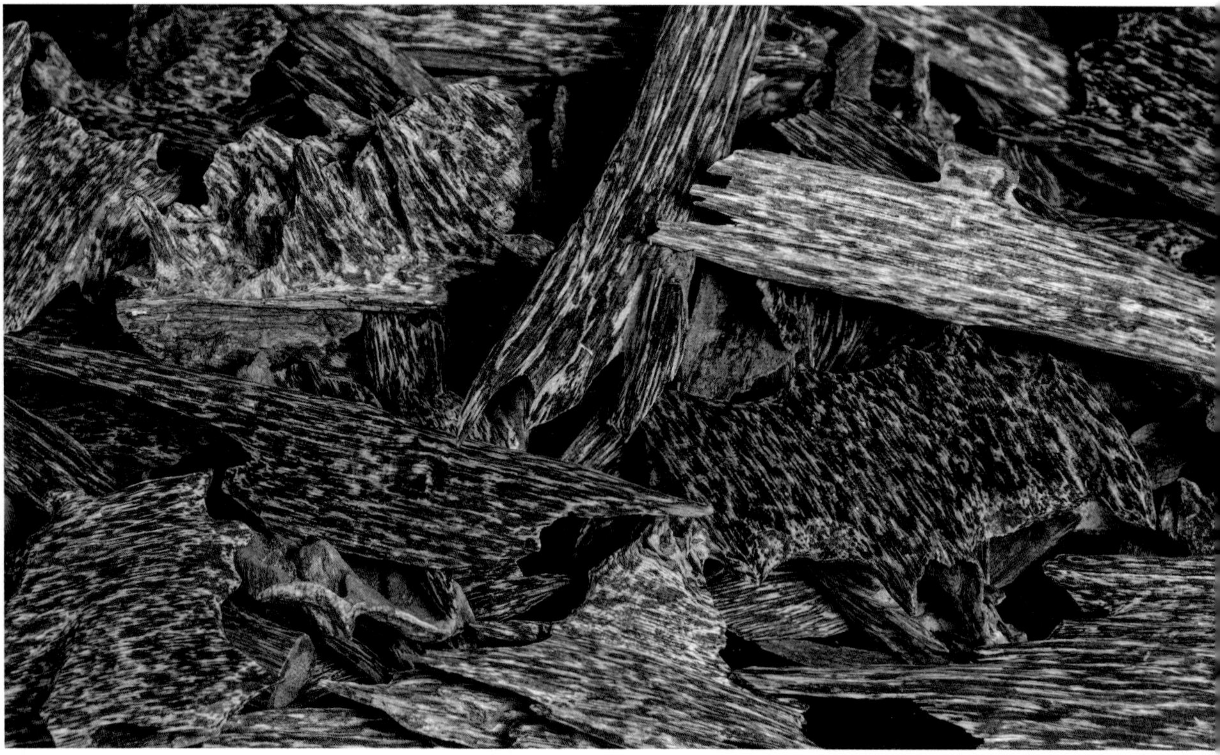

雕鹗生难敌，
沉檀死更香。
——唐·元稹《哭吕衡州六首》

沉香，又名“沉水香”“水沉香”，古语写作“沈香”（沈字，同沉字）。沈木香是沉香的早期名称之一。

“沈”字源于甲骨文，形如沉牛入水，表沉重、沉没。“香”字，形如“容器中盛禾黍”，指五谷之香，也用来指香药（香料），如苏合香、鸡舌香；或香药制作的熏香，如合香、印香、线香。

“沈木”是指沉香为木质而又重于木。而“沈水香”的较早记载可见《南州异物志》

> 沉水香出日南。欲取，当先斫坏树著地，积久外皮朽烂，其心至坚者置水则沉，名沉香。其次在心白之间，不甚坚精，置之水中，不沉不浮与水面平者，名曰栈香。其最小粗白者，名曰系香。

另有《广志》：

> 木蜜树，号千岁树，根甚大，伐之，四五岁乃取，不腐者为香。

魏晋后沈、沉并用，多用“沉（沈）水香”“沉（沈）香”，也有“沉木香”。《西京杂记》中也有西汉使用沉香的记载。汉成帝永始元年，赵飞燕封皇后，胞妹赵合德送上的贺礼中即有“沈水香”“五层金博山香炉”“九真雄麝香”等物。

002

什么是沉香?

关于沉香，大多数人听说过，小部分人接触过，少数人在使用。人们或是熏闻，或是佩戴，感受沉香带来的沉静、丰富、悠远的香味。

近些年，随着中国的经济迅速发展，人们的物质生活水平提高了，精神文明建设也达到相当的高度。不少人开始关注中华传统文化，希望从博远深厚的华夏文明中汲取精神养分。国家强盛，国学复兴，让我们更有民族自信，去找寻更符合中国人精神特质的生活方式。沉香，质朴无华，静默不语，又以她独特的魅力，唤醒了埋在我们血脉中的文明记忆。

沉香树本身没有任何香味，那沉香的香味从何而来？与檀香树、樟树等有与生俱来香气的树不同，沉香树必须在外部因素影响下受伤才能结出带有香味的沉香。沉香树在生长的过程中遭雷电劈伤、被台风折断或经历了虫、蚁、蜂等动物的侵蚀，受伤后被微菌感染，伤口溃烂，沉香树就会分泌出树脂油挡在伤口四周，防止继续溃烂。木质、微菌、树脂油等长时间互相作用而生成的木质和油脂的混合体便是沉香。这就是沉香树结香的过程。换言之，沉香树不受伤就结不出沉香。

野生的沉香树一般需要 15 到 20 年才能成材，能长到直径 20 厘米左右。沉香树如果长到这个程度时受伤，才是最好的结香状态，但要结出好沉香，还需要再过 20 年。

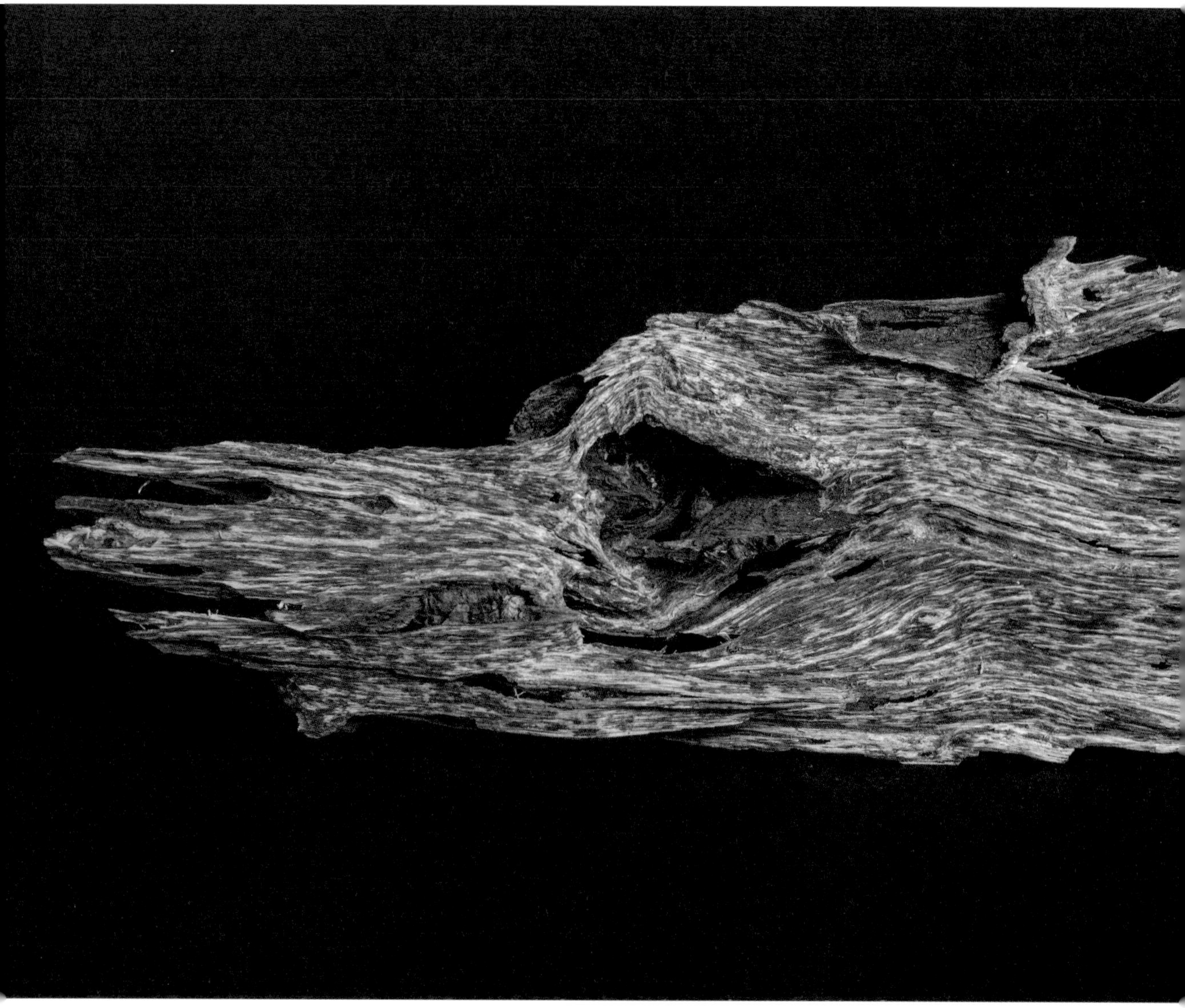

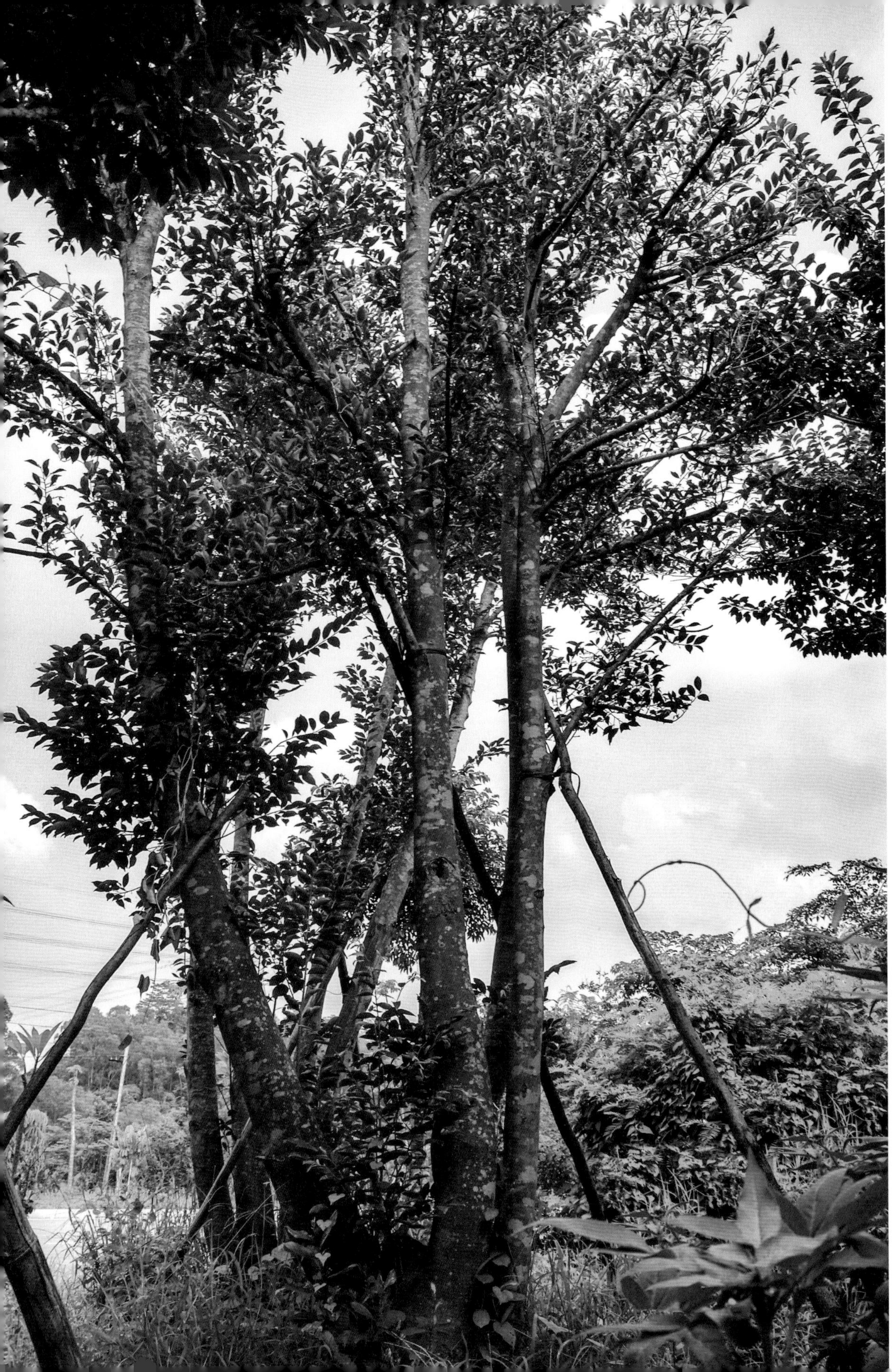

003

只要是沉香树就一定能结香吗?

不是所有的沉香树都能结香。

沉香以外，我们的常用香还有草本香（玫瑰花、薰衣草等）、木本香（樟木香、檀香等）、中药香（甘草、藿香）和动物香（麝香、龙涎香）。不管是草本、木本、中药还是动物香料，它们都有一个共性：有与生俱来的、自己特有的味道。沉香不是。一棵沉香树哪怕长了100年，若没受伤，是不会结沉香的。因沉香树有不同的树种，同一树种有不同的生长环境，又因结香部位、受伤诱因、结香时间长短不同，所结沉香在形状、大小、香气上便会千差万别，由此导致沉香的品级和价格也有巨大差异。

沉香是大自然鬼斧神工的产物，也是东南亚大地上独有的自然馈赠。因生成的偶然性，数量极少，因此在古代仅用于各大宗教的祭天仪式，以及作为皇宫贵族的精神雅物，沉香被称为圣物，其香味也被称为圣香。随着对沉香生成、产地和使用的了解，东南亚一带出现了一批以采香为生的族群，他们冒着生命危险，徒步进入原始森林，时常遭遇暴雨、猛兽、沼泽、陷阱等，在采香过程中往往会生病、受伤甚至送命。因此今天能看到的每一块沉香都来之不易，我们要抱有敬畏之心，珍惜它，善待它。

004

沉香和沉香木有什么区别?

沉香和沉香木是完全不同的两个概念。所有的沉香树，一整棵树的木料都可以称为沉香木，也叫白木，没什么高价值。只有沉香树受伤，从受伤的部位取出来的带有黑色油脂的物体才叫沉香，沉香的形成不是必然的。

所以沉香树在受伤之前称为“沉香木”，而沉香树受伤之后结香的部位才能称为“沉香”。

沉香树剥开树皮能闻到一点点清甜味。但因为基本是木质，在熏烧过程中木质味较重，火头味重，闻起来会比较呛。而沉香含油脂多，在燃烧、加热的过程中，木质味较轻，会散发出迷人的香气，令人身心愉悦。

灯影照无睡，
心清闻妙香。
——唐·杜甫《大云寺赞公房》

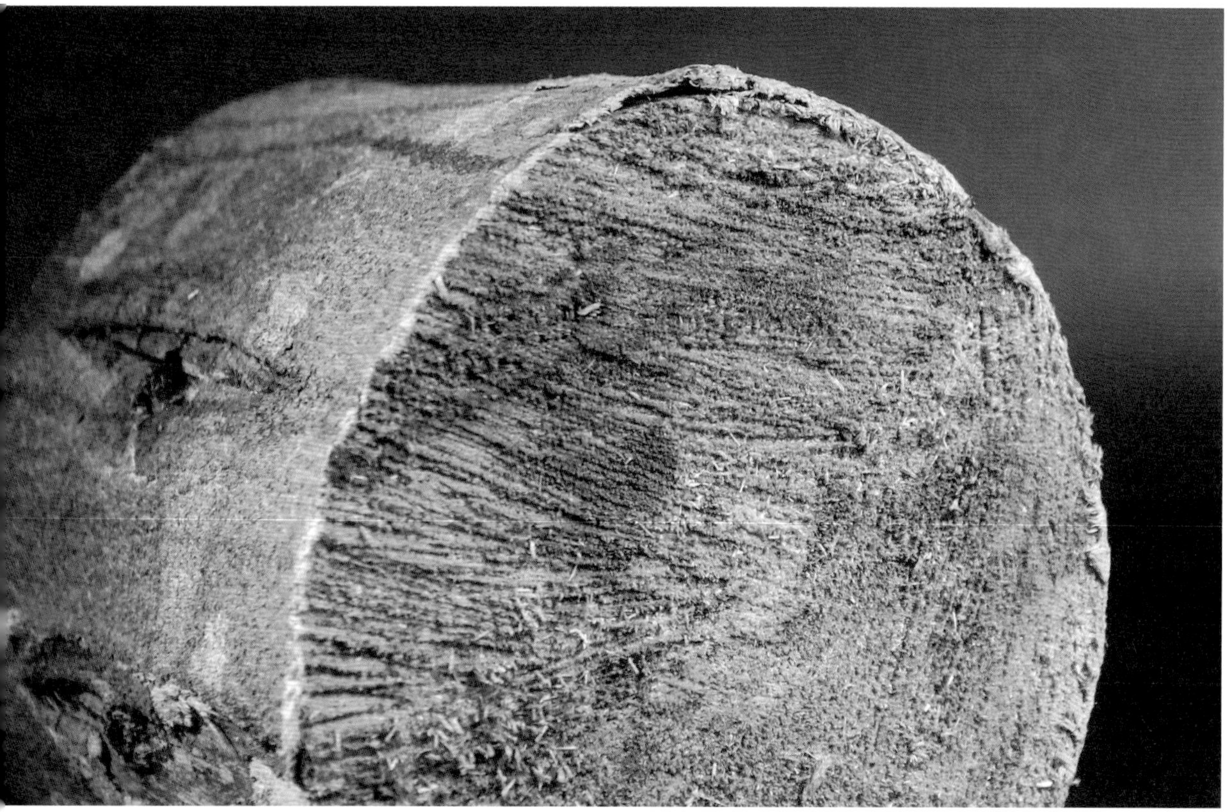

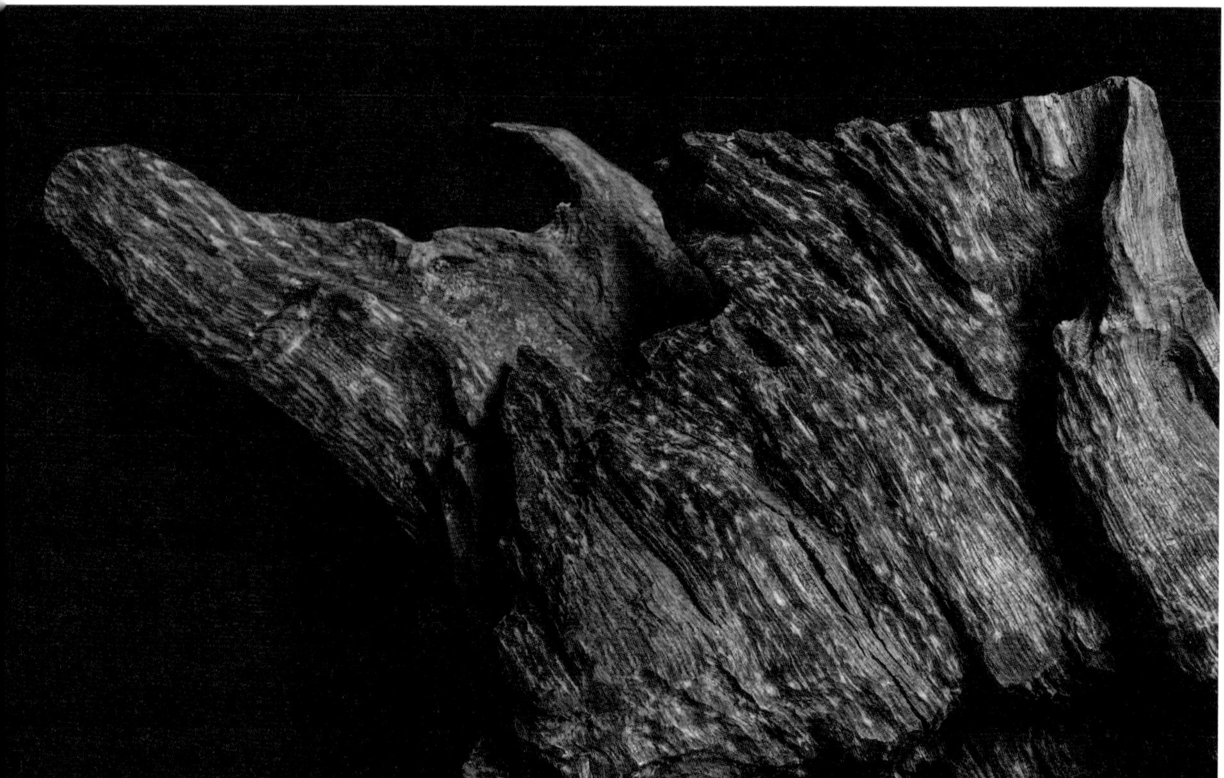

005

市面上有哪些树种被误认为是沉香树种?

目前学界对哪些树种可以被归类为“沉香树”存在争议。

一种观点认为，只有分布在中国、越南、印度尼西亚、马来西亚等东亚和东南亚国家的瑞香科的树种，可以受伤结沉香。另一种观点则认为，除此之外，还有一些南美洲的樟科、墨西哥的橄榄科和中国台湾的大戟科植物，也属于沉香树范畴。

第二种观点带来的影响是，市场上出现了所谓的“巴西沉香”“墨西哥沉香”“美洲沉香”“樟科沉香”，不一而足。

为了更科学地探讨此问题，让我们先来了解这四科植物的特点，看看这些说法是怎么来的，它们与沉香又有着怎样的关系。

樟科

学名为 Ocotea Caudata,Mez.。关于它究竟是怎样一种树，资料难寻。《香料》一书是这样表述的：“开云沉香油在圭亚那从樟科或橄榄科植物的木质部蒸馏制得。植物学名难定，莫埃列尔认为是樟科植物 Ocotea Caudata,Mez.，然而奥尔梅斯说是橄榄科植物 ProtiumAltissimum，March.。”

不过关于“开云沉香”倒是有许多故事。欧洲的植物学家最早在法属圭亚那发现了樟科中一种高大、木质芳香的树 boisderose（玫瑰木之意，法语读音似“霸杜”）。这种树主要生长在南美洲亚马孙流域的热带雨林中，法属圭亚那、巴西和秘鲁等国都有分布。它主要用于提取精油，也被用于制作吉他、国际象棋、高档地板等。欧洲人自 19 世纪中叶就开始将此精油用于香水业。这种树及其变种现在多被称为“巴西玫瑰木”或“巴西花梨木”。

▼ 巴西玫瑰木。亚马孙流域的当地人会将玫瑰木锯为一米长的木段，顺流漂下，在下游的加工厂收集后切成小块碎料，用于提炼精油。

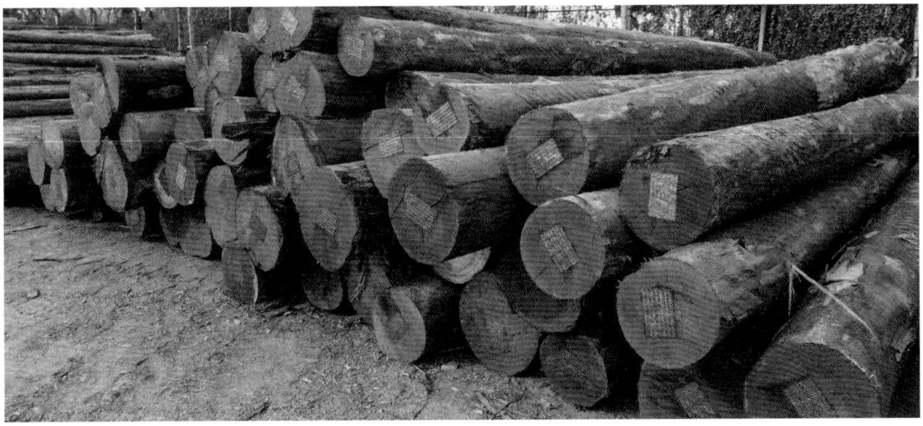

从这种樟科植物的使用历史来看，它与我国沿用两千年的沉香并无丝毫联系。其木质本身带香，和沉香的结香原理迥异。为了保护该树种，国外甚至在尝试用其树叶取代木材本身来萃取精油。事实上正是我国福建、台湾地区的芳樟叶油和芳樟木油的大量出口，取代了巴西玫瑰木油的传统地位。

另一方面，两者的香味也大相径庭。玫瑰木油的主要成分是沉香醇，而沉香提炼后的成分极其复杂，已发现超过 150 种化合物，但一些含量较高的成分至今未鉴定出是什么，研究人员对其香味是倍半萜类化合物主导还是色酮主导也存在争议。

将之误解为沉香树，可能是因为其主要成分为“沉香醇”。但化学名称中的“沉香”并非我们所指的沉香，它们是完全两个不同的概念。沉香醇也称芳樟醇，很多芳香植物比如香樟、芫荽、薰衣草的沉香醇含量都较高。把“开云沉香油”译作“开云芳樟油”也并无不可。而我们说的沉香，是因为其能沉于水，故称沉香、沉水香。此沉香非彼沉香也。

◀ 乳香树。阿拉伯人在采集乳香时，只会轻轻割破树皮上的红色部位，树脂即会如牛奶般渗出。
▶ Excoecaria agallocha

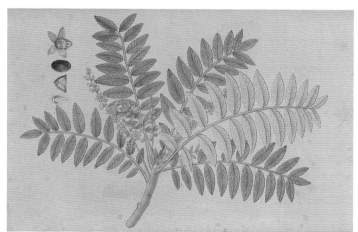

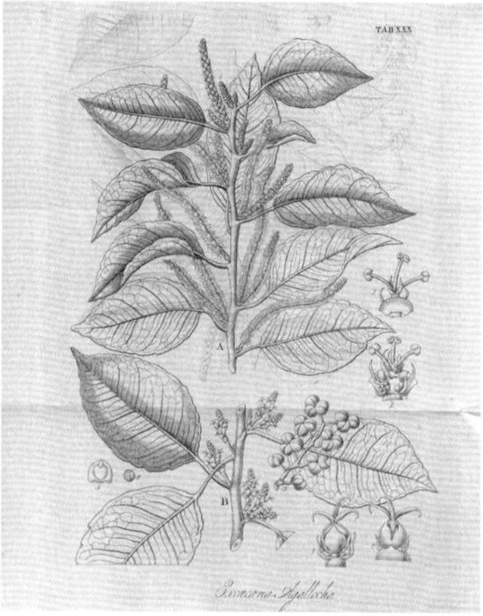

橄榄科

前面已提到，因为“开云沉香油”被误拉入沉香树范畴的还有橄榄科植物。引申谈一点，橄榄科树种最显著的共同特征是，它们会分泌树脂；树皮芳香、会剥落。乳香和没药是最著名的橄榄科植物，这两种主要产自非洲和阿拉伯地区的香料，就是割破树皮后分泌的树脂。

原产墨西哥的橄榄科树种同样具有此特征，其分泌的富有芳香物质的蜡质树脂被用于制蜡、制香、制漆。早在玛雅人时期这些树种就已经开始被用于制香。在西班牙人抵达之前，加勒比海附近的土著把这些树用作火把，所以橄榄科也被称为火炬木家族、乳香没药家族或香树家族。西班牙人记载的阿兹特克人的神殿里燃烧着香木，用的颇有可能就是橄榄科树木。

一种树到底是不是沉香树，可以从两个方面来判断：一是气味相近，二是结香原理一致。我们很清楚乳香、没药并非沉香，因为上述两个条件它们无一具备，也可据此推断，墨西哥香木所结树脂不是沉香。

大戟科

有学者认为，台湾地区的一些大戟科植物可以结出沉香，这些植物的中文名称也叫“土沉香”，比如“台湾沉香”（俗称“红背桂花”），“青紫木”（俗称“水贼”，又名“台湾土沉香”），以及兰屿和绿岛的特有种“川上沉香”。

也有学者认为这种说法有误：“第三种大戟科的‘土沉香’其实并不出产真正的沉香。文献的错误，很可能是由于上述物种中文名称相同而造成的混淆。”

根据上述三种植物的拉丁学名可知，它们都属于大戟科海漆属。海漆是一种有毒植物，乳汁有毒性，可引起皮肤红肿、发炎；入眼会引起暂时性的失明，严重的可致永久失明。我未曾亲眼见过这些台湾“土沉香”，只听说焚烧时亦有类似沉香的气味，但质地较差。很难想象，其树汁有毒，即便它会结香，所结之香真能像沉香一样焚烧、入药吗?

这些流传甚广的沉香树种之说，或是因某个成分的化学名称，或是因其功用，或是因其俗名，和“沉香”这两个字沾了边，就被以讹传讹，统统冠以沉香之名，令从业者和爱好者难以分辨。

篆试沉香云作阵，
杯传侍女玉成双。
——明・张著《次郑季明和袁子英纪梦韵》

006

只有瑞香科的沉香树种能结沉香?

真正产沉香的树种就是瑞香科沉香属树种。近年来，一些植物学家发现，部分原先被认作沉香属的树种，在形态上存在差异，把它们归类到续断香属更为恰当。因此本书采纳此意见，认为产沉香的树种除了瑞香科的沉香属，还包括相近的续断香属。

瑞香科沉香属是东南亚的原生树种，其下约 22 个不同树种，尤其广泛分布于东南亚热带雨林地区。我国只有两种：一种称为“莞香树”或“白木香”“土沉香”，在我国南方广泛分布，主要位于广东、广西、福建、香港、海南等地；1985 年在云南西双版纳又发现一种，命名为“云南沉香”，植株分布很稀少，现有少量人工种植。

越南有四种。一种称为“蜜香树”（A.crassna），从越南中部一直到南部富国岛都有其踪迹，柬埔寨、老挝和泰国也有分布，现野生树已极度濒危，大部分为人工种植林。另一种 A.baillonil 也结香，是一种高大的乔木，生长在越南顺化一带，老挝、柬埔寨也曾发现过，柬埔寨现几已无野生资源。第三种叫 A.rugosa，仅有少量生长在越南沙泰地区和泰国北部，也结沉香。1996 年在越南岘港西面的山上又发现一种当地特有的 A.banaensae，是一种灌木或小型树种。

剩余的沉香属树种中，在西方最出名的沉香树当属 A.malaccensis,Lam.，一般将之称为“鹰木树”。它曾广泛分布于孟加拉、不丹、印度东北部、印度尼西亚、马来西亚、菲律宾、新加坡和泰国南部等地。阿拉伯地区、中国、日本几百年来从上述地区大量进口的沉香，多为该树种出产。我国历史上把这种沉香称为“舶香”，因其靠船舶舟楫贩运而来，但宋人评价“舶香往往腥烈，不甚腥者，意味又短，带木性，尾烟必焦”，因此不推崇此香，“沉水者但可入药耳”。目前该野生树已极度濒危，

◀ 越南当地

▶ 斯里兰卡的沉香树学名为Gyrinopswalla，当地人叫它Wallapatta。这种树在当地本无商业价值，但几年前因为中国人在其中发现沉香而突然受到关注。

在印度和加里曼丹几近灭绝，在曾经植株茂盛的马来半岛近20年也基本被砍伐殆尽。

文莱、沙拉越州、加里曼丹、马鲁古群岛等地另有A.microcarpa、A.beccariana、A.filaria等重要的产香树种。

另有一些沉香属树种植株较小，属于小灌木，如A.apiculate、A.cumingiana等，是否产香不得而知，但即便能够结香，也价值不大。

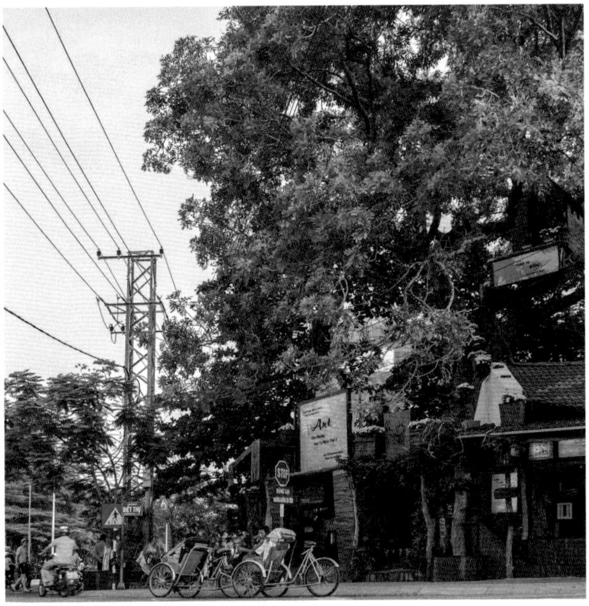

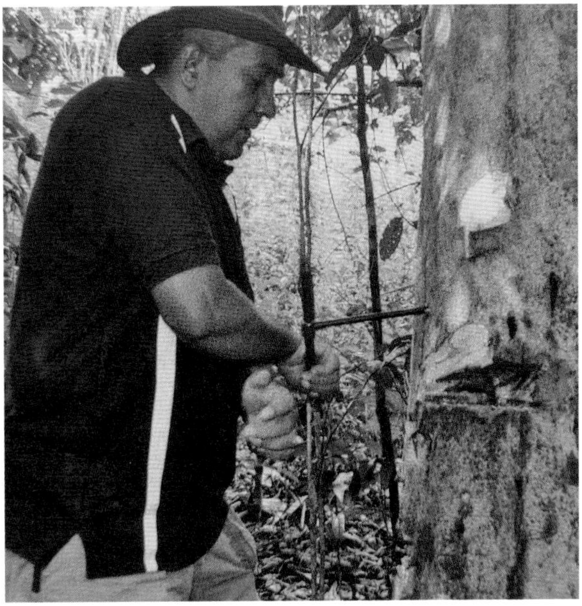

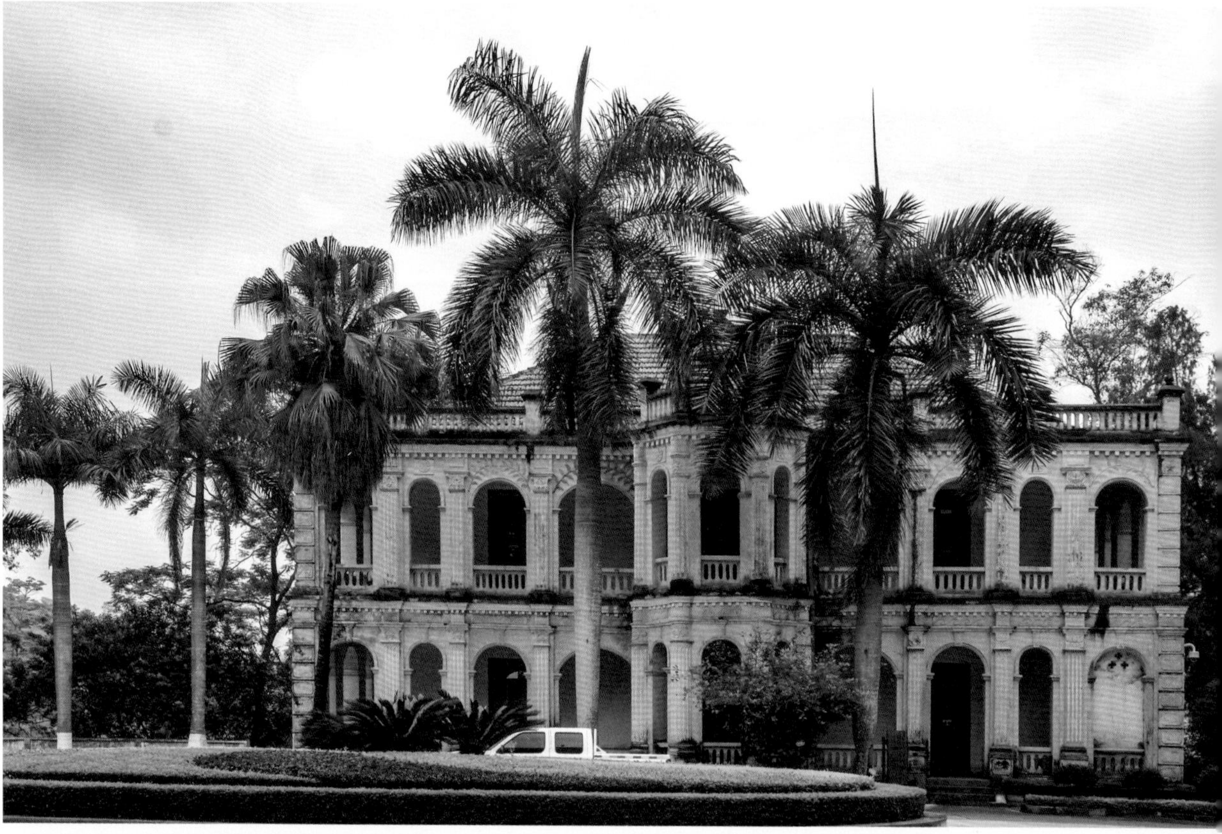

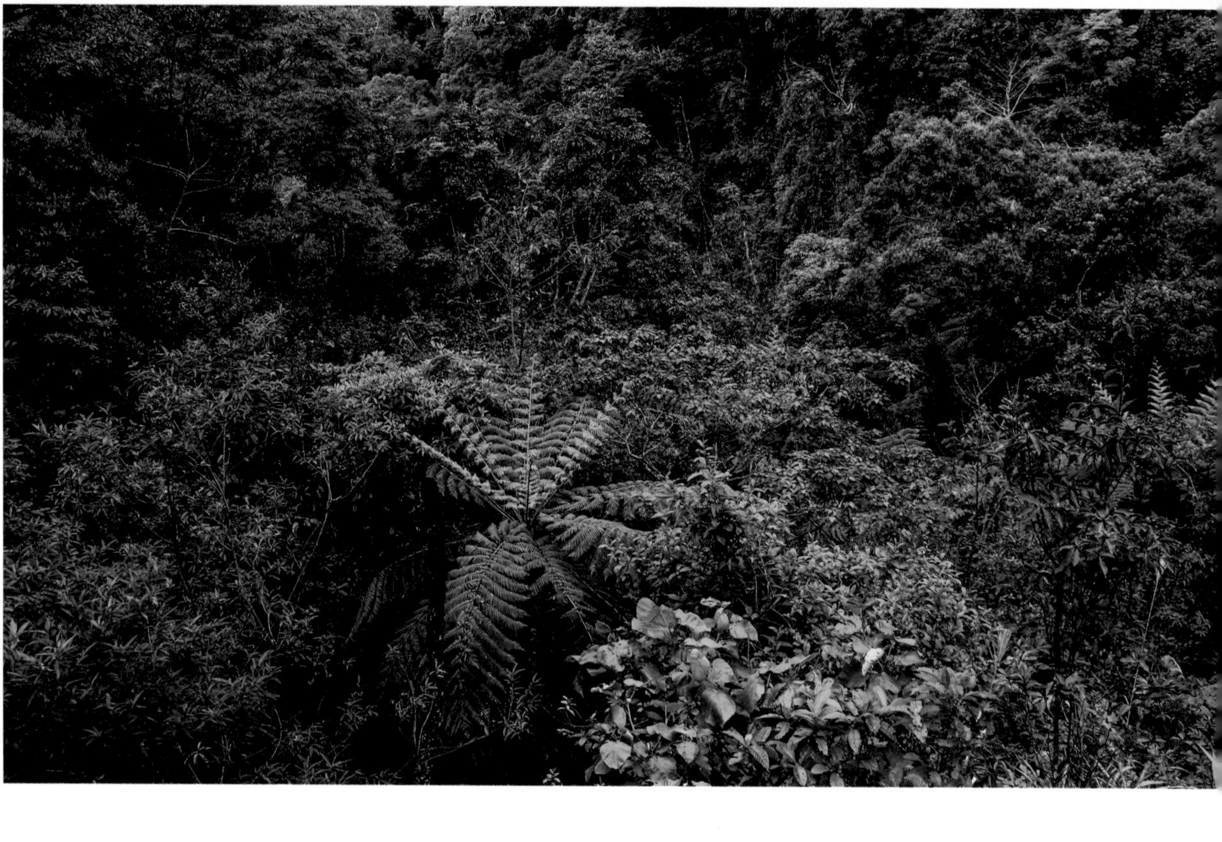

007

什么样的环境适合沉香树的生长？

沉香树喜温暖潮湿，生长环境要求年平均气温 20℃以上，最低气温不低于 3℃，年降雨量 1500—2000 毫米。因此沉香树种主要分布于北回归线附近（约北纬 23 度）及其以南的山区、丘陵（属高温多雨、湿润的热带和东南亚热带季风气候）。沉香树喜土层厚、腐植质多的湿润而疏松的砖红壤或山地黄壤，多生于山地雨林或半常绿季雨林中，从海拔 1000 米至低海拔的丘陵、平原，都有野生分布和栽培。一般沉香树植株成年需要 20 年以上，要结出上等的沉香需要再 20 年以上。可见孕育一块好香，不仅需要自然的机缘，还需要耐心的等待。

新乳峰一时见了，
却烧沉香供养。

——宋·释师范《偈颂一百四十一首》

◤ 东南亚产地
◀ 越南的原始森林，湿气重，人的皮肤被树叶划伤会红肿

008

生长环境对沉香的品质有影响吗？

环境对沉香的品质优劣有一定的影响，但影响沉香品质最重要的因素是产区树种的基因。因为沉香树分布很广，每个地区产的沉香味道都会有所不同。如果是同一个地区，同一个小树种，就要根据海拔看它是高山料、低山料还是沼泽料，味道区别也很大，高山料相对来说会更好。因为高山地势高，不容易积水，水分流失很快，土壤较干，日照充沛，一旦结香，香气高扬、穿透力强。而低山或沼泽洼地，常年潮湿，水气重，结出的香在香气上就相对弱了些，气韵平稳，缺少爆发力。

交广出沉香，
路遥难致。
——宋·臧馀庆《感皇恩·交广出沉香》

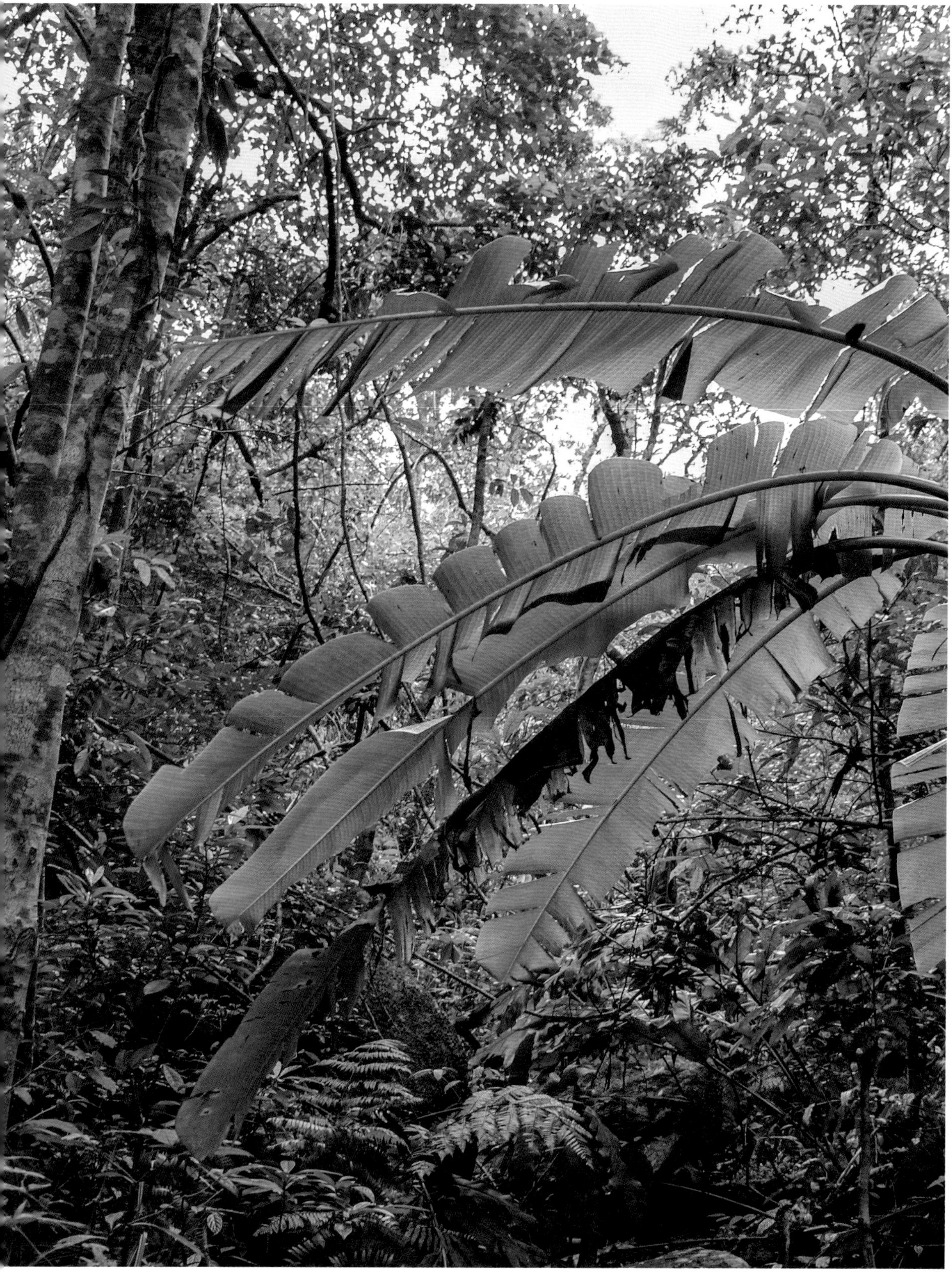

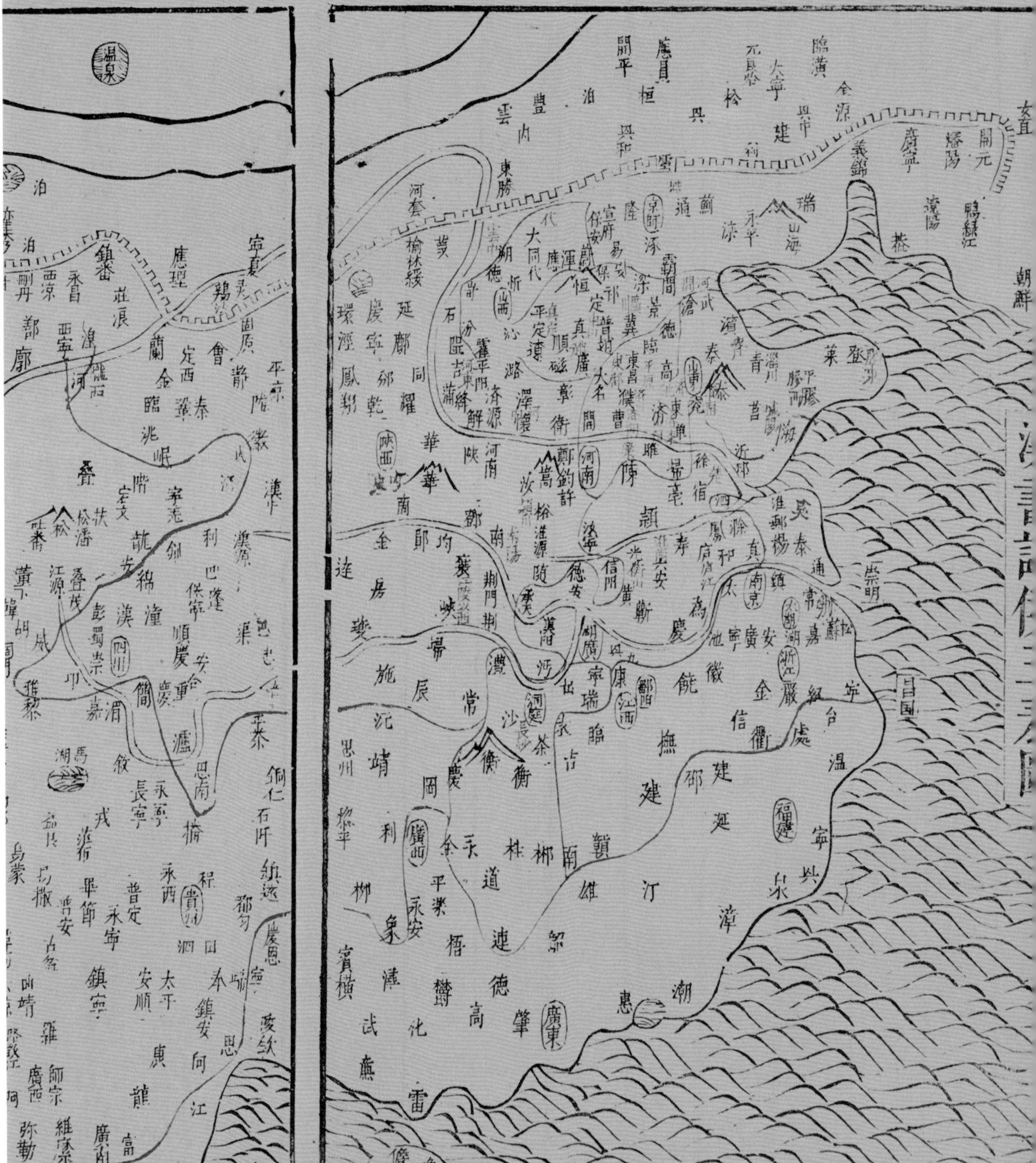
京師
山西
山東
河南
陝西
四川
湖廣
南京
浙江
江西
福建
廣西
廣東
貴州
朝鮮
女直
溫泉

009

沉香文化起源于何时?

两汉初始

沉香到底是什么时间出现在中华大地上的呢?历史上早在汉武帝时期就有记载。汉代国力强盛，军事实力强大，我国的疆域第一次达到极盛广。现中国的云南、广西、越南北部第一次归入大汉版图。越南古称“交州”，汉武帝平定交州后纳入中国版图，海南地区也在同时期被正式纳入中央王朝的管辖。

经济、生活持续稳定的发展，区域间文化交流变得频繁，列国胡商开始贡香，香料贸易也第一次出现在中国。越南作为汉朝的附属国，沉香被作为他们最尊贵的圣物进贡至宫廷，为皇族享用，用于大型祭祀、仪典、特殊赏赐等。从此，沉香原料被视为名贵圣物，中国沉香文化由此萌发。

在同一时期，香文化的发展还可以看当时最有名的炉器——博山炉。它做工精细，运用了金、银、铜等不同金属进行锻打、铸型，工艺水平至今无法超越。那个时期的器具都如此追求极致，可以想见当时沉香之高，之雅。

◀《今古舆地图》中的汉书诸侯王表图

010

沉香文化发展于何时？

魏晋风流

魏晋南北朝是一个动乱的时代，也是思想极为活跃的时代，那个时代新兴的门阀贵族阶层们生存环境险恶动荡，但其人格思想行为又极为自信风流，不滞于物、不拘于节，特立独行，自成风度。

中国文化发展历程中称之为“魏晋风流”，书圣王羲之，竹林七贤阮籍、嵇康，数学大家祖冲之等都在这个特别的时代出现。他们生活不拘礼法，行为潇洒倜傥，思想追求清静无为。

正是这个特别的时期，中国的香文化百花绽放，合香香方与香品得到空前发展，

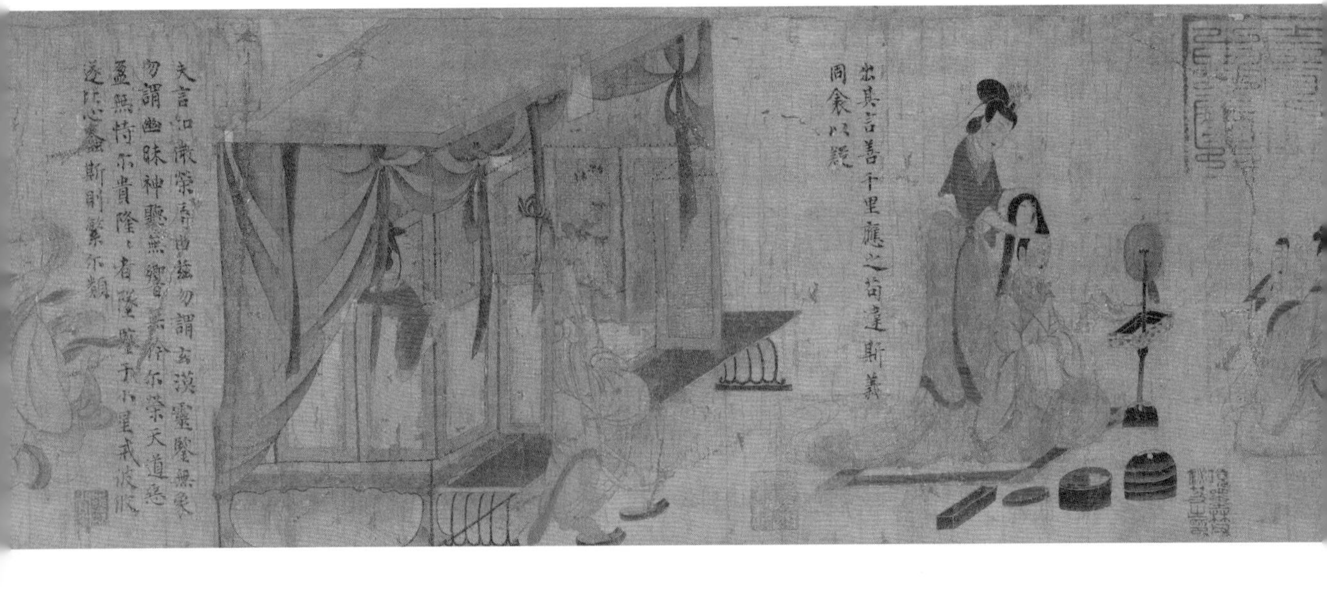

▼《女史箴图》（局部），东晋，顾恺之

范晔的《和香方》、宋明帝《香方》等都在中国合香文化上影响深远。同时期，香材入药、入酒、入汤都得到更细致的发展。沉香因为其原料稀少、香味独有，更显其珍贵地位。天监四年（公元505年），梁武帝在郊祭中就使用了沉香祭天，用“上和香（多种香药的合香）”祭地。

圣香满城

结束了长年战乱，开辟了京杭大运河，中国历史上有名的奢靡帝王隋炀帝为庆祝农历新年，彰显国力，在宫殿多个庭院搭设数十个“火山”。每座“火山”都由数十车惠州沉香（惠州是著名的莞香沉香产区）组成，可以烧上三天三夜，能让整个宫殿、都城都弥漫着“圣香”，人们尽情歌舞庆贺新年的到来。沉香结香偶然、时间漫长，这个时期的无度挥霍，使之后很长时间内见不到惠州沉香，甚至很多上好的香再也看不到了。

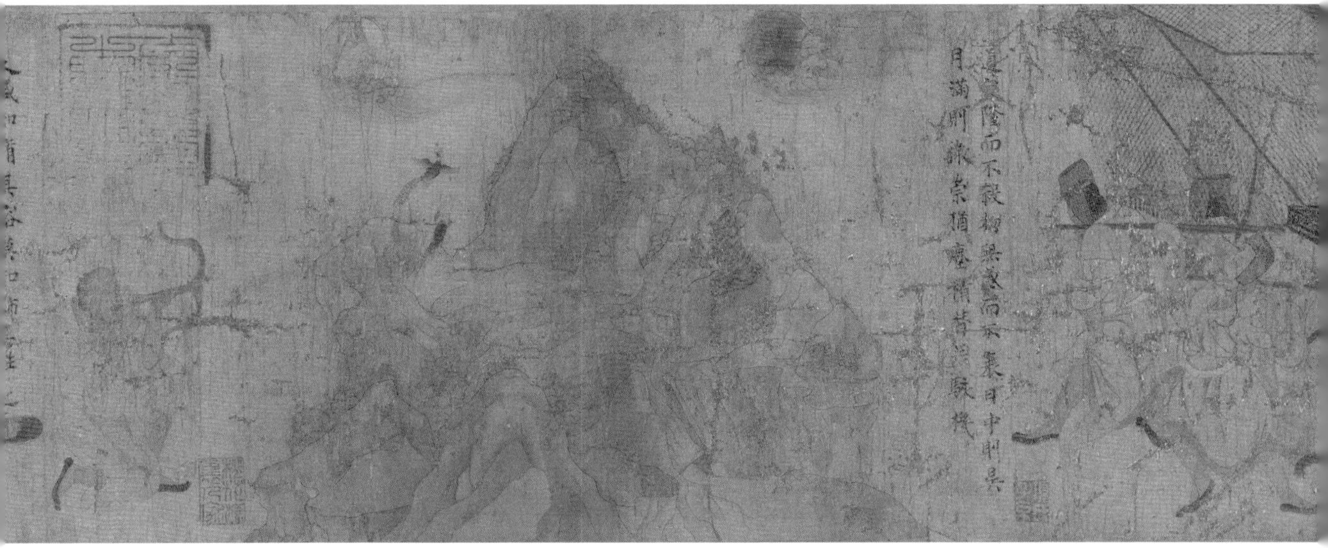

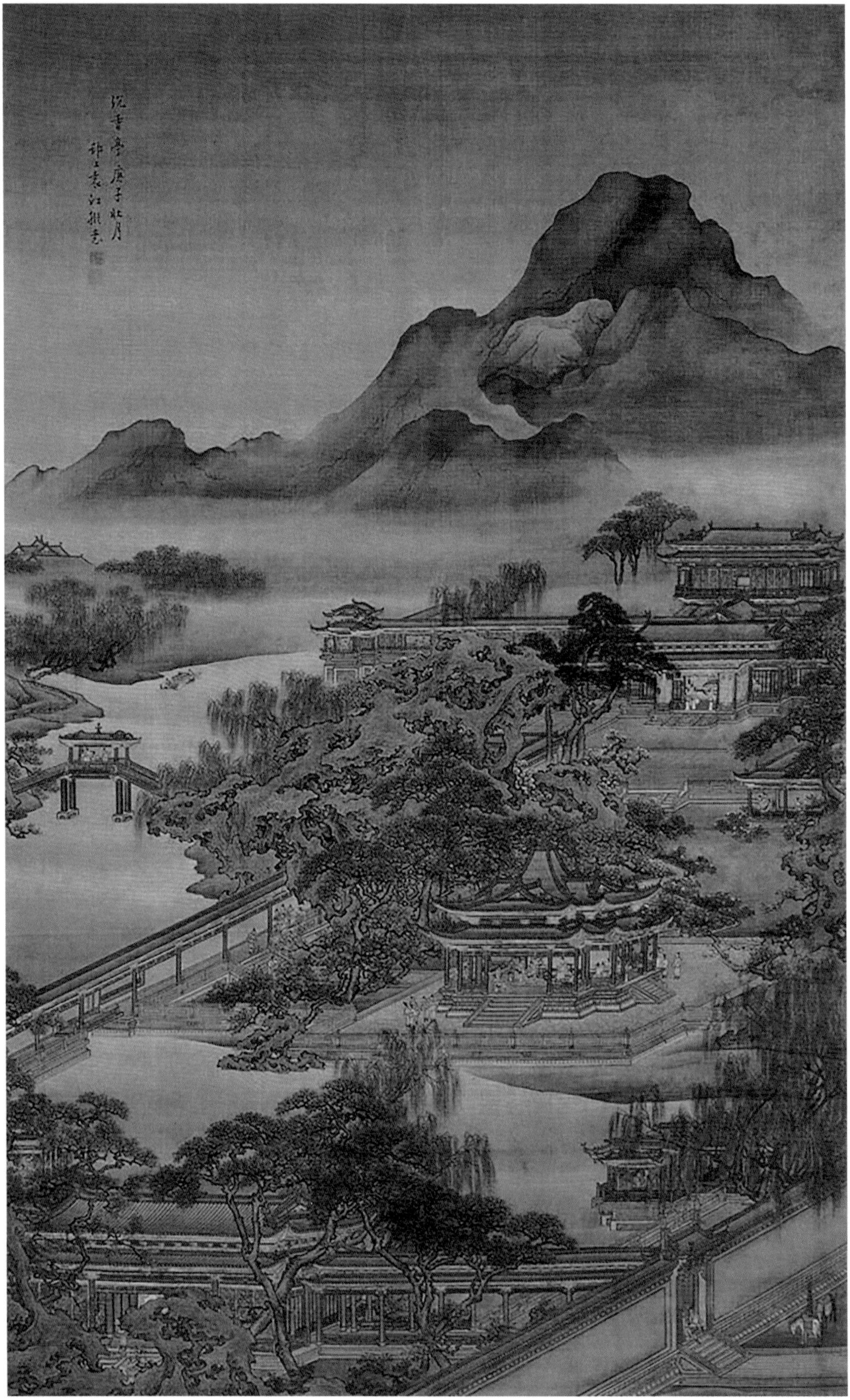
沉香亭庚子秋月
邗上袁江製

011

沉香文化广行于何时?

万国来朝

千宫之宫大明宫，万国来朝的大唐盛世，无疑是那个时代世界上最为富有、最令人向往的国家。唐朝时期各国之间的商务贸易、文化交流、民间交流空前繁荣，著名的“阿末香”（龙涎香）也是此时进入中国的。香料出现的形式多样，香丸、香粉、香膏、香箸等用途更为贴近生活，各种香品器具也更为精致、精细、精美。

作为众香之首的沉香，更为贵族阶级推崇。李白用一句“解释春风无限恨，沉香亭北倚阑干”记载了用沉香原料打造的建筑。今天留存于日本奈良东大寺的上好沉香原料被奉若神明，而日本最早期的沉香原料正是大唐时期鉴真东渡带过去的。受此影响，日本文化对沉香、香道极为敬重，更有不少传承百年的香铺。当代香文化复兴的时候，作为亚洲先富裕起来的国家，日本商人是最早到越南收香的人群之一。

◀《沉香亭》，袁江

012

沉香文化鼎盛于何时？

巷陌飘香

用疆域来判断的话，宋朝版图缩小，军事上节节败退，且有靖康之耻、汴京迁都之辱。但从文化艺术的视角来评价，宋朝是中国文化艺术史的巅峰时期，也是中华香文化的鼎盛时期。从朝堂府衙到茶坊酒肆，从帝王到平民百姓，婚丧嫁娶、宴客会友、抚琴赏花、静默独处、评诗论道、吟诗作对、参禅讲经，处处有香，被誉为“巷陌飘香”。据记载，宋朝鼎盛期香料生意占据全国税收的比重很大。著名画卷《清明上河图》上出现的几处香铺，也从侧面描绘了宋代时期香文化的盛行。

在宋代，沉香深受皇室贵族、文人墨客推崇。焚香、点茶、挂画、插花是当时文人雅士的“四般闲事”。“沉檀龙麝”（沉香、檀香、龙涎香、麝香）的香料品级体系也在此时形成。国家设立香药司、御香局，宫中开设香药库，经营香品则需要皇室授权。

文人雅士对香料品质的要求不断提升，出现了隔火香、篆香等多种品赏形式。而国内的著名产区海南的沉香因其突出的香味，被文人们推崇。其香味甜美而悠长，丁谓赞之“琼香玉脂，冠绝天下”，在当时交通运输、国际贸易不发达的情况下，海南沉香有着很高的盛名。

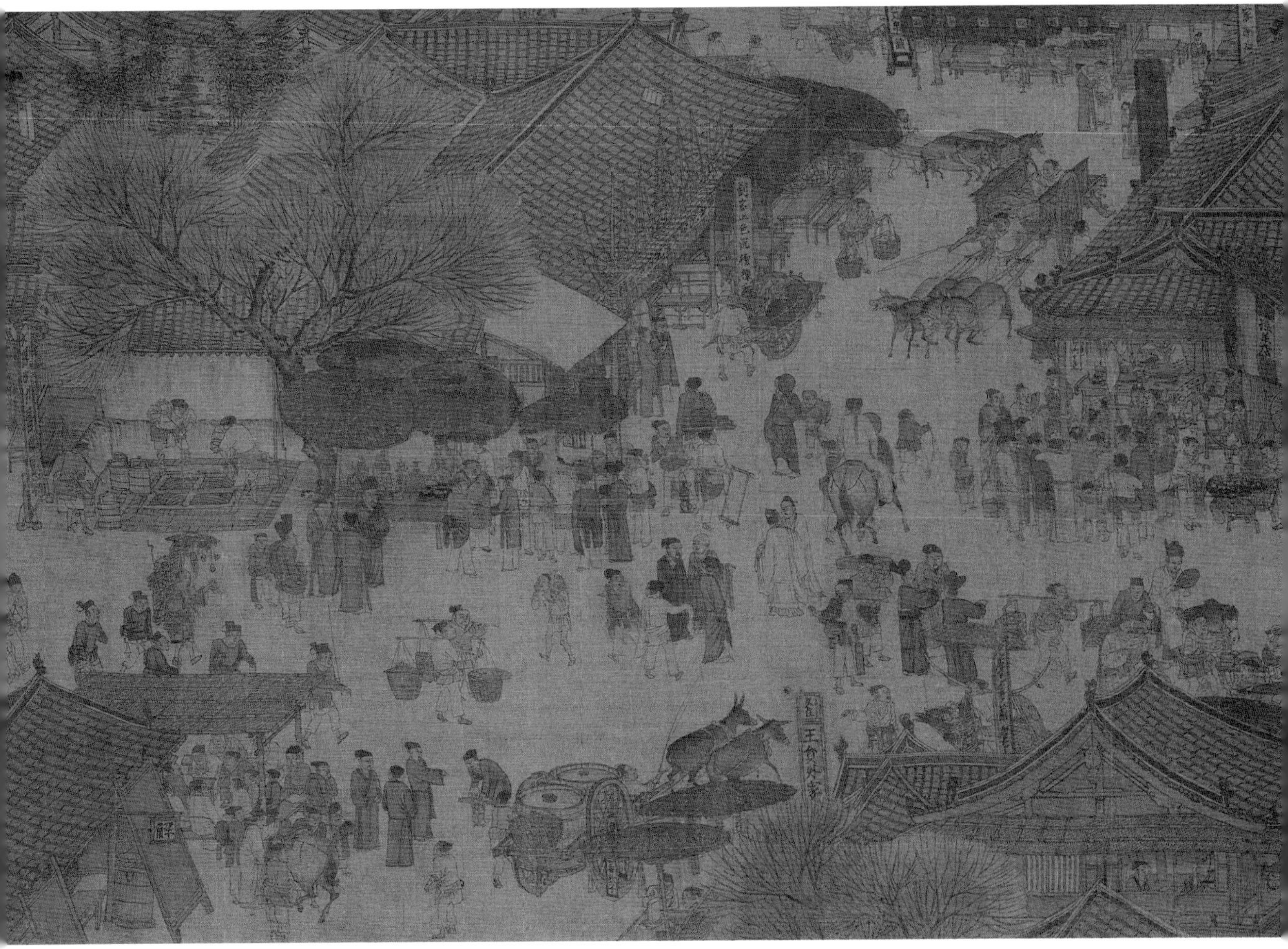

▲《清明上河图》中描绘的香铺

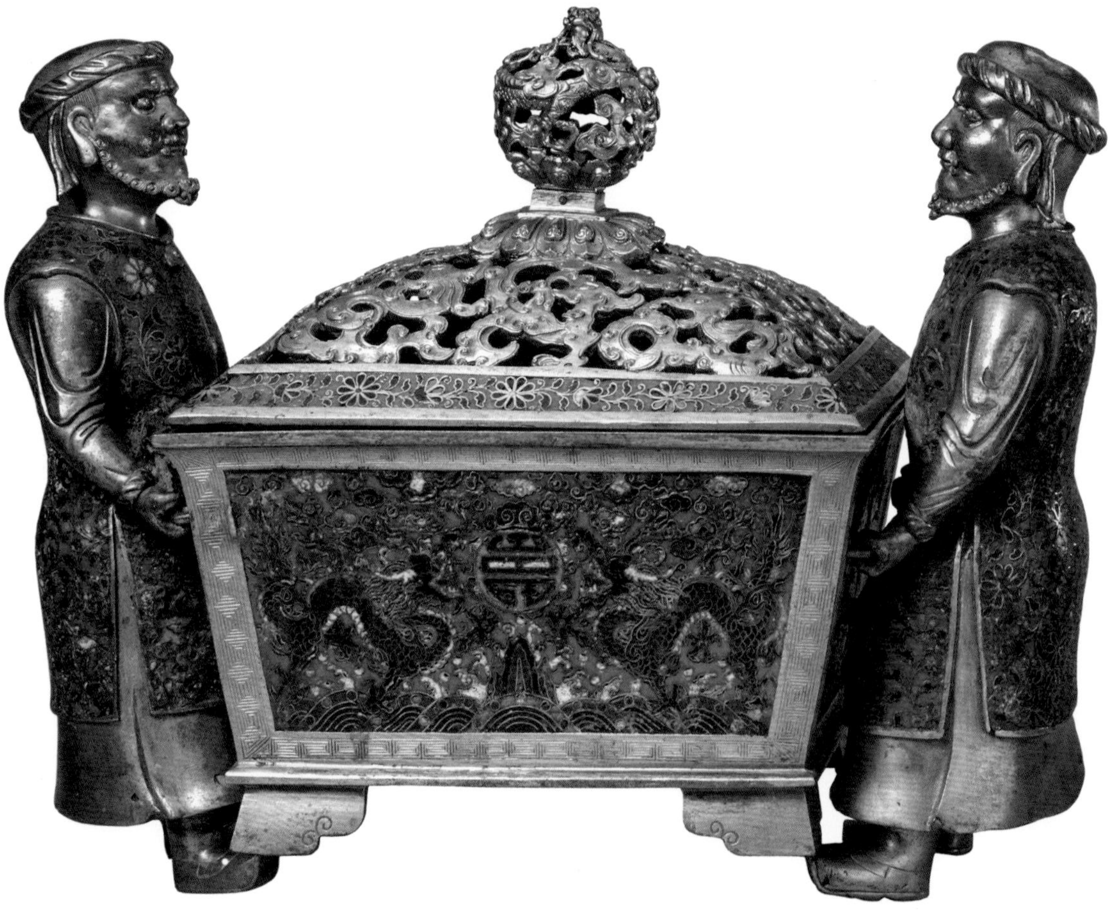

▲ 清代掐丝珐琅人耳长方盖炉

013

沉香文化衰退于何时?

香事渐衰

宋朝灭亡后，中华大地连年征战，少数民族占领中原，中国的香文化也开始走向衰败。不过这个时期因为铜材料的运用技术得到突破，香文化的器具、用香形式得到突破性发展，著名的宣德炉、炉瓶三事都是这一时期出现和发展的。《遵生八笺》《香乘》《长物志》等书中对于文人用香的香方、器皿、仪式、香养等做了详尽的记载，是文人用香、制香的代表性著作。

香文化之断层

清朝末期，鸦片战争等系列侵略战争带来百年战乱，香文化随之断层百年。东南亚等国更是受到欧美列强百年多的殖民统治，沉香也在原始森林里休养生息。

中国人使用沉香的历史源远流长。中华香文化传承于上古，萌发于两汉，广行于隋唐，鼎盛于两宋，微衰于明清，断层百年，于 20 世纪 90 年代末重新兴起。沉香文化在当代不断发展壮大，与中国的经济基础和政治地位的崛起息息相关。

014

最具代表性的香器·博山炉

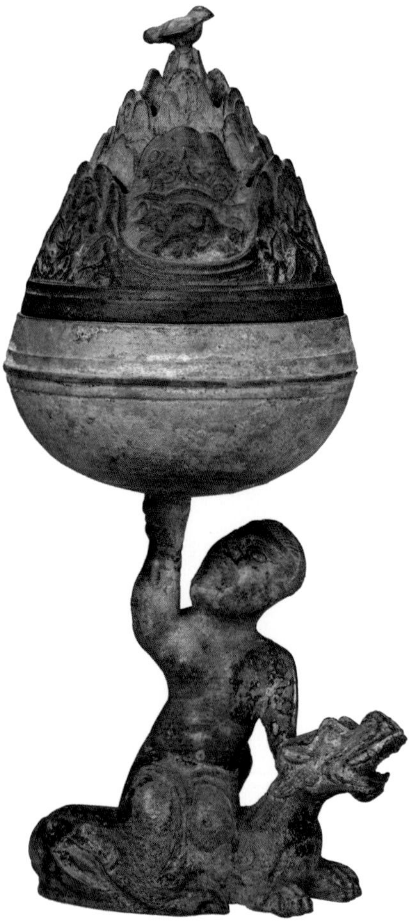

博山炉又名博山香炉、博山香熏、博山熏炉等，是中国汉、晋时期常见的焚香器具。博山炉是春秋战国以来持续发展的熏香文化和当时社会普遍流行的升仙信仰相结合的产物。

博山炉造型特殊，呈山形，模拟蓬莱仙山景象（传说东海有“博山”仙境），山间饰有灵兽、仙人，镂有隐蔽的孔洞以散香烟。焚香时，香烟从镂空的山形中散出缭绕，群山朦胧，似众兽浮动，宛如云雾盘绕的海上仙山。

具体炉具各有变化，常见的为青铜器和陶瓷器。灵兽的种类、炉柄的高度等都有所不同。初期多为铜炉，后来也有许多铀陶炉、彩绘陶炉。除了居家熏香，博山炉还用于熏衣、熏被以除臭、避秽，魏晋后也多用于祭祀焚香。

博山炉广泛使用、熏香风气得到极大发展是在汉武帝时。武帝奉仙好道，数次东巡临海，“东至海上望，冀遇蓬莱”，“考神仙之属”（《史记·孝武本纪》），对象征仙境的博山炉也多有青睐。北宋考古学者吕大临《考古图》

◀ 汉代铜力士骑兽博山炉

记载，汉王侯至封地就职，则“赐博山香炉”。

两汉时期，博山炉盛行于宫廷和贵族的生活之中，1968 年在河北汉代中山靖王刘胜墓中出土的错金博山炉就是见证。其为武帝异母兄长、中山靖王刘胜所有，造型和工艺达到高峰：炉盖镂雕成山峦起伏状，其间神兽出没，虎豹奔走，灵猴嬉戏，猎人巡猎；足部为透雕盘龙纹；器腹饰错金卷龙纹。

到了魏晋时期，佛教传入中国，原本一门心思求仙问道的人受到佛教文化的熏陶，也开始改造博山炉的造型。隋唐时期奢华之风再起，佛教愈加盛行，这时的熏炉还叫“博山炉”，但造型已经不再和“山峦”有太大关联，材质也从青铜器演变成瓷器，形如“佛寺”并附带莲花炉座的博山炉开始大量出现。

六朝《咏博山炉》诗曰：“上镂秦王子，驾鹤乘紫烟”，唐李白《杨叛儿》诗云：“博山炉中沉香火，双烟一气凌紫霞”，博山炉中焚烧着沉香，香烟缭绕，展现了一幅炉暖香浓的宜人景象。

宋元时，源自汉代的青铜博山炉已成传说：“香炉像海中博山，下盘贮汤使润气蒸香，以像海之四环。”（《考古图》）宋元沿袭了唐朝的传统，博山炉大都是瓷器，造型也趋于简洁。

至此，博山炉的传承故事也慢慢接近尾声，但其在中国的文化历史中已烙下了浓墨重彩的印记，艺术造诣与铸造技术都代表着一个时代的顶峰。

如今，博山炉仍深受广大爱香人士的喜爱，散发着它延续两千多年的魅力。

015

最具代表性的香器·宣德炉

明代项子京《宣炉博论》载："宣炉之妙，在宝色内涵珠光，外现澹澹穆穆。""宣炉之真者，款式之大雅，铜质之精粹，如良金之百炼。宝色内含，珠光外现，淡淡穆穆而玉毫金粟隐跃于肤里之间。"

据传，明宣宗朱瞻基十分喜欢焚香、熏香和赏玩香炉，为了满足这一喜好，他特下令从暹罗国进口一批红铜，责成宫廷御匠吕震和工部侍郎吴邦佐，参照皇府内藏的汝窑、官窑、哥窑、钧窑、定窑名瓷器的款式，参考《宣和博古图录》《考古图》等史籍，以及内府密藏的数百件宋元名窑中选出的款式大雅的形制，最终耗时三年制成了古今中外最极品的铜香炉。

大明宣德炉的基本形制是敞口、方唇或圆唇，颈矮而细，扁鼓腹，三钝锥形实足或分裆空足，口沿上置桥形耳或了形耳或兽形耳，铭文年款多于炉外底，除铜之外，还有金、银等贵重材料加入，所以炉质特别细腻，呈暗紫色或黑褐色。

一般炉料要经四炼，而宣德炉要经十二炼，因此炉质会更加纯细，如婴儿肤。鎏金或嵌金片的宣德炉金光闪闪，不同凡器。

宣德炉放在火上烧久了，色彩灿烂多变，即使扔在污泥中，拭去泥污，光泽也与从前一样。清末著名学家、古玩收藏家赵茹珍所著《古玩指南》记载，宣德炉有四十二种色泽。如泥金色：用赤金镀上如鸡皮者，色黯而光，恰似泥金笺纸；铄金色：用赤金混于铜内，视之有碎金点也……

大明宣德炉是明代工艺品中的珍品，是明王朝全盛期的历史见证。不同时期的宣德炉在精度和质量上都有不同侧重点。明炉重韵味，整体和细节部分的设计，都耐人寻味；明末清初的炉有拙朴的厚重感；雍正时期的炉线条柔和，乾隆时制炉工艺水平达到历史最高点。

越好的东西越有市场，宣德炉历代以来一直有人仿制，以至宣德炉器物鱼龙混杂，真假难辨。如今，真正的宣德炉已经不多见了，而宣德炉是香炉精品中的精品，所以，不精即伪。

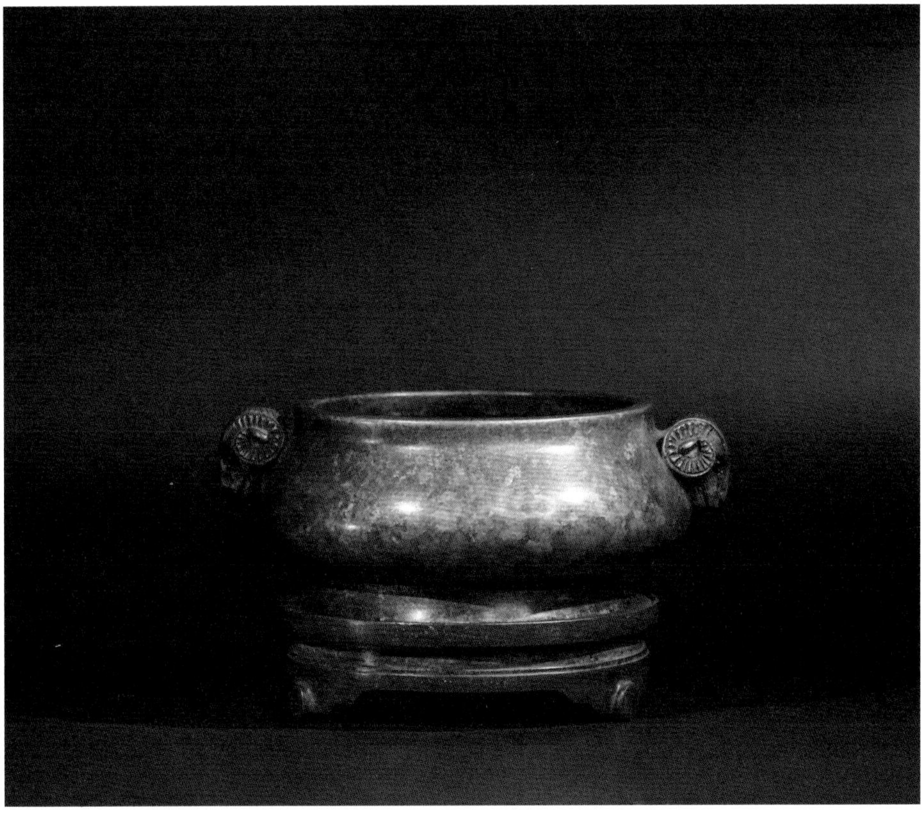

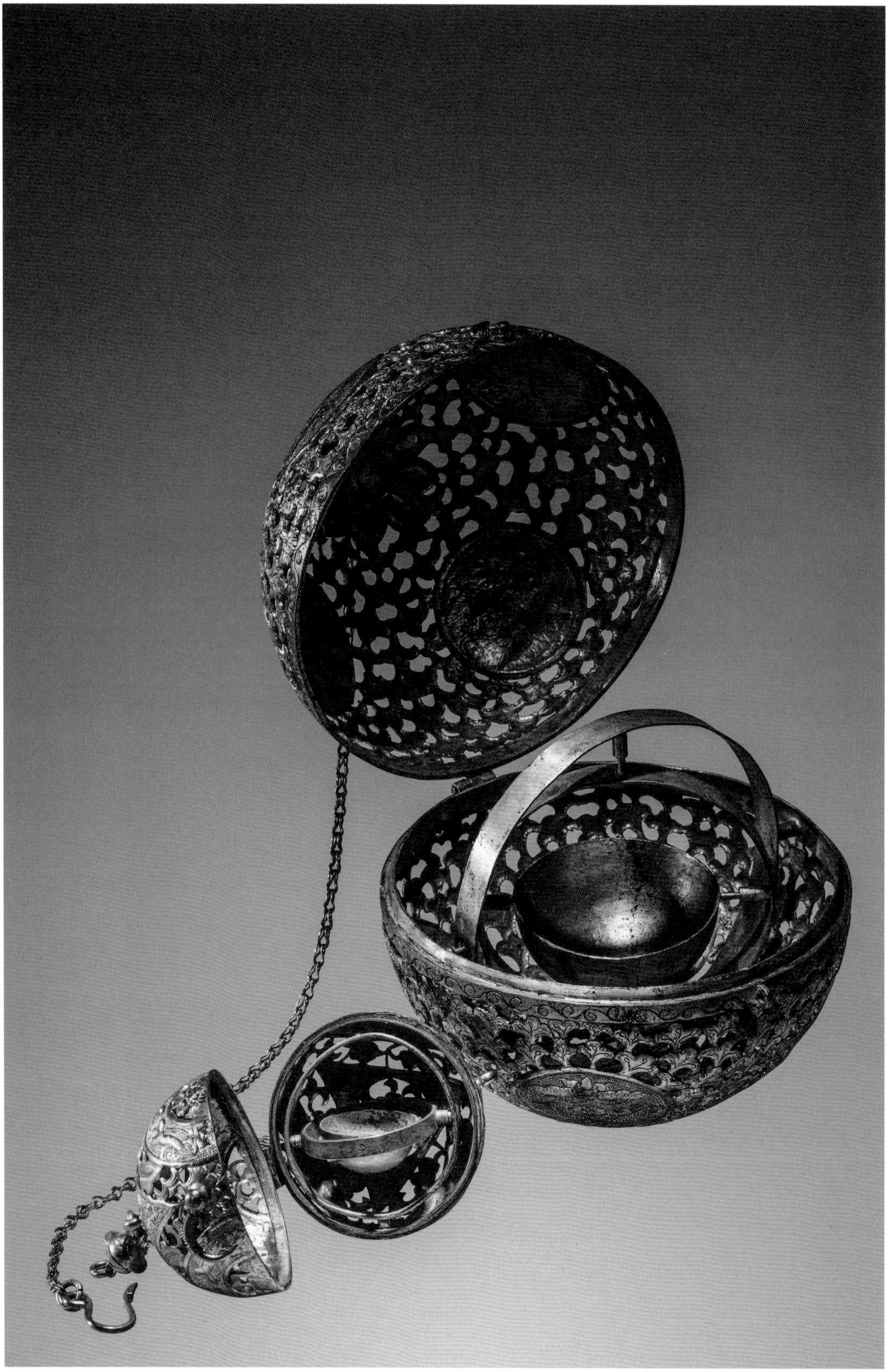

016

当代沉香文化的发展历程知多少

在当代，沉香的原材料贸易是一个极为年轻的行业。尽管年轻，却因为过度开发、使用，短短几十年间竟显枯竭之态。那么当代沉香市场究竟是怎么发展起来的，又为什么会面临枯竭呢？让我们先把视线转向沉香原料的产地。

1983—1985 年前后，日本人开始到东南亚等地收沉香原料（包括芽庄的奇楠），到了 1987—1989 年，中东人也到越南等地收香，因此东南亚各地采香行业得到迅速发展，大量的香农进山挖香，每次交易的量都非常惊人。

早期沉香知识匮乏，无法对各个产地的原料进行品级细分，对于如何鉴别沉香、保存沉香经验更是不足。香农进山也并不是每一次都有很大收获，有时几百克、有时几公斤，大家把各个山头采来的沉香混在一起存放，积攒到一定量后再出售。中间商又把各个地区和产地的原料混在一起卖给国外的客户，导致今天市场上回流的沉香来自各个产地。加上早些年日本、中东保存沉香方法太简单，甚至会和中药、香精等其他香料放在一起，造成很多沉香原料出现串味现象。因此，回流的沉香要鉴定出它们的产地难度极高。

中国香文化在断层百年之后， 2000 年左右在北京的胡同里出现了少量的沉香原料流通。香料贸易的出现带动了香文化的发展，随着经济的发展，传统文化也开始复苏，中国当代香文化才得以慢慢起航。

2005—2007 年，北京潘家园一带有了一定规模的香料市场，沉香真假难辨。2007 年到 2009 年，北京、上海陆续出现香文化、香道培训班。

2010—2016 年，中国国内沉香市场进入了第一个高速发展期，这也是当代沉香市场的第一个黄金期。伴随着市场的疯狂增长，香料的大量交易、使用，我们只用了短短十几年的时间就把存世的高等级沉香消耗了 70% 以上，沉香原料迅速枯竭。沉香不像玉石，可以永久把玩、保存，沉香是一片一片地在焚熏，在消耗。如今流通中的海南、芽庄等地的高等级原料已经极为稀少。

我很幸运，见证并深度参与了这个过程，先后创立盛香阁、寻麟香学院，投身香学传播事业。深耕行业二十余载，有艰辛更有快乐，希望把早期积攒的高等级原料用来传播香学文化，使更多的香学爱好者能感受沉香香气的美好。

三月繁华倾洛下，
千年红艳怨沉香。
——明 · 先竹深府《赏牡丹呈席上诸友》

▶《洛神赋图卷》局部

沉香与名人·曹操

曹操“分香卖履”是香文化史上非常著名的典故。

其典出曹操《遗令》：曹操临终之时，命安置诸姬妾于铜雀台上，并在堂上放置大床穗帐，命诸姬妾与子孙经常登铜雀台，眺望他在西陵的墓地，最后还特意嘱托把自己留下的香分给妻妾，不必用这些香来祭祀他，让她们空闲时可以学做草鞋去卖。

曹操另一个爱香的典故，是他送过诸葛亮五斤丁香（即鸡舌香）。“今奉鸡舌香五斤，以表微意。”（《魏武帝集·与诸葛亮书》）他此举意在隐晦地劝说诸葛亮归降汉天子，和他同朝为官。

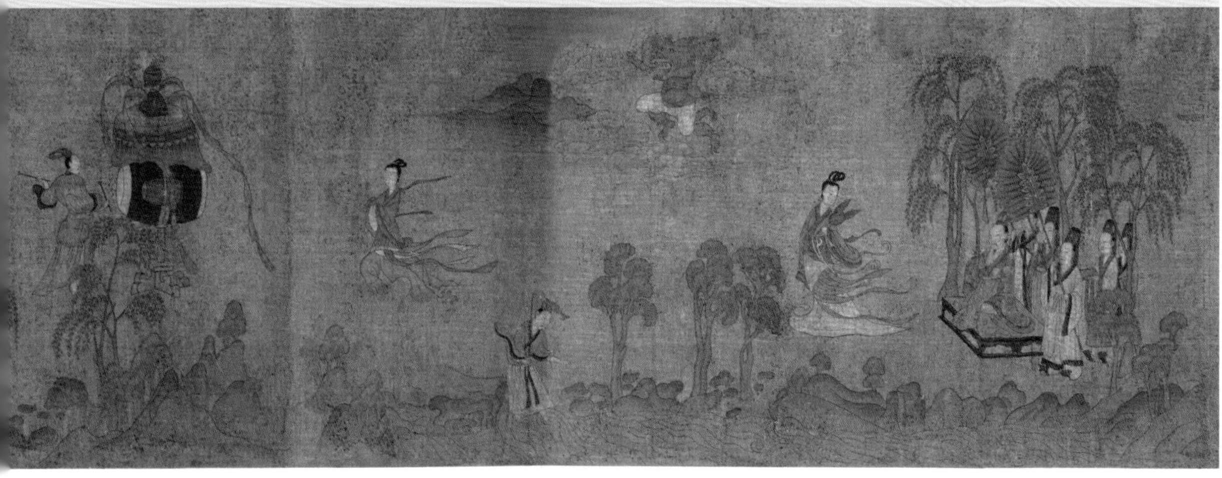

017

宝岛台湾在沉香的传承上起到什么作用？

我们宝岛台湾的商人在当代沉香贸易中占据重要的一席。

1970 年左右，得益于工业技术的发展，台湾地区的香品、线香制作工艺得到较大发展，到 20 世纪 80 年代左右，台湾已经拥有比较先进的线香制作工艺了。

1990 年代，亚洲四小龙中，中国台湾经济发展迅速，社会十分富裕。这个时候他们去海南、东南亚等地大量收香，在台湾打粉、制作香粉，再出售给本地或日本等国家和地区的制香工厂制作线香、香饼。那个时期大家对于沉香的原料认知不足，对于奇楠认知就更少，很多高等级的原料跟其他品级的原料掺杂在一起被打粉制成香，实在太可惜了。

1995 年，随着沉香知识的普及，原料流通的增多，香品鉴赏能力的增强，台湾地区的收藏家开始大量收购沉香原料。

2000 年左右，随着中国大陆改革开放，经济的高速发展，大量台湾地区的线香工厂转移到广东、广西、福建等地。台湾机器和工艺的进驻，使得内地制香工艺得到很大的提升。

大陆还引进了不少台湾地区的沉香文化爱好者撰写的沉香知识普及书。可以说，在近现代中国沉香文化断层的情况下，宝岛台湾使我们的沉香文化传承依然有迹可循。

018

日本沉香文化的延用与现状

据史书记载，日本的沉香运用始于唐代高僧鉴真大和尚东渡。唐代是中华文化的鼎盛时期，当时日本派遣了很多学者、官员来中国学习政治文化，比如中医、书法、琴乐、茶艺、香道等。这些文化传入日本后与日本本土文化相融合，呈现出新的面貌。日本的文化传承一直做得不错，沉香文化在日本得以流传，奈良东大寺至今还保存着距今 1300 年以上的国宝沉香——兰奢待。

传闻，兰奢待是圣武天皇时，由中国传入的名香，是一段有 1300 年以上历史的黄熟香。香木的切口处放着三张付签，分别写着足利义政、织田信长、明治天皇三位风云人物“某年某月截取几寸几分”的记录。“兰奢待”内隐“东大寺”三字，号称天下第一名香，被视为日本的国宝。

兰奢待在文献中的正式名称是黄熟香（おうじゅくこう），它保存于东大寺正仓院，正仓院为东大寺附属的藏宝库，主要收藏了圣武天皇生前所收集的宝物，为现今收藏日本奈良时代重要文物的代表。天平胜宝八年（公历 756 年），光明皇太后进奉兰奢待给东大寺时，其重量为 13 公斤。历代天皇与将军大都曾切取小块来使用或赏与有功的臣子。据记载，足利义满、足利义教、足利义政、土岐赖武、织田信长、明治天皇等都曾使用过。

日本今天还有流传百年甚至几百年的香学流派。他们至今仍会组织香会、雅集，有时还有斗香的活动，形式高雅，仪轨端庄，是日本上层

▼ 兰奢待沉香及局部

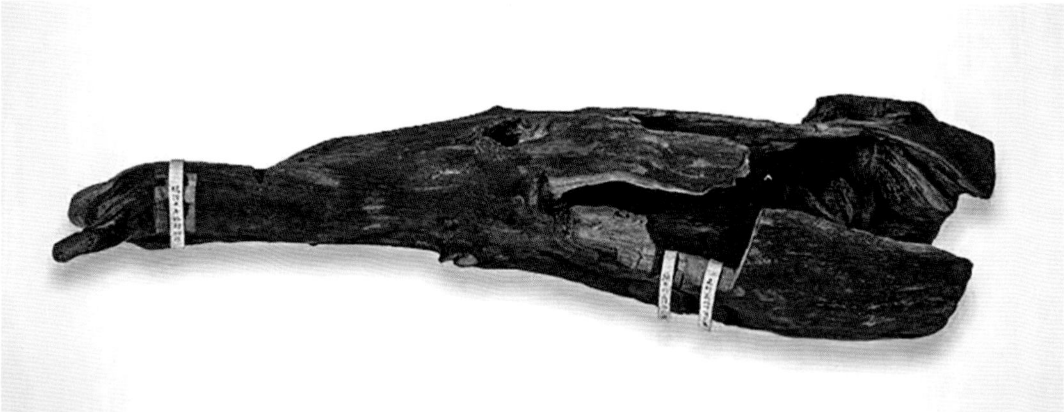

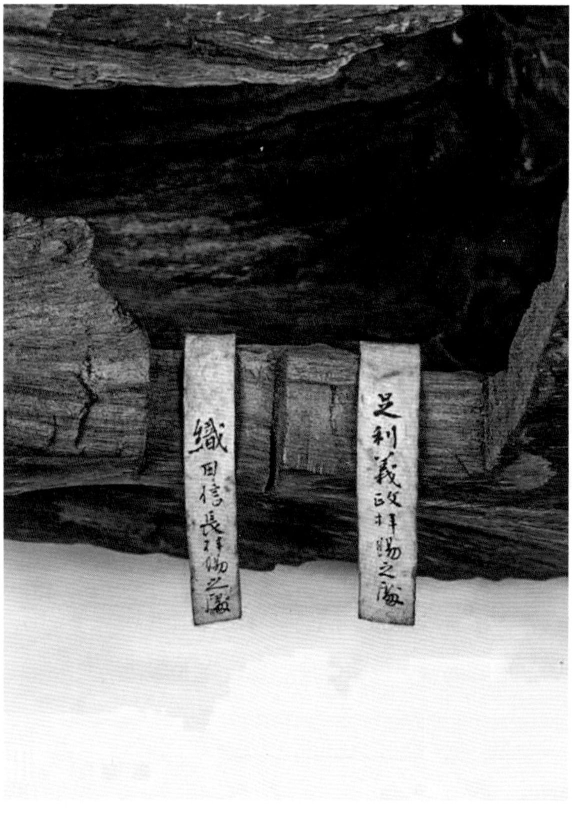

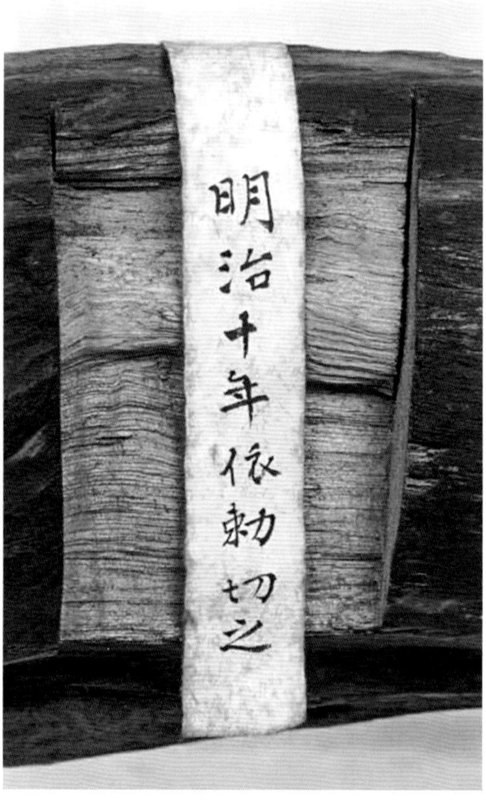

文化的重要组成部分，只有接待高贵的来宾或有重大活动时才会举行。

目前在日本集市上很难找到沉香的踪影。日本的地理位置、气候决定了本土出产不了沉香，一直依赖从东南亚进口。日本进口沉香的商人主要有两类：一类是中药世家，主要是用沉香入药，曾用奇楠来制作救心丸，很是奢侈；另一类是各大制香坊或香学流派。80 年代中期日本商人还曾在越南、柬埔寨等地收沉香，只收了几年，但量很大。在那个时期，和当时物价相比，沉香的价格已经非常高了。

2010 年左右，日本的沉香开始外流，很多日本藏家、寺院收藏的沉香甚至奇楠都被其他国家的商人收走了。现在再去日本，看到沉香的概率已经非常低，只在一些拍卖场还能看到。先不说真假，光价格就高得吓人。日本拍卖场的规矩是只能靠肉眼看，不给要拍的人上炉品鉴。大家都知道判断沉香的好坏主要是靠香气，如果香气不好，价值就不会很高。所以拍卖场的沉香，非内行不敢拍，一不小心拍到假的或香气不好的沉香，损失真的很大。

> 博山炉中沉香火，
> 双烟一气凌紫霞。
> ——唐 · 李白《杨判儿》

019

沉香的用途主要有哪些？

沉香用途很多。可以削一小片原料上电熏炉熏闻，品闻沉香的美好香味，获得最纯粹的嗅觉享受；可以做成线香方便随手点燃，使整个空间香味满溢；可做成手串、挂件佩戴，亦可雕刻成艺术作品观赏，等等。这些都是我们现代人比较熟悉的使用方式。然而在古代，沉香使用更广泛，生活的方方面面都能见到沉香，入酒、入茶、入墨、入药等。

经常熏闻沉香有凝神静气、修身养性的功效。今天，我们的生活节奏比较快，品闻沉香就是一种很好的缓解压力、放松心情的方式，在阅读、思考、工作时，不妨点上一支香，享受它的美好，让自己心情放松下来。或是睡前焚一炉香，安神、助眠。

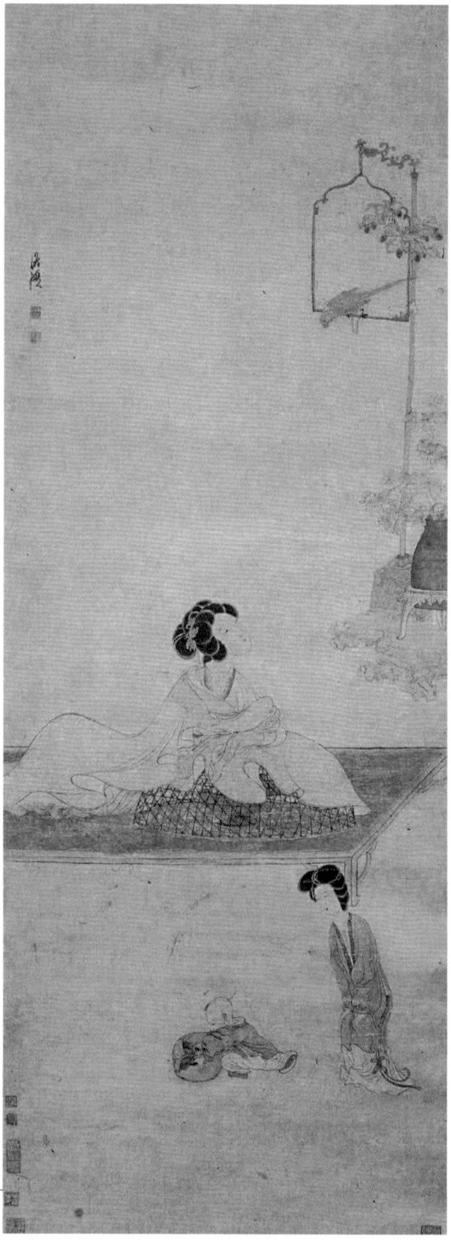

▶《斜倚薰笼图轴》，明代，陈洪绶

沉香与名人·黄庭坚

与苏轼亦师亦友的黄庭坚也极其爱香，他在《贾天锡惠宝薰乞诗予以兵卫森画戟燕寝凝清香十字作诗报之》中写："贾侯怀六韬，家有十二戟。天资喜文事，如我有香癖。"毫不讳言地以"香癖"自称。

黄庭坚在香文化发展史上作出了巨大的贡献，不仅写下了许多制香之方，还有很多咏香的作品，表达其对香的品评与参悟。其作品中记载的香方中以意合香、意可香、深静香、小宗香最为知名，因与他有关而扬名，也被称为"黄太史四香"，宋代陈敬《陈氏香谱》中便录有这些香方。

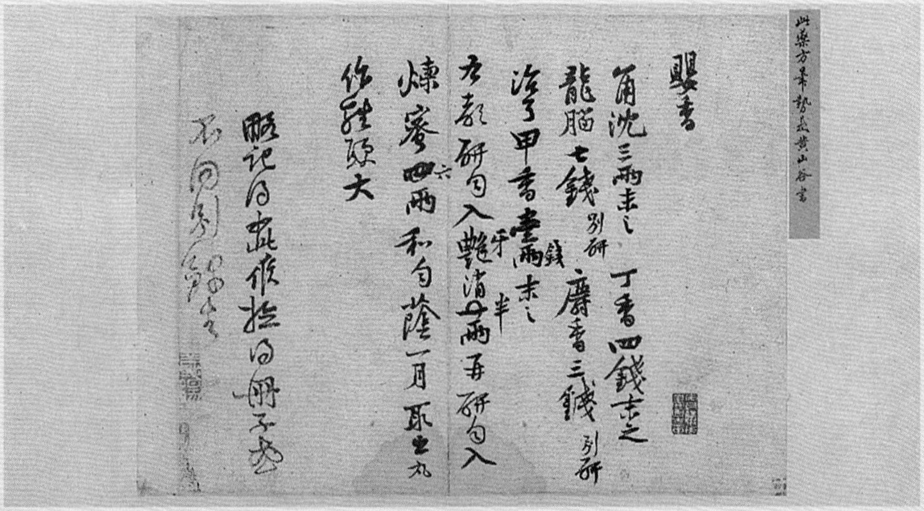

▲《制婴香方帖》纸本

《意合香》载：“以沉水为主，斫如小博投”；《意可香》载：“涎香三两，须海南沉水”；《深静香》载：“海南沉水香二两，羊胫炭四两。沉水剉如小博投”；《小宗香》载：“沉水香海南者一分，剉栈香半两，剉紫檀三分半”。这四大香方的主要用料均是沉香。

黄庭坚对海南沉香有独特的喜好，合香大多以海南产的沉水香为主香，宋人周去非《岭外代答》论述沉水香时说：“山谷香方率用海南沉香，盖识之耳。”山谷香方即山谷道人黄庭坚的香方。黄太史四香中的“意可”“深静”“小宗”都特别标注用海南沉水香配制。

黄庭坚的另一个香方“婴香”也十分出名，而其主要香料也是沉香，古代香方也称之为药方。

婴香，角沉（即指沉香）三两末之，丁香四钱末之，龙脑七钱别研，麝香三钱别研，治弓甲香壹钱末之，右都研匀。入牙消半两，再研匀。入炼蜜六两，和匀。荫一月取出，丸作鸡头大。略记得如此，候检得册子，或不同，别录去。

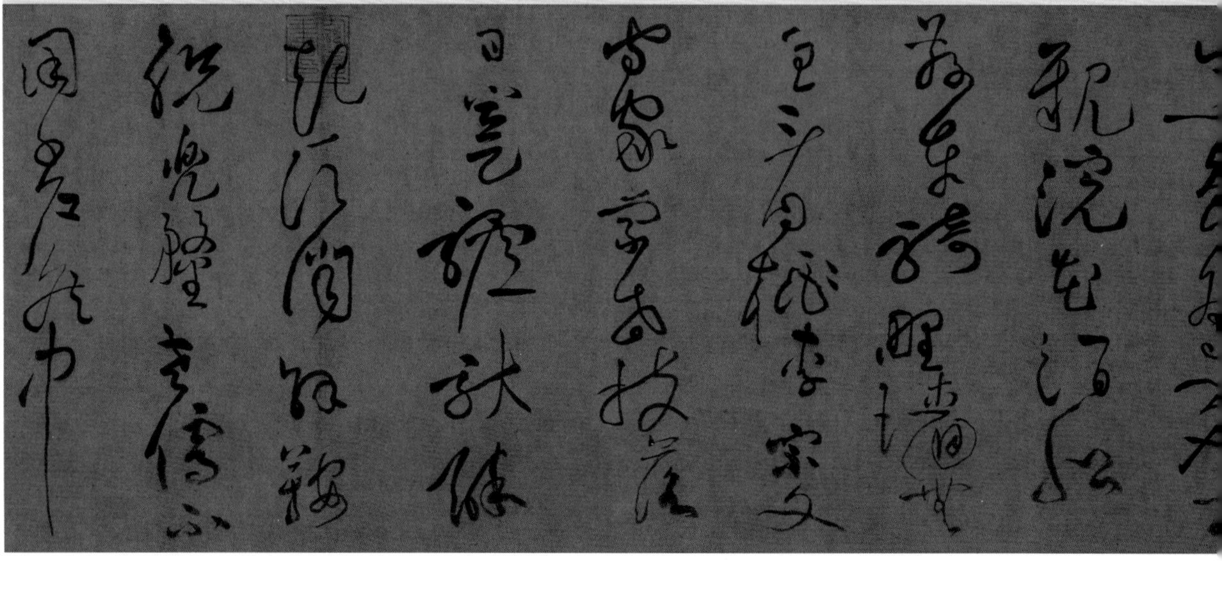

而黄庭坚所作的《香之十德》，更是体现了古人力求通过品香来修炼精神的特质。其云："感格鬼神，清净心身，能除污秽，能觉睡眠，静中成友，尘里偷闲，多而不厌，寡而为足，久藏不朽，常用无障。"

沉香的十种品质，也是品香的十种境界，涉及实用价值、美学效应等，很受人们喜爱。品香"十德"的概括在 15 世纪（室町时代）传入日本，广泛流传于日本香界，被尊崇为香道之灵魂而流传至今。

其《贾天赐慧宝薰乞诗予以兵卫森画戟燕寝凝清香十字作诗报之》诗说："险心游万仞，躁欲生五兵。隐几香一炷，灵台湛空明。"认为品香能够使人灵台空明，心无外物，达到明心见性的开悟、证道境界。

其《子瞻继和复答二首·其一》也说："一炷烟中得意，九衢尘里偷闲。"意即通过对香的气味、意境的感受，可以达到禅的修行与生命的净化。香对黄庭坚来说是如此的重要。

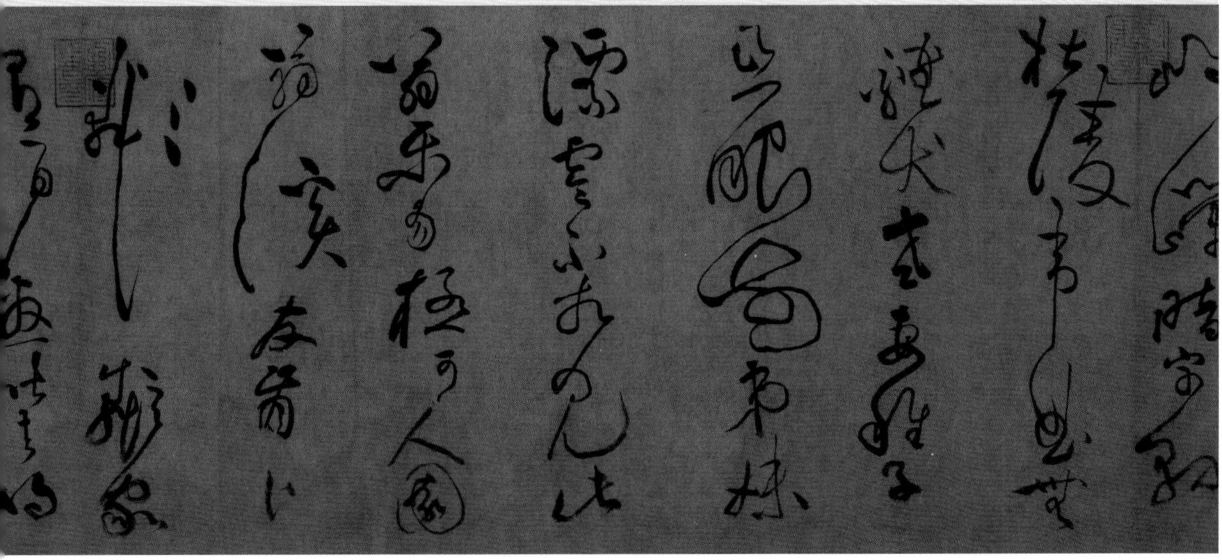

▼《草书浣花溪图》引卷局部

良時珍

【發明】時珍曰臭氣通於天天者頭也肺也肺開竅于鼻而陽明胃脉環鼻而上行腦爲元神之府而鼻爲命門之竅人之中氣不足清陽不升則頭爲之傾九竅爲之不利辛夷之辛溫走氣而入肺其體輕浮能助胃中清陽上行通於天所以能溫中治頭面目鼻九竅之病軒岐之後能達此理者東垣李杲一人而已

沉香 別錄上品

【釋名】沉水香綱目蜜香【時珍曰】木之心節置水則沉故名沉水亦曰水沉半沉者爲棧香不沉者爲黃熟香南越志言交州人稱爲蜜香謂其氣如蜜脾也梵書名阿迦嚧香

【集解】恭曰沉香青桂雞骨馬蹄煎香同是一樹出天竺諸國木似欅柳樹皮青色葉似橘葉經冬不凋夏生花白而圓秋結實似檳榔大如桑椹紫而味辛【藏器曰】沉香枝葉並似椿云似橘者恐未是也其枝節不朽沉水者爲沉香其肌理有黑脉浮者爲煎香雞骨馬蹄皆是煎香並無別功止可熏衣去臭【頌曰】沉香青桂等香出海南諸國及交廣崖州沈懷遠南越志云交趾蜜香樹彼人取之先斷其積年老木根經年其外皮幹俱朽爛木心與枝節不壞堅黑沉水者即沉香也半浮半沉與水面平者爲雞骨香細枝緊實未爛者爲青桂香其幹爲棧香其根爲黃熟香其根節輕而大者爲馬蹄香此六物同出一樹有精粗之異爾並采無時劉恂嶺表錄異云廣管羅州多棧香樹身似柜柳其花白而繁其葉如橘其皮堪作紙名香皮紙灰白色其紋如魚子沾水即爛不及楮紙亦無香氣沉香雞骨黃熟棧香雖是一樹而根幹枝節各有分別也又丁謂天香傳云此香奇品最多四

020

沉香可以入药吗?

沉香的药用价值在历代医学典籍中均有记载。《本草纲目》中记载，沉香是一味温性、不寒不热、补气理气的上好药材。在日本，很早就有中药世家拿奇楠做救心丸，对心血管方面的病人有奇效。

汉代《华佗神方》中详尽地记述了沉香在治气淋、膏淋、风毒、气瘤等疾病方面的神方：沉香、丁香、木香各五分，乳香六分，麝香一分。

魏晋南北朝时期对沉香有记录的药典有：晋朝嵇含的《南方草木状》，魏晋朝陶弘景的《本草经集注》，南北朝刘宋雷敩的《雷公炮炙论》。

唐代对沉香有记录的医学典籍甚众，比如孙思邈的《备急千金要方·卷六·上七窍病上，口病第三》：沉香五两，藁本三两，白瓜瓣半升，丁香五合，甘草、当归、川穹、麝香各二两。

明代以李时珍的《本草纲目》对沉香药用的记录最为完整，其木部第三十四卷写道：木之一，沉香，欲入丸散，以纸裹置怀中，待燥研之。或入乳钵以水磨粉，晒干亦可。若入煎剂，惟磨汁临时入之。气味辛，微温，无毒。……咀嚼甜者气平，辛辣者性热。治上热下寒，气逆喘急，大肠虚闭，小便气淋，男子精冷。

到现代的《中国药典》(2000 年版)：沉香性辛、苦，微温。归脾、胃、肾经。行气止痛，温中止呕，纳气平喘。用于胸腹胀闷疼痛，胃寒呕吐呃逆，肾虚气逆喘急。

综上所述，沉香性温，味辛、苦，主归脾、胃、肾经，兼归肺、胆、肝经，主行主降。

◀《芥子园重订本草纲目》中对沉香的记载

021

什么样的人适合佩戴沉香饰品？

沉香饰品的种类很多，最常见的有珠串和挂件。随着近几年沉香文化的发展，新的设计款如雨后春笋般涌现，沉香耳环、发簪、戒指等，样式丰富多样，极大地提高了沉香作为饰品的艺术性和美学性，使沉香饰品受到了越来越多人的喜欢。

沉香饰品的使用是不设限的，男女老少都可以佩戴，对小孩也无害，尽可以挑选自己喜欢的款式和香味。虽说佩戴沉香不限定人群，但一定要是纯天然的沉香才行，造假、做过手脚的沉香千万要当心。

唯一的例外是孕妇。虽然至今没有见到过关于沉香对孕妇有害的记录，但基于妊娠的特殊性，不能有一点差错，所以我们建议孕妇不要使用沉香。

深夜沉香沃甲煎，
隋皇风雅去茫然。
——陈独秀《本事诗》

022

佩戴沉香的好处是什么？

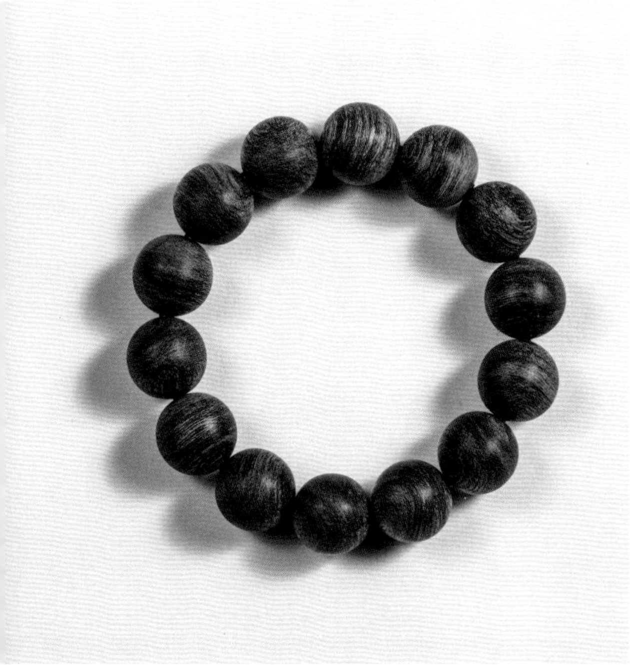

沉香的香气是从它的纹理（毛孔）中自然散发出来的，天热的时候浓郁些，天冷的时候弱些。佩戴沉香并不会改变人体本身的味道，但佩戴时会散发出沉香优雅的香气。

沉香属温性，本身也是非常名贵的中药，各医学典籍均对它的功效有记载，十分肯定沉香的药用价值和保健作用。随身佩戴沉香饰品的话，在不经意间闻到它散发的淡淡清香，有安神、助眠等多种好处，对身心健康非常有帮助。

沉香与名人·丁谓

北宋初年宰相丁谓，后世评价有的说他是一代名相，有的说他是一代佞臣，但不可否认的是他的才华。丁谓与香结缘，始于其早年间在福建任内制作贡茶，后步步高升，居庙堂之高，受皇帝重用并赏赐香药，通晓宫中用香礼仪。

乾兴元年（1022）丁谓被贬为崖州司户，在此后的三年里，他亲身接触并深入了解当地风土物产，从此对海南沉香推崇备至，提出沉香气味“清远深长”的评价标准，且认为以黎母山所产沉香最优，“甲于天下”。正是这样的经历才使得丁谓有能力撰写《天香传》。该文后被收录于四库全书《陈氏香谱》中，流传至今，具有相当的文献价值。

《天香传》全文共约2000余字，从儒家之礼、道家经典、释家典籍等方面谈论用香历史，尤其是宋真宗时期用香与赐香情形和礼节，以及产沉香之地区，香材之优劣，是中国古代对沉香品质进行评价与鉴定的第一部文献，肯定了海南岛所产沉香的地位。

> 素闻海南出香至多，始命市之于闾里间，十无一有假……曰：“琼管之地，黎母山酋之，四部境域，皆枕山麓，香多出此山，甲于天下。”
>
> ——《天香传》

《天香传》对宋代以“香”为主的焚香、点茶、挂画、插花“四般闲事”，首次进行了全面记载，有效地保存了中国古代香文化的完整性。岭南沉香文化开始于丁谓，

▼《天香传》书页

承载于《天香传》，发展并成熟于后世，丁谓此著作对香文化的传承价值至关重要。

> 香之为用，从上古矣。
> 所以奉神明，可以达蠲洁。
> 三代禋享，首惟馨之荐，而沉水、熏陆无闻焉。
> 百家传记萃众芳之美，而萧芗郁鬯不尊焉。
>
> ——丁谓《天香传》

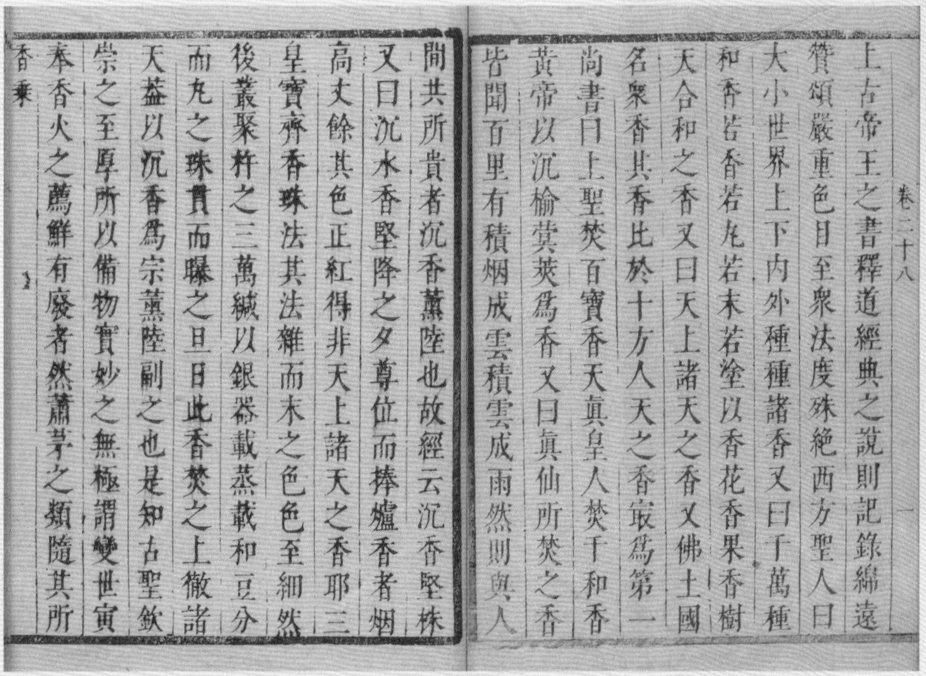
卷二十八 一

上古帝王之書釋道經典之說則記錄綿遠
贊頌嚴重色目至衆法度殊絕西方聖人曰
大小世界上下內外種種諸香又曰千萬種
和香若香若丸若末若塗以香花香果香樹
天合和之香又曰天上諸天之香又佛土國
名衆香其香比於十方人天之香最爲第一
尚書曰上聖焚百寶香天眞皇人焚千和香
黃帝以沉榆蓂莢爲香又曰眞仙所焚之香
皆聞百里有積烟成雲積雲成雨然則與人
間共所貴者沉香薰陸也故經云沉香堅株
又曰沉水香堅降之夕尊位而捧爐香者烟
高丈餘其色正紅得非天上諸天之香耶三
皇寶齋香珠法其法雜而末之色色至細然
後叢聚杵之三萬緘以銀器載蒸載和豆分
而丸之珠貫而曝之旦日此香焚之上徹諸
天蓋以沉香爲宗薰陸副之也是知古聖欽
崇之至厚所以備物實妙之無極謂變世寅
奉香火之薦鮮有廢者然蕭茅之類隨其所

香乘 卷

023

佩戴沉香饰品时有什么要注意的？

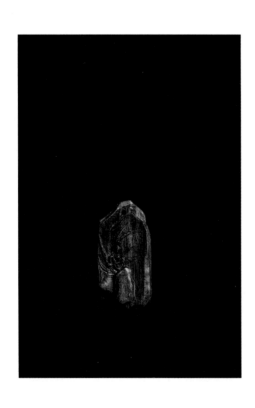

由于沉香的特殊性，在佩戴的时候，我们有一些需要注意的事项。

首先，沉香本身比较吸味，因此在佩戴沉香饰品时，尽量不要去气味比较重或者香味特别浓郁的场所，比如火锅店、烤肉店、中药房、香料库等；去这些场所时，最好将沉香饰品取下放入密封袋装好后再进入。

其次，沉香不能长时间浸泡在水里，这样容易导致表面油脂流失、表面发白，因此，剧烈运动、游泳、洗澡或是做家务时，最好都不要佩戴沉香饰品。

再则，沉香若遇高温，其内的油脂将快速挥发，所以，蒸桑拿或是高温暴晒的场合，也要多注意。

最后，沉香不能接触酒精、香水、洗洁精等化学产品，这些化学产品会破坏沉香的油脂香气，严重损坏沉香。

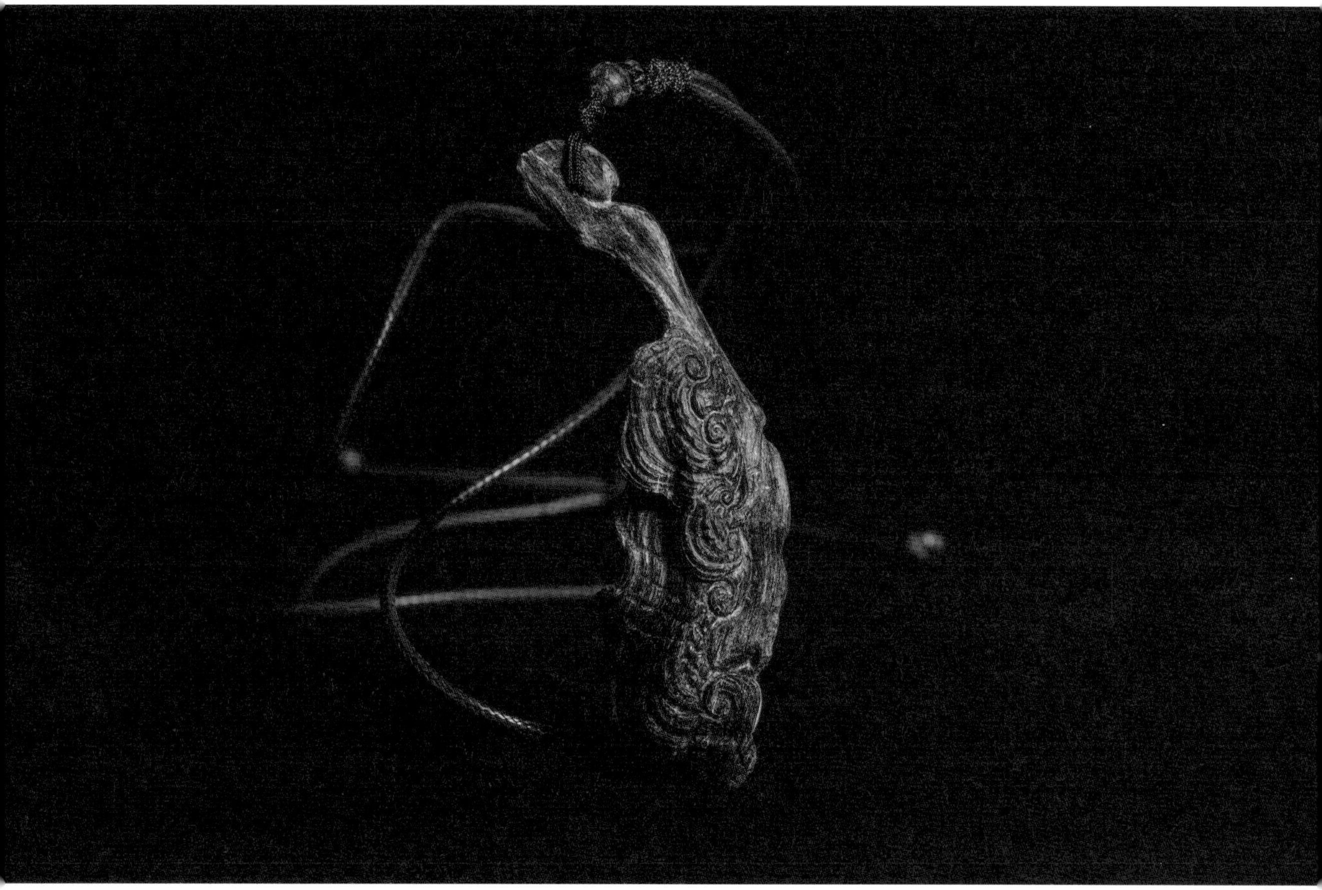

▲ 沉香佩件

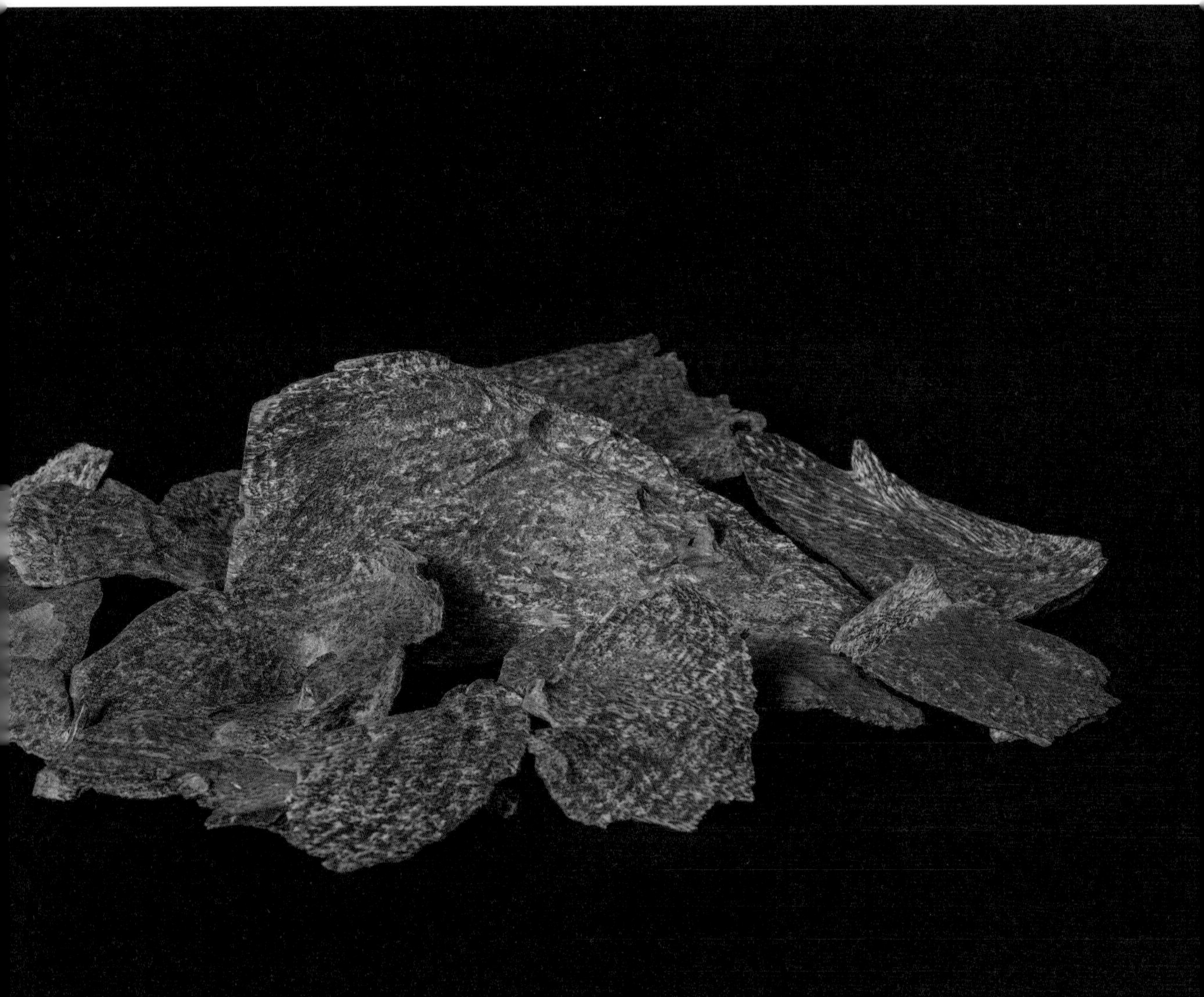

▲ 沉香线香原料

024

什么是单品沉香?

从古至今，最好闻的单品香只能是沉香。单品沉香指的是单块的沉香原料以及由单块沉香原料加工而成的香品，比如单品沉香线香。

沉香看起来是一个小门类，但里面的学问太多了。我们以茶类比。茶有六大基础茶类，每个茶类特性各有不同，不同地区，甚至不同海拔的茶滋味都有所不同。而沉香较茶有过之而无不及。沉香产地众多，在整个东南亚都有分布。产地不同、海拔不同、树种不同，香味则不同；甚至受伤原因不同，出自同一棵树的沉香原料香气也可能不同。

当下，大大小小的沉香产地有上千个，导致沉香的味道有上万种。低端沉香怎么熏、烧都不会太好闻；中档沉香的味道基本就能接受了，爱香者各有偏好；高等级的沉香，味道美好，甜中带有花香、凉味、果香，没有人不喜欢，这是合香不能达到的极致香气。

用沉香原料打粉、制香，看上去比用合香制香简单得多，其实难度更高。单品沉香随着原料的不同香气差别非常大，会分出很多级别，价值相差也很大。一个合格的沉香调香师，要熟知各产区沉香的香气特性，能区分几百种甚至上千种不同沉香的特性，才能挑选出合适的原料来制作沉香线香，真的很不简单。另外，沉香不像中药、花草那么容易获得，沉香的价格非常高，所有产区的高中低档沉香都筛选一遍，花费的资金也是天文数字。

每位制香师做出来的味道都或多或少有不同，能做出好的单品沉香线香，就说明制香师对沉香原料基本全面掌握了。有些制香师即使用了很好的沉香原料，也做不出理想的香气；有些制香师却能用比较便宜的单品沉香原料做成味道不错的单品沉香线香。

绝大多数人在不了解沉香时，认为沉香很贵，烧钱，太奢侈。其实沉香并没有大家想象的那么昂贵，它分高中低档，价位各有不同。天然的沉香线香，便宜的一百元也能用上一个月。只要是纯天然的沉香，我们都可以根据自己的喜好和经济能力，去感受大自然的美好馈赠。

淡月疏星绕建章，
仙风吹下御炉香。
——宋·苏轼《上元侍宴》

沉香与名人·苏轼

作为一个“惜香者”“爱香者”，苏轼一生与香为伴，无论是在朝为官还是被贬流放，皆一刻未曾离开过香。他是历史上著名的合香高手、香论大家。

明代文学家屠龙曾就苏轼合香与品香的境界言道：“和香者，和其性也；品香，品自性也。自性立则命安，性命和则慧生，智慧生则九衢尘里任逍遥。”确是品香品到极致了。

> 金炉犹暖麝煤残，惜香更把宝钗翻；重闻处，余熏在，这一番、气味胜从前。
>
> 背人偷盖小蓬山，更将沈水暗同然；且图得，氤氲久，为情深、嫌怕断头烟。
>
> ——苏东坡《翻香令》

这首《翻香令》，是当时年轻的苏轼被任命为凤翔府签判的第四年，返京还朝，爱妻王弗去世，一阵悲痛，遂作词以怀念。词中描写了苏轼在妻子灵柩前焚香之景，表面写惜香之情，背后却透出对亡妻悠远而深沉的思念。

熙宁四年，苏轼出任杭州通判，有一日晨起风雪忽至，苏轼出门看看院子里的雪，又看看正在盛放的梅花，然后缓步回到书房，唤来他的爱妾朝云。苏轼取出御赐的羊脂玉碗，交于朝云手中，殷殷叮嘱她到院中取一些梅花芯中之雪，取雪时要有感存天地和爱梅之心，摒弃杂念，以毛笔轻轻扫动，切不可伤到梅花。

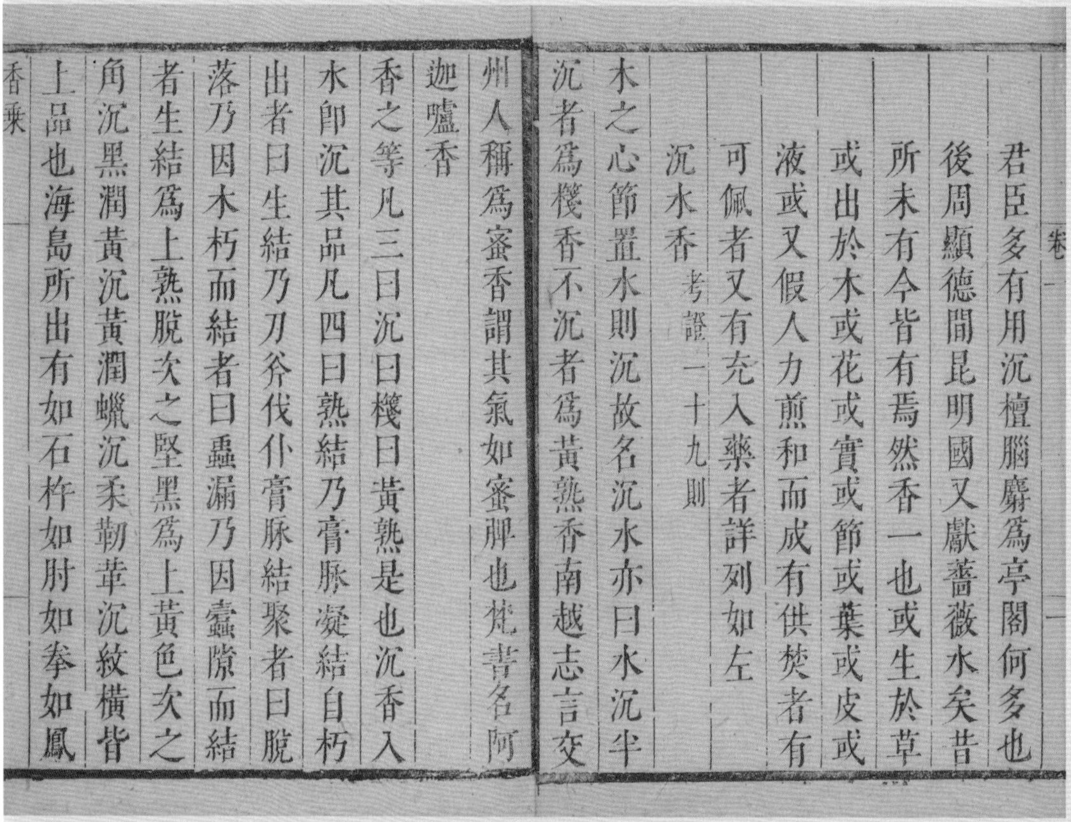
君臣多有用沉檀腦麝爲亭閣何多也後周顯德間昆明國又獻薔薇水矣昔所未有今皆有焉然香一也或生於草或出於木或花或實或節或葉或皮或液或又假人力煎和而成有供焚者有可佩者又有充入藥者詳列如左

沉水香 考證一十九則

木之心節置水則沉故名沉水亦曰水沉半沉者爲棧香不沉者爲黃熟香南越志言交州人稱爲蜜香謂其氣如蜜脾也梵書名阿迦盧香

香之等凡三曰沉曰棧曰黃熟是也沉香入水卽沉其品凡四曰熟結乃膏脉凝結自朽出者曰生結乃刀斧伐仆膏脉結聚者曰脫落乃因木朽而結者曰蟲漏乃因蠹隙而結者生結爲上熟脫次之堅黑爲上黃色次之角沉黑潤黃沉黃潤蠟沉柔韌革沉紋橫皆上品也海島所出有如石杵如肘如拳如鳳

香乘

朝云听完东坡的叮嘱，便带着侍女去取梅上雪，而苏轼则让他的书童拿出已经炮制好的沉香、檀香和烘干的丁皮梅肉，以及朴硝等香药，按照配方一一称出，放于桌上。好一会儿，朝云取雪归来，玉碗中的雪大部分已经融化，东坡用鬃刷蘸取这梅花雪，如天降甘露般淋到那些已经铺好的香料上，半日后，香成。

“雪中春信”，说的是下雪天，见梅尖凝雪，视为春之信，故得其名。传说为了让香中有着梅花初绽时的香气，苏东坡等了七年，终于在这场突至的春雪日中完成了。

苏东坡的另一传世香品为：东坡闻思香。

《香乘》中记载了闻思香的主要原料：旃檀、元参、丁香、香附子、降真香、豆蔻、茅香等，也是苏轼任杭州知府时制作。用料考究，配伍严谨，香气华贵，灵动隐于安和之中，使人闻思之中得有无之精华。

苏轼一身才学，经宦海浮沉，尤其是乌台诗案后，心性转变，百感由心生。此香品的香方配伍充分说明了苏轼思想和情感上的微妙变化。雄心壮志怎知年少愁滋味，官场浮沉感悟人生百无奈；感慨万千回想沧海桑田事，明月清风欢喜由我心自在。

被贬海南时，苏轼颠沛流离的一生也接近了尾声。他十分推崇静坐养生法，在赴儋州途中，曾购买十多斤檀香，并建一“息轩”，常在轩中焚香静坐，参禅悟道。其《司命宫杨道士息轩》诗云：“无事此静坐，一日是两日，若活七十年，便是百四十。”

苏轼仕途坎坷，阅尽百态但始终心境淡然，吟山赋水，品茶捣香，自得其乐哉。千古风流如东坡先生，实让后人钦羡。

025

什么是合香？

合香指的是将不同类型的花卉、中药、木质香料或动物香料（如丁香、麝香、龙涎香、肉桂、龙脑、八角、玫瑰花、栀子花、金银花等）打成粉，糅合到一起，制成线香、香饼、香丸等，用来烧、熏或者做成香囊。合香品种多样，底料个体香味单一、气味稳定好把控，但合香的味道偏浓烈，直接点燃的话烟火气较重。有些低等级的味道闻起来不太有愉悦感，药香味重。

在我国古代，很多大的家族都有制香坊，家族的重大节日（如丧嫁）都会用到合香。有一些不错的方子一直流传到今天，就是我们所说的香方，现民间多有流传。这些香方大多数不太适合用来品闻。

我们现在能看到的古代的高级香方里，70% 的香方以沉香为主。要配上好的合香就离不开上好的沉香。即使是这样，合香也很难达到香气的极致。沉香的价格相对比较高，而且数量少，有特别味道的沉香原料更是难寻，所以在古代，宫廷用香以沉香为主，而民间用香则以中低等级的合香为主。

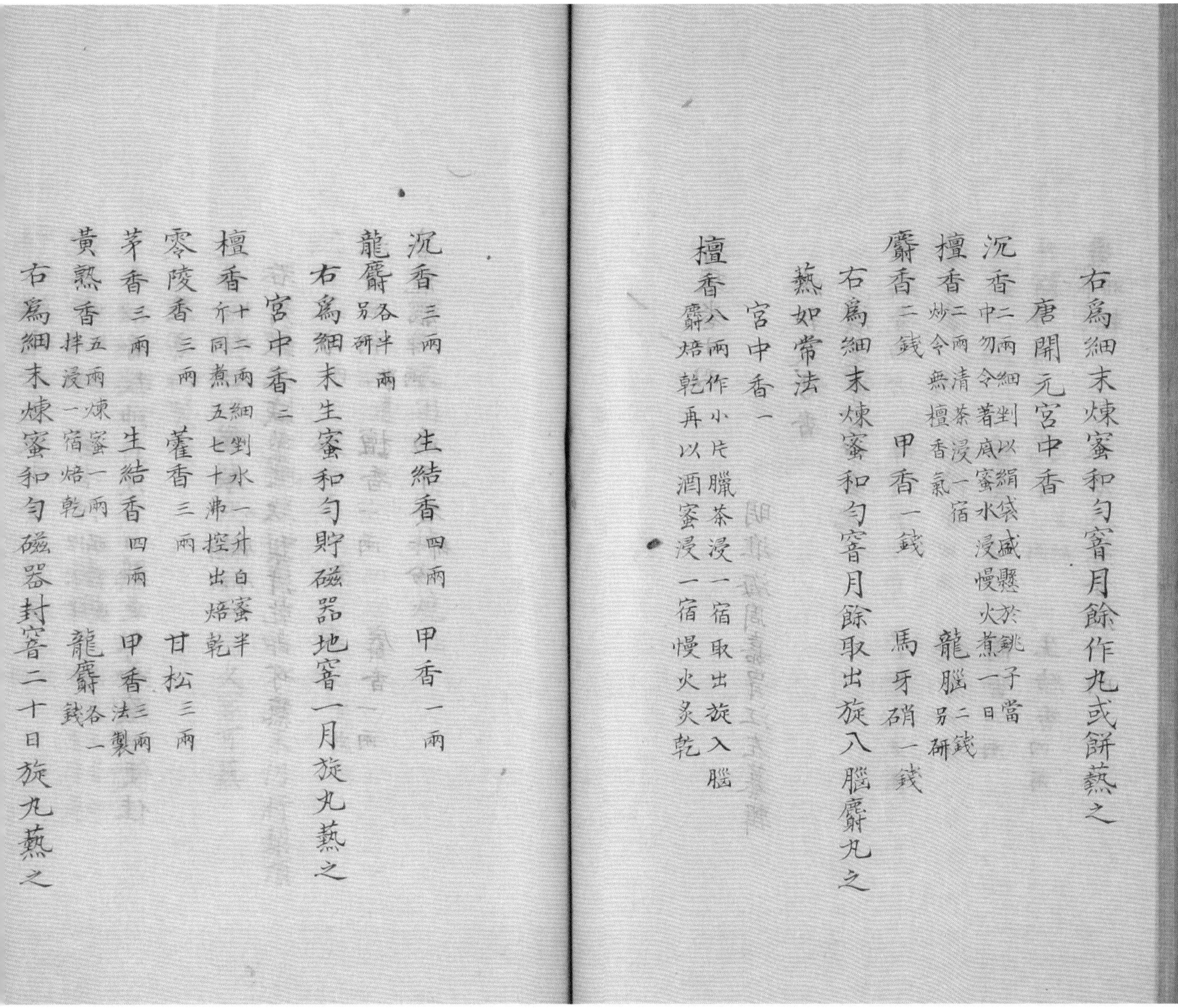
右爲細末煉蜜和勻窨月餘作丸或餅爇之
唐開元宮中香
沉香二兩細剉以絹袋盛懸於銚子當中勿令著底蜜水浸慢火煮一日
檀香二兩清茶浸一宿炒令無檀香氣　龍腦二錢另研
麝香二錢　甲香一錢　馬牙硝一錢
右爲細末煉蜜和勻窨月餘取出旋入腦麝丸之
爇如常法
宮中香一
檀香八兩作小片臘茶浸一宿取出旋入腦麝焙乾再以酒蜜浸一宿慢火炙乾
沉香三兩　生結香四兩　甲香一兩
龍麝各半兩另研
右爲細末生蜜和勻貯磁器地窨一月旋丸爇之
宮中香二
檀香十二兩細剉水一升白蜜半斤同煮五七十沸控出焙乾
零陵香三兩　藿香三兩　甘松三兩
茅香三兩　生結香四兩　甲香三兩法製
黃熟香五兩煉蜜一兩拌浸一宿焙乾　龍麝各一錢
右爲細末煉蜜和勻磁器封窨二十日旋丸爇之

▲《香乘》中记载的宫中香方

026

什么是人工沉香？

人为栽苗种植沉香树，再人为使沉香树受伤结香，结出的香就叫人工沉香，是相对野生沉香而言的。

近年来，沉香市场迅速增长，大量原材料被挖掘、使用，几乎所有的野生原材料都接近枯竭。有需求的地方就有市场，就会催生产业。越南在 2000 年左右开始人工种植沉香树，随后马来西亚等产香地区也开始种植。我国海南在 2000—2005 年间开始人工种植沉香树，现在广西、广东等地均有沉香树种植，我国人工种植沉香树的历史已经有 20 年左右。

野生沉香树的生长环境相对恶劣，成长非常慢，需要 20 年左右才能成材。自然受伤后结香也极其缓慢，能结出油脂高的沉香最少需要再过 20—30 年，所以野生沉香在香气上会比人工沉香醇厚、稳定，留香时间更长，香气更丰富。

因为是人为栽种，人工沉香树的土壤相对平整疏松，很适合生长，有些还会施肥助长。阳光、养分充足，所以生成速度非常快，一般 7—8 年就能成材。之后用打火孔、刀砍、剥皮等不同方式，人为地让树受伤。为了让人工香结得更快，还会植入细菌、营养液，让伤口快速溃烂以达到快速结香的效果。按照这样的步骤，一般再过 1—3 年就可采香。

人工沉香树的生长环境优越，生长较快，但木质相对疏松，人工植菌加速了结香的速度却也使得香气不厚重，较为轻飘，有些在焚熏时会有焦味、木腥味。

因为野生沉香很难挖到，越来越多的香农加入到人工种植沉香树这个大队伍中来。人工种植的沉香树如果不用太多化工肥料去催生，少一些人为干预，结出的沉香虽然比不上野生沉香，但至少可以弥补今天庞大的基础需求。期待未来人工沉香树的种植、受伤结香等技术能得到更好的提升，培育出接近野生沉香香气的好沉香。

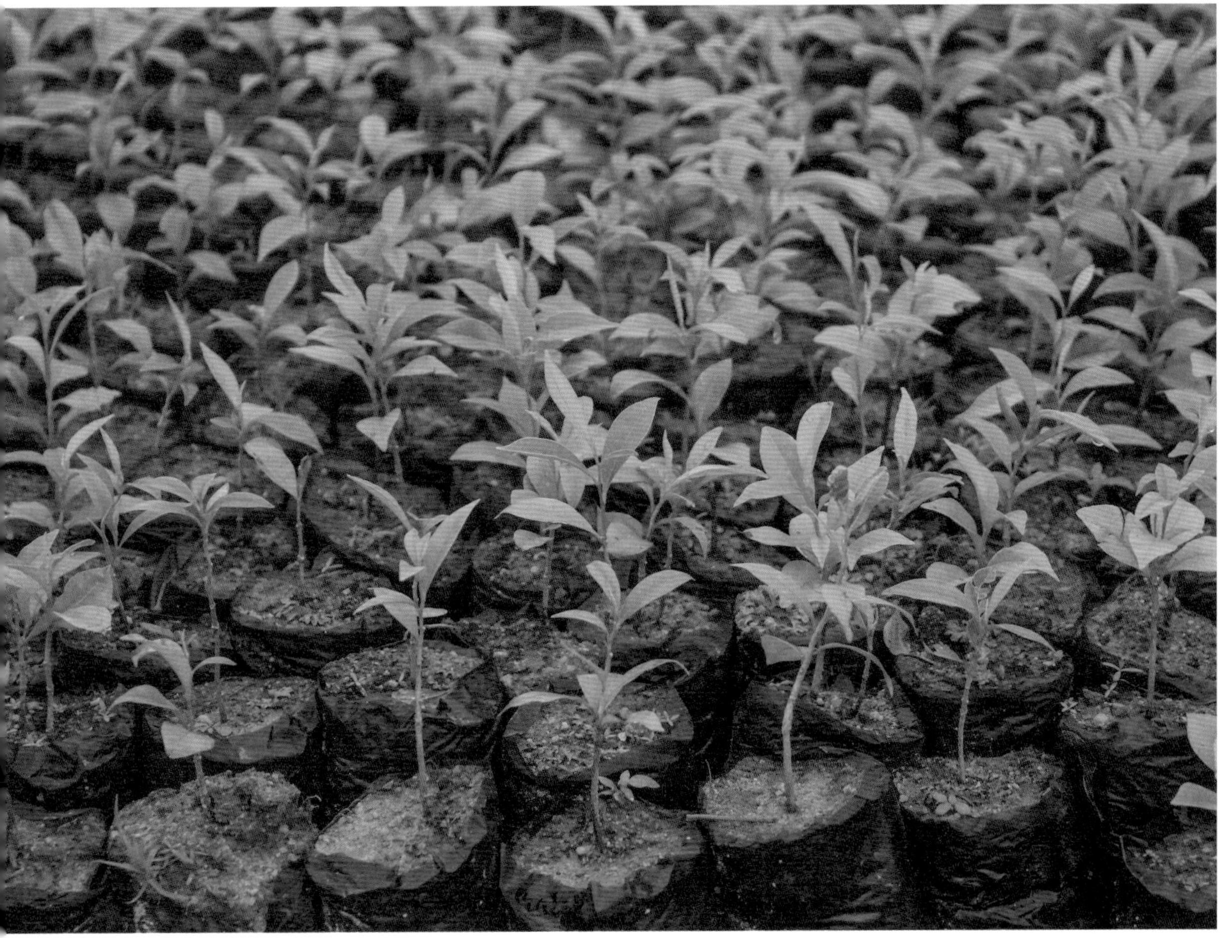

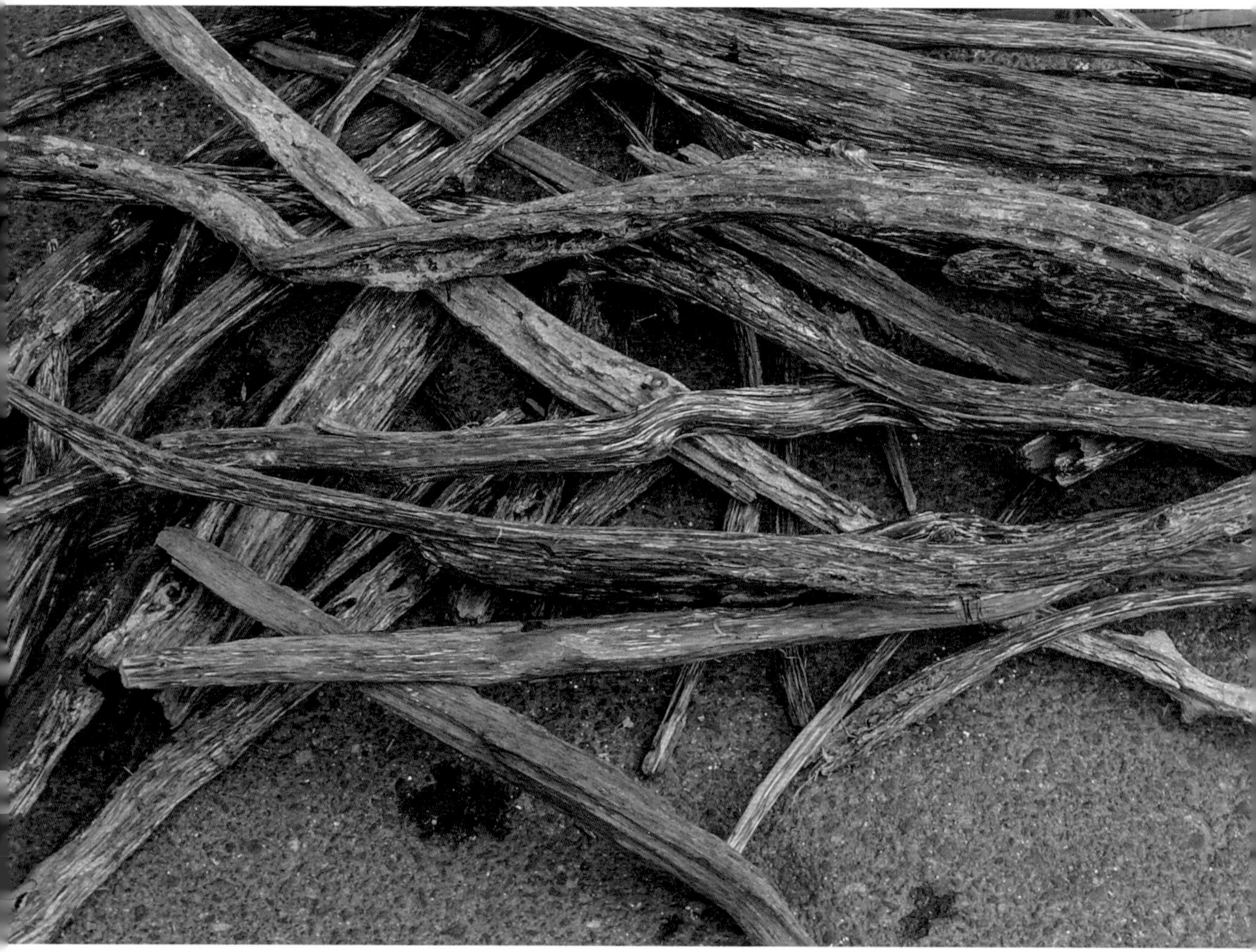

▲ 降真香

027

什么是降真香？

降真香是豆科黄檀属藤香，又名紫藤香、鸡骨。降真香在海南、广西、云南、中缅及中越交界都有生长，原料生闻有生青味，味道较为浓烈刺激，可以作为中药入药。明朝李时珍《本草纲目·木一·降真香》曰："醮星辰，烧此香为第一，度籙功力极验，降真之名以此。"烧时烟直上，能入药，传说能降神，也叫"降真""降香"。

2015、2016 年降真香开始在市面上大量流通，价格日渐上涨。市场上很多人将降真香和沉香弄混淆了，甚至把降真香当做沉香来卖，但是降真香终究不是沉香，所以价值在近年趋于平稳。

> 夜烧沉水香，
> 持戒勿中悔。
> ——宋·苏辙《次韵子瞻和渊明拟古九首》

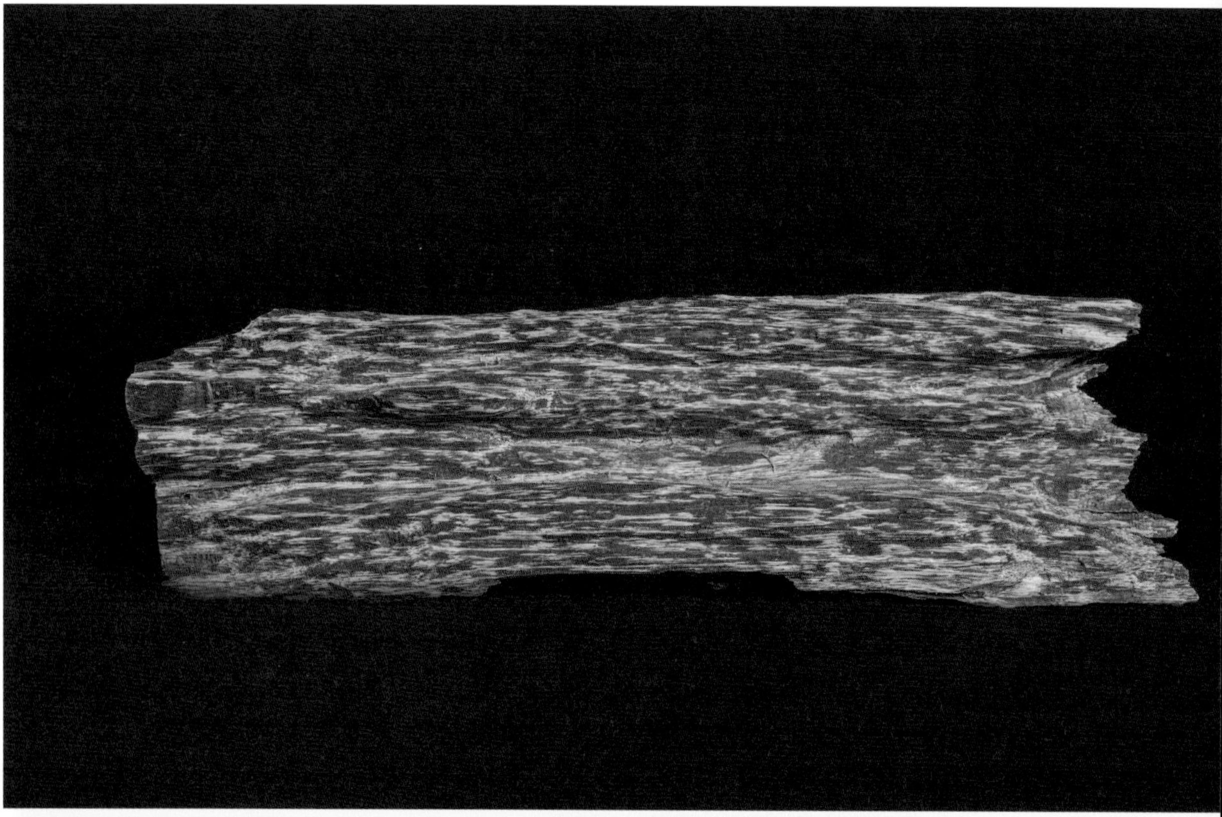

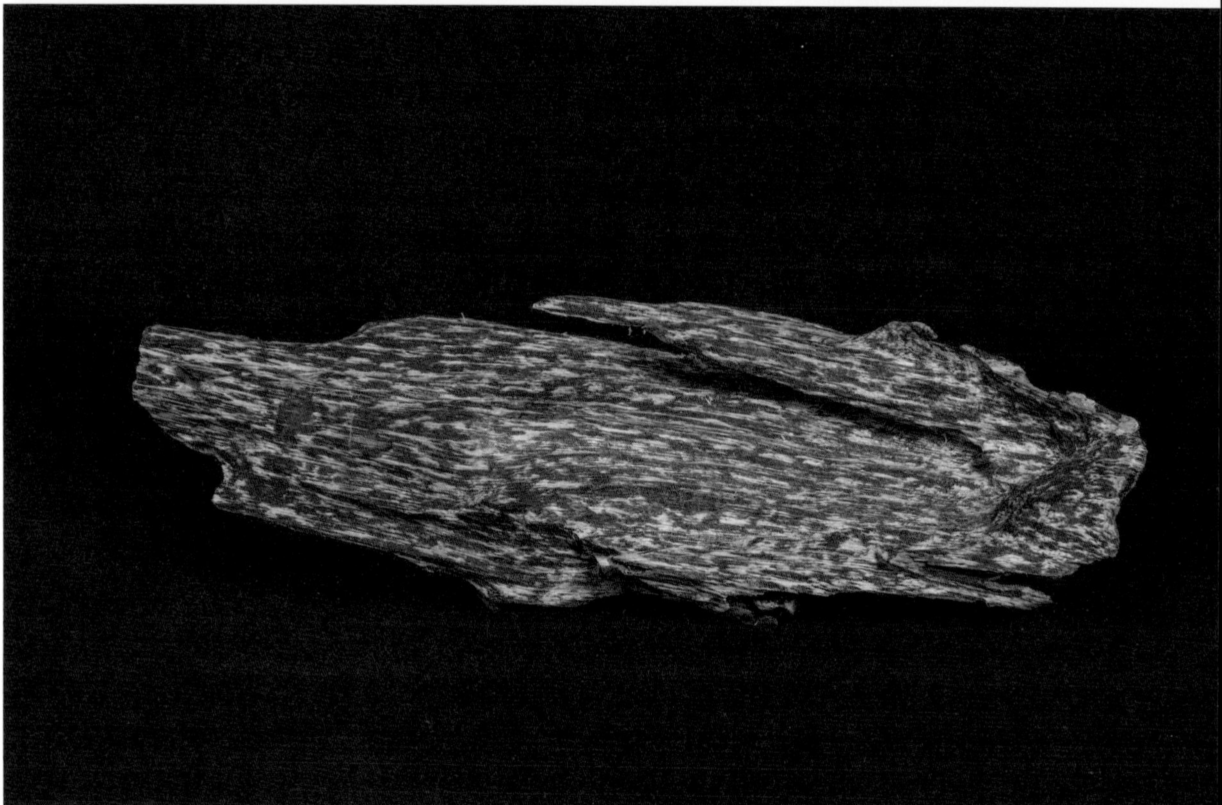

028

什么是生结？

关于生结和熟结，宋朝丁谓的《天香传》有云："生结香者，取不候其成，非自然者也"，熟结"曰熟香，曰脱落香，皆是自然成者"。

从专业的角度讲，生结就是在沉香树活着时挖出的香，也叫生香。生结表面纹理清晰，油点丰富，与木质交融，木质感强。结香时间越久颜色越深，密度高的能沉水。

由于生结是树体活着的时候挖出来的香，如刚采下不久，在熏闻时生气较重，因为香体内的水分还未完全挥发。经陈放一段时间后，水分大部分挥发，则香气清扬、浓郁，穿透力强，令人神清气爽，十分愉悦。

沉香帖阁柱，
金缕画门楣。
——唐·刘禹锡《相和歌辞·三阁词四首》

029

什么是熟结？

沉香树受伤结香后又因台风、雷电或自然死亡等外部原因，随树体倒伏于沼泽或土壤中，或者树根在土里死亡，从土里面挖出来的香体叫熟结，也叫熟香。只要有生结沉香的地方就一定会有熟结。

生结和熟结的取香过程有所不同，在颜色上很好分辨：熟结的香体表面十分疏松，呈腐木色或土色；油脂多的，切开看，里面一般呈黑褐色。

因熟结埋在土下，难以发现，一般而言生成的时间要比生结长许多年。在香气上，两者区别也很大。由于长时间掩埋在土壤中，有些熟结在熏品时带有很重的土味、霉味，甚是难闻。但不是所有的熟结都如此，有的熟结看似一段朽木，上炉后却香气怡人，清凉带甜。一块上等的熟结很是难得。

对于沉香而言，不管是生香还是熟香，都会细分级别并据此定价。沉香的市场定价一般依据沉香的大小、比重来确定，但最重要的定价依据是香气。很多人认为熟结肯定优于生结，事实并非如此。生熟孰优之争已有千年，切记不能一概而论，还是得看香气。不同的香香气各有千秋，可以互相填补，所以我们在不同的用香环境里，可以灵活选择合适的香。

熟结埋于地下，很难被挖掘。每年的雨季过后，地表被雨水冲刷，幸运的话，此时可能会找到一些熟结。近些年出土的熟结数量远远少于生结。这种碰运气的事，找到的概率总是少之又少。

▶ 熟结表面呈腐朽状（埋在土下的时间越长越有腐朽感），削开腐朽的表皮里面就是黑褐色的油脂。

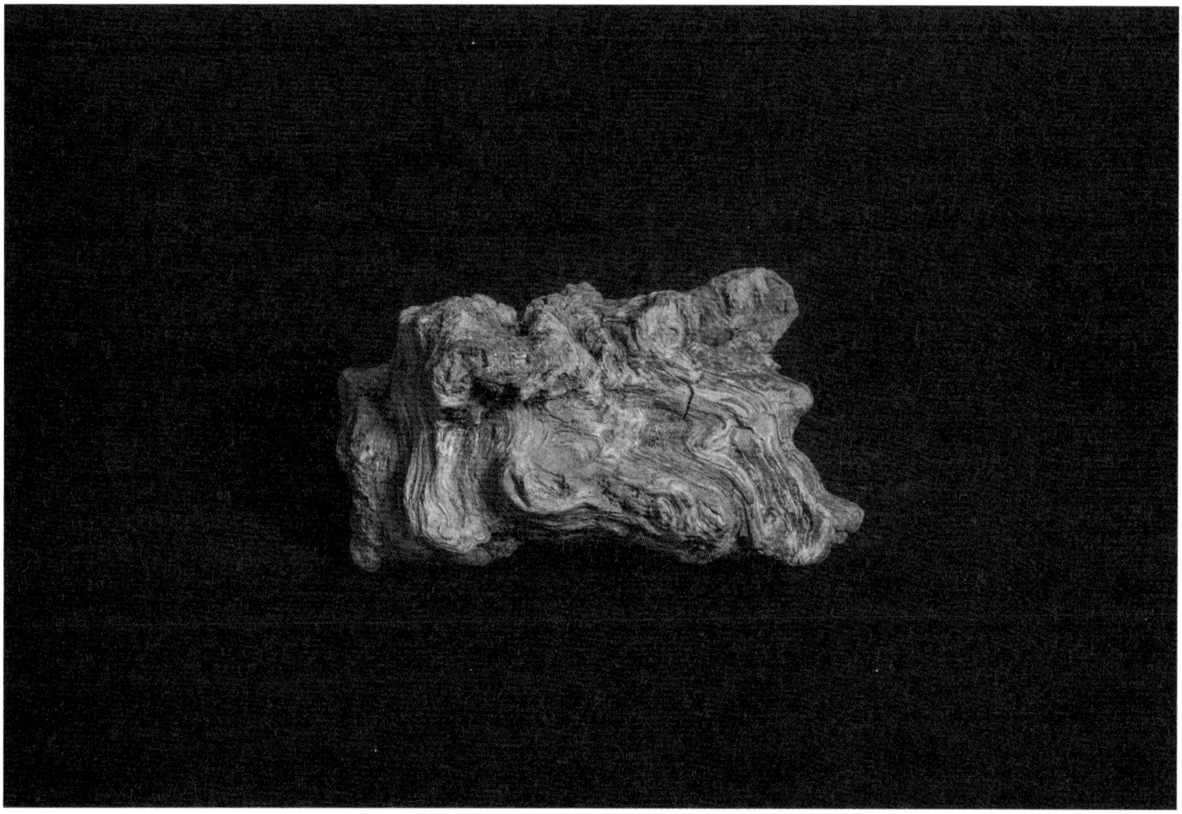

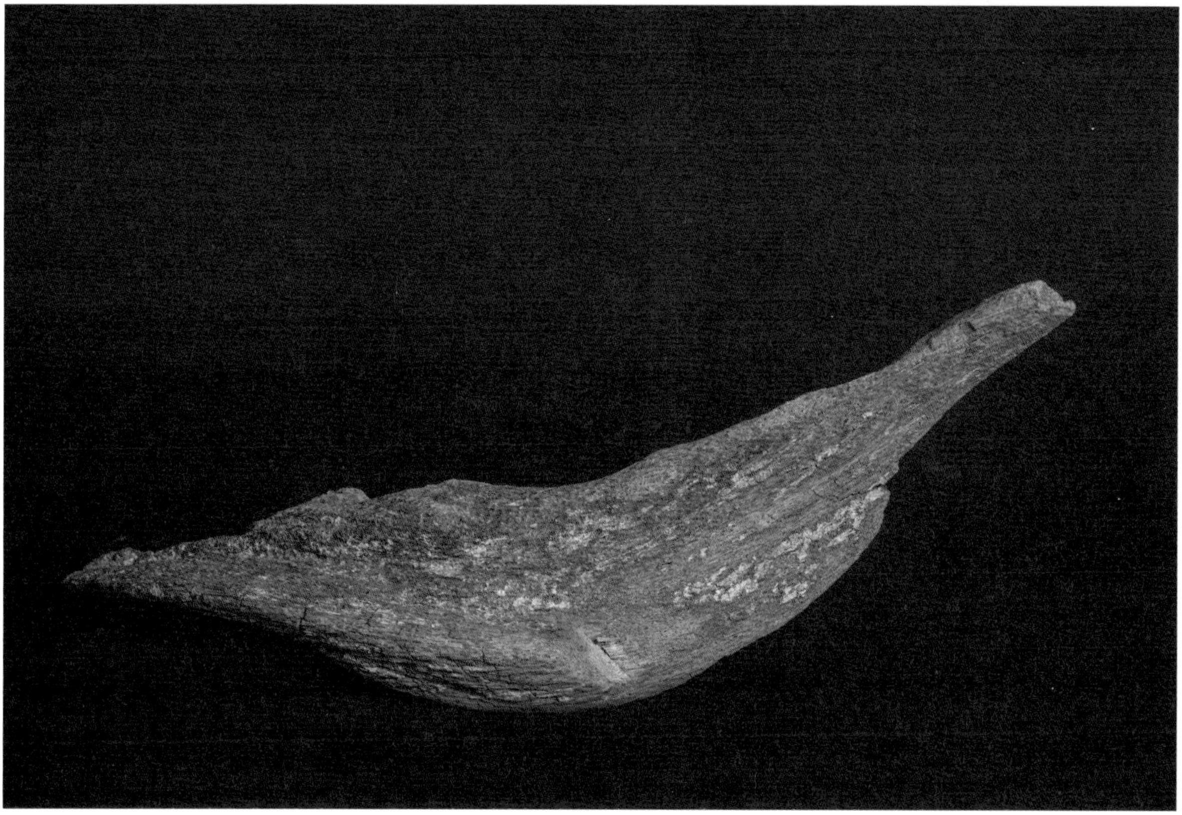

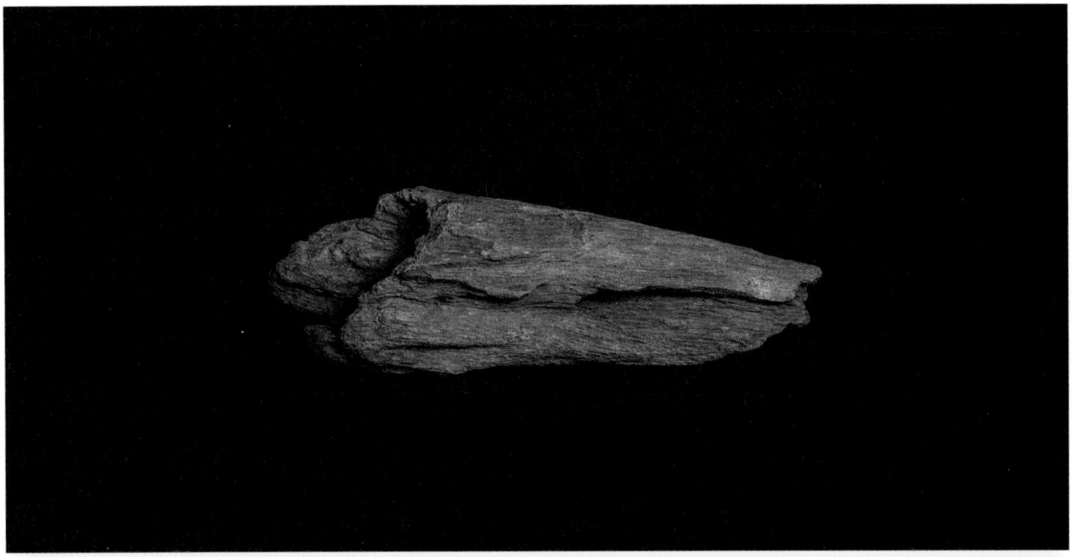

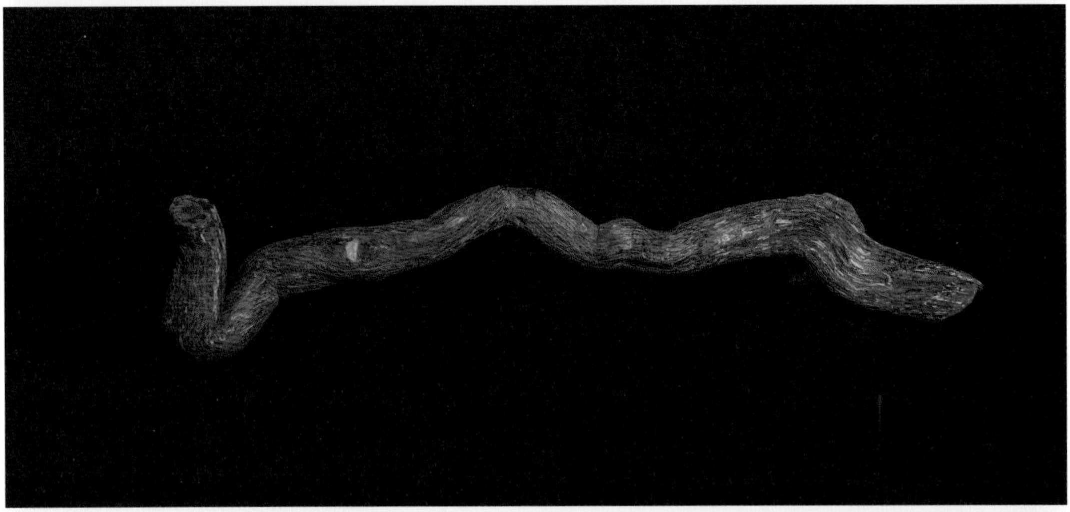

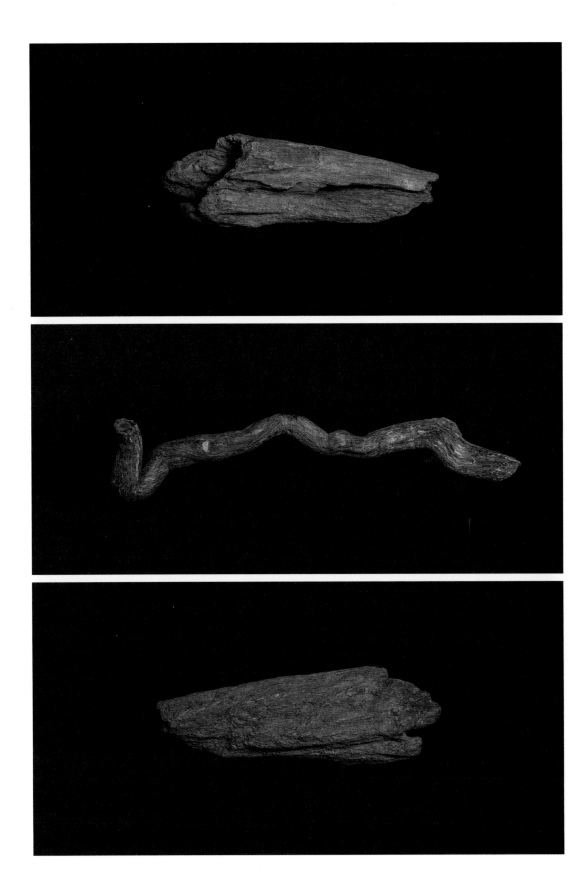

030

熟结沉香的代表品种 · 富森红土

熟结沉香又叫土沉，常见的土沉有红土沉、黄土沉和黑土沉。

三者的区别在于沉香倒伏在怎样的土壤中。埋在不同产区、不同的土壤环境里形成的土沉，颜色和香气上都有差别。

最有名的土沉当属越南富森红土，爱香之人无人不晓。位于越南中部山区的富森山脉以红色土壤为主。这里的沉香树结香后又因外在因素倒伏在土壤中，被红土掩埋，经过长时间的腐化，那些曾经结香的部位，形成了外皮黄腐、内部黑褐的香结，这就是著名的富森红土。早年有不少大块沉水的红土沉香面市，如今香农再想寻到富森红土的概率微乎其微。

在国内，有一段时间富森红土被视为极品。其实不是所有的红土都是一种味道，红土也分高中低档，价格差别很大。密度上是否沉水也是一道价格分水岭。上等的富森红土以香气浓郁、馨甜著称，点燃时那股婉转的清甜不掺任何杂味、火头味，沁人心脾；中档的红土，刚开始有些烟火气，后多以甜为主；低等的红土则多有木质杂味，略带些甜凉，有时还有一股焦木的味道。品香，鼻嗅永远是第一原则，选择前多烧、多闻一定没错。

红土沉香爆发力强，留香时间持久，适合明火烧或炭煎。也因为这个特点，早前大多数红土沉都被用来调香、制作线香。能上炉熏品的红土沉极为稀有，是红土中的极品，值得收藏。

031

熟结沉香的代表品种·芽庄黄土沉

沉香树结香后倒伏在黄色土壤中，会形成表皮呈土黄色的熟结，就是黄土沉。黄土沉非常少，以越南芽庄所产的最具代表性。其他国家的土沉在颜色上都没有芽庄黄土沉那么黄，香气也差距很大。

芽庄黄土沉用来烧或煎，香气清新、纯净，甜凉味直冲脑门，是上等的品香好料。上炉熏，则香气清甜醇厚，爆发力强，在土沉香中甚是难得。

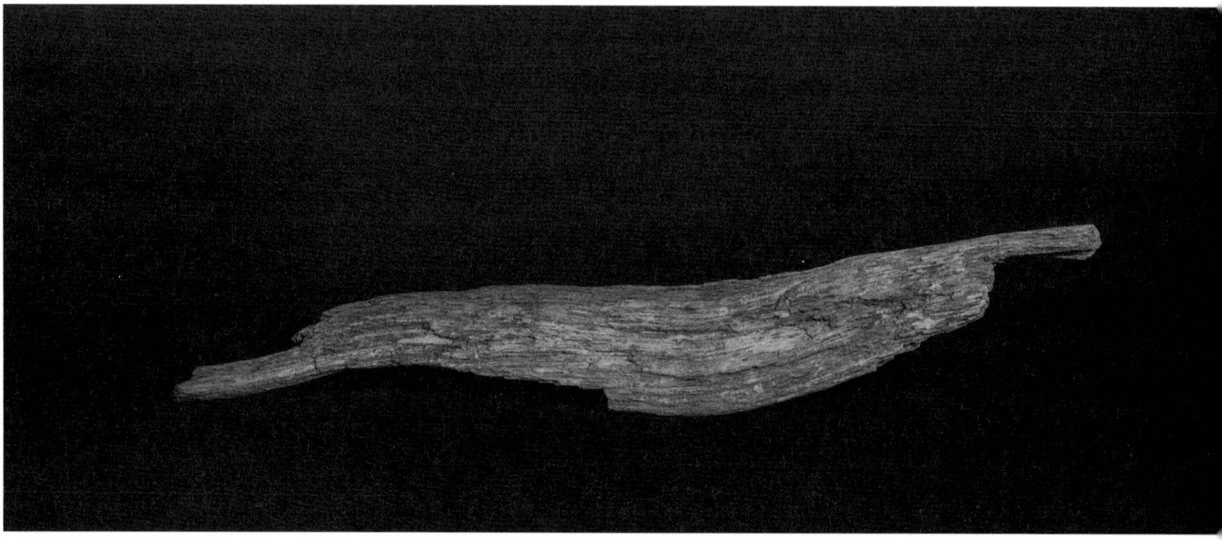

钟磬秋山静，
炉香沉水寒。
——宋 · 黄庭坚《丁巳宿宝石寺》

芽庄曾出产过不少黄土沉，但大多被混在红土沉里一起卖到东南亚，打成香粉做了线香。如今市场上很难再看到黄土沉的身影，芽庄也很难再找到大块的黄土沉了。市面上有的几乎都是早期保存下来的老料，数量极少，几十克、上百克的都已算是精品，黄土沉的价格也一翻再翻。

黄土沉品质好且稀有，算得上香中精品。

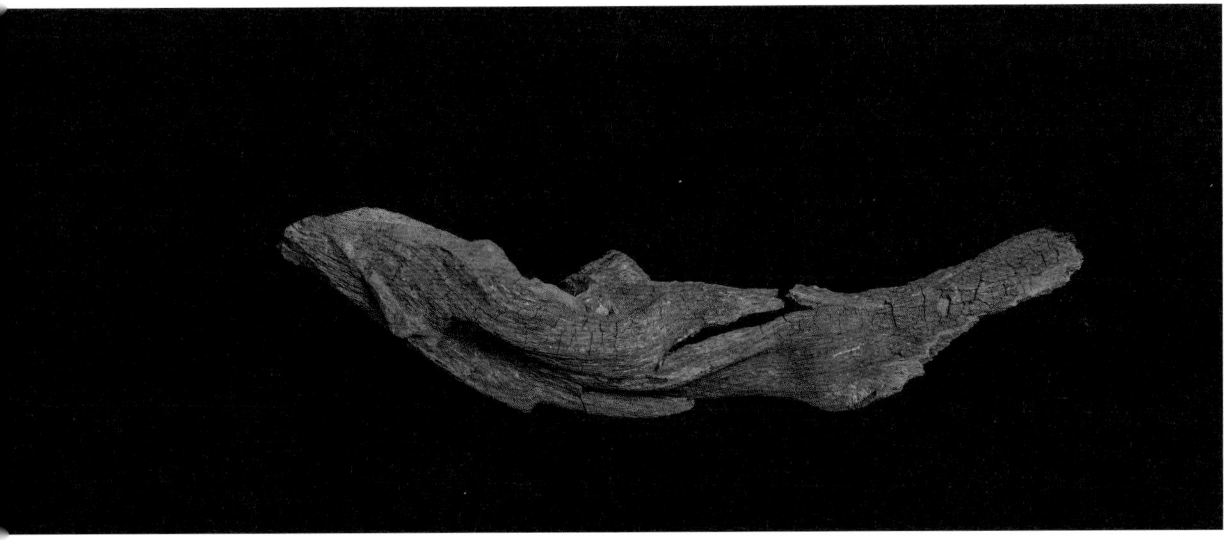

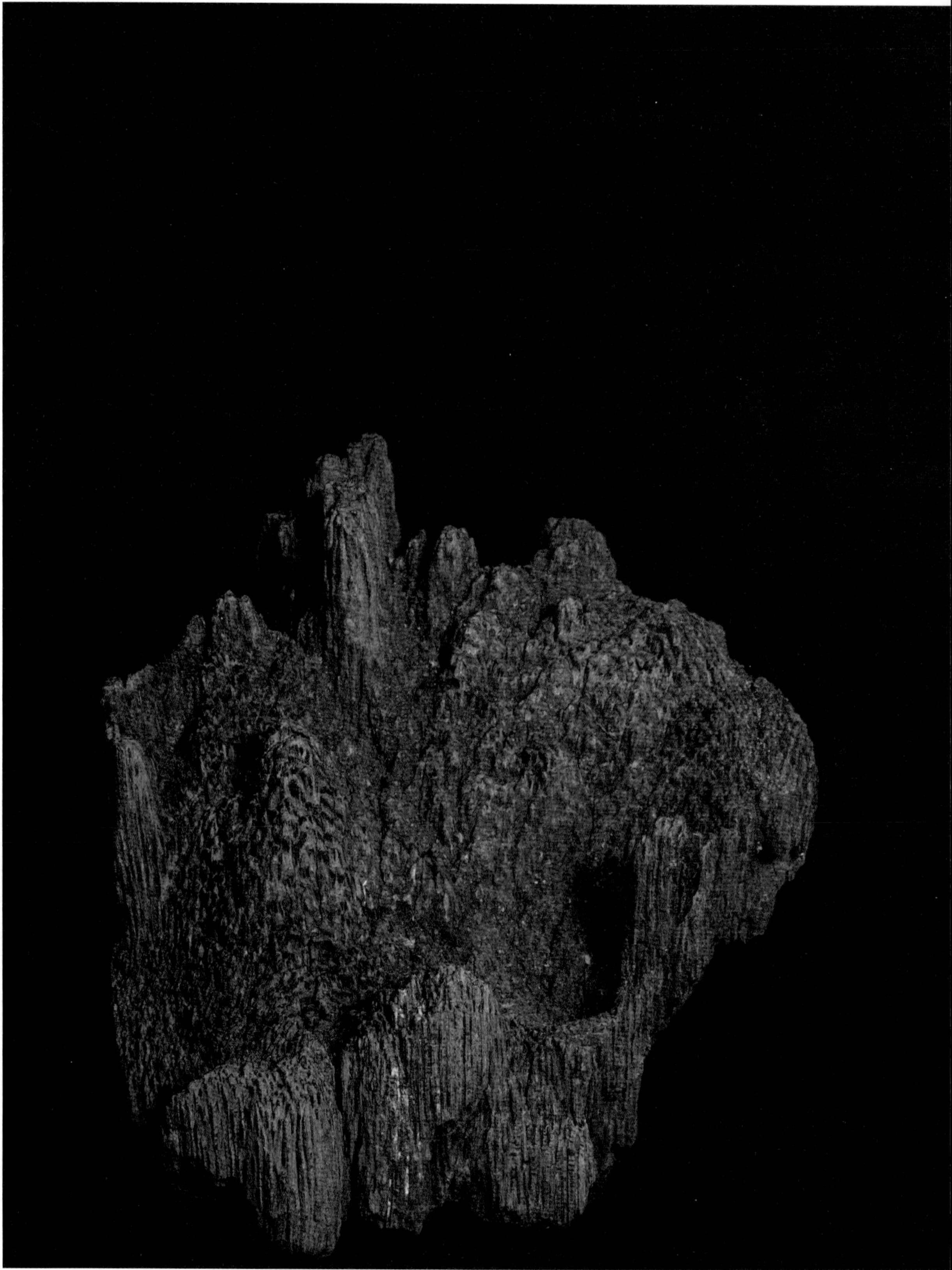

032

熟结沉香的代表品种·黑土沉

沉香树结香后倒伏在黑色土壤中的香结被称为黑土沉。由于产地、土质等原因，黑土沉的香气大多比不上红土沉和黄土沉，上炉味道单一、不够丰富，有些味道很淡，所以价格也相对便宜。

早期很多黑土沉也被混在红土沉里打粉，用来制作线香。以前收香多看重油脂多不多、是否沉水，大多数黑土沉的油脂都不错，也易沉水，故而黑土沉的价格一度走高。随着香文化普及，懂香的人越来越多，香味、香韵越来越被重视，黑土沉的价格就日渐走低。好味道才值得好价钱。

妇女上犊车，皆用二小鬟持香球在旁，而袖中又自持两小香球，车驰过，香烟如云，数里不绝，尘土皆香。

——宋·陆游《老学庵笔记》

033

什么是水沉香？

从土里挖出来的沉香叫土沉，那长在水边的沉香树结香后被台风或因其他自然原因掉到水里的沉香叫什么？这种从水里捞上来的沉香，行业内就叫它水沉香。

在市面上看到水沉香的概率是非常低的。水沉香的数量本身就很少，即使捞起来了香农也会把它们掺在其他沉香里一起售卖。

水沉香只是沉香形成的一种方式，不意味着它一定等级很高、价格很贵。

水沉香冷红蕉晚，
恰似道山群玉时。

——宋・陆游《杂咏》

▶ 孙温绘《红楼梦》大观园场景

沉香与名著·《红楼梦》

曹雪芹的《红楼梦》可谓是传统文化的集大成者。书中芳香四溢，涉及诸多香文化知识，有方方面面的细节描述。明清时代香文化广行于民间，在社会各阶层有着良好的普及，《红楼梦》全书呈现出一派时时处处人人皆好香的盛世，也可看作清代勋贵家族用香生活的剪影。

《红楼梦》中的人物以“香”取名的有：麝月、桂云、金桂、蕙香、檀云、芸香、

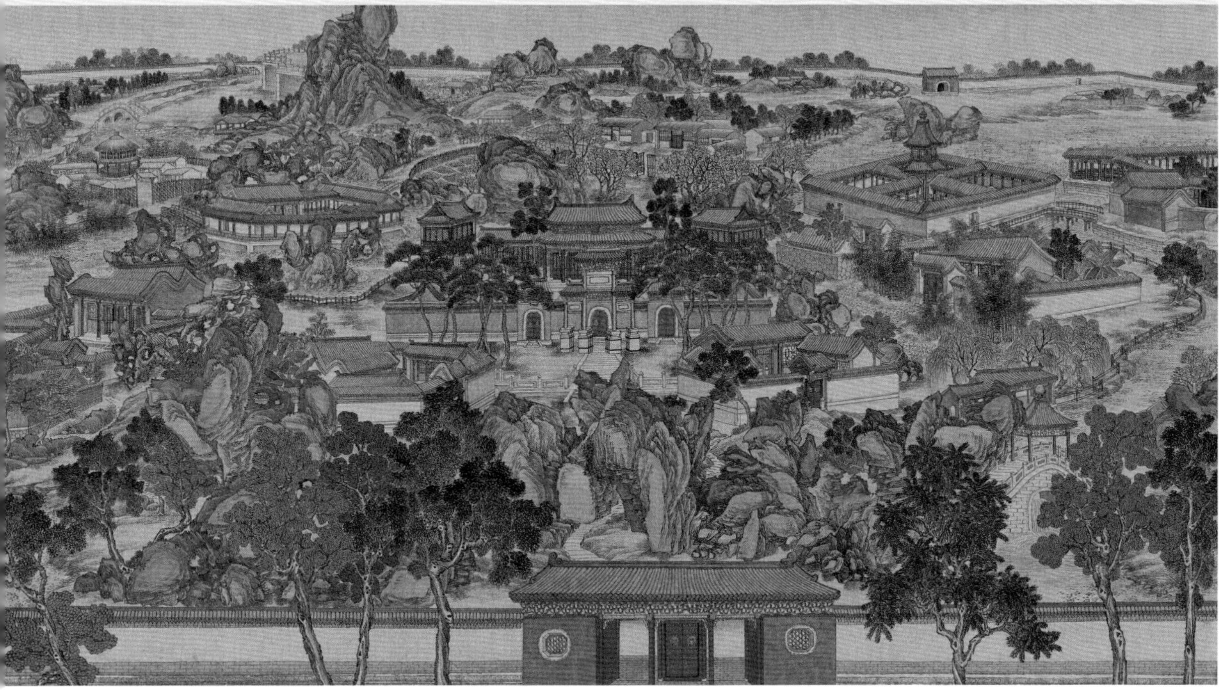

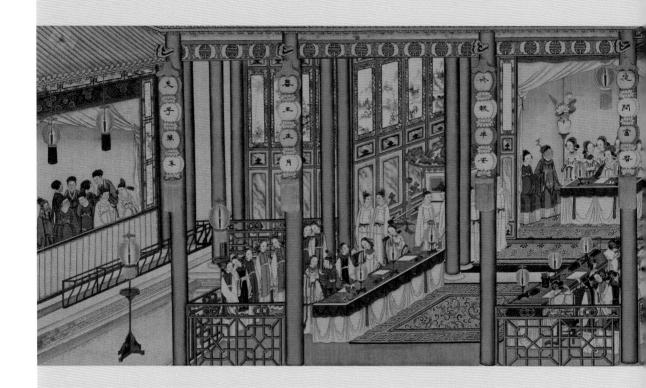

蘅芜君、香菱……；建筑园地以“香”命名的有：遣香洞、天香楼、暖香坞、藕香榭、红香圃、蟠香寺、紫檀堡、蘅芜院、木香棚……；章回题名以“香”入目的有：蒋玉菡情赠茜香罗、薛宝钗羞笼红麝串、意绵绵静日玉生香、潇湘子雅谑补余香、不了情暂撮土为香……

书中所提及的香，种类繁多且均为天然香料。植物香料有：沉香、檀香、丁香、安息香、青木香、藿香、冰片等；动物香料有麝香、龙涎香。

描述的用香形式广泛。香的物件有：香囊、香袋、护身佛、拐杖、手串、香扇、香枕、香烛等。香器具十分丰富：香笼、香炉、香案、香几、熏球、熏炉、炉瓶三事等。更有诸多用香的场景：祭祖拜神、宴客庆典、会友抚琴、静默读书等。

在著名的《中秋夜大观园即景》的联句中，有“香篆销金鼎，脂冰腻玉盆”的对

▲ 孙温绘《红楼梦》元妃省亲场景

句，描述的便是香品之一：篆香。据洪刍《香谱》载："香篆，镂木以为之，以范香尘。为篆文，燃于饮席或佛像前，往往有二三尺径者。"

诗词歌赋中歌咏赞叹"香"，将香升华为精神层面的寄托。"窗明麝月开宫镜，室霭檀云品御香"两句便出自贾宝玉作的七言律诗《夏夜即事》，描写了包括麝月、檀云在内的丫鬟小姐们夏夜纳凉品香的恬淡时光。

猜灯谜时薛宝钗所作的《更香》："朝罢谁携两袖烟……焦首朝朝还暮暮，煎心日日复年年……"虽在言香，却也借以暗喻她的结局，此处的"更香"是一种可用以计时的香。夜间打更报时者燃此香以定时，或一支为一更，或视香上的记号以定更数。

> 至十五日五鼓，园内各处……鼎焚百合之香，瓶插长春之蕊……元春仪仗将至，一对对红衣太监骑马而至，又有销金提炉焚着御香……又有值事太监捧着香珠……元春进的大观园，只见园中香烟缭绕……于是进入行宫，但见庭燎烧空，香屑布地……鼎飘麝脑之香。
>
> ——第十八回【皇恩重元妃省父母 天伦乐宝玉呈才藻】

这段元春归省的故事，从园内的铺成准备，元春的出宫仪仗，到满园飘香，行宫更是香屑布地，整一个万香飘渺的大观园，何其繁华鼎盛。

> 宝玉笑道："不但不丢丑，倒拐了许多东西来。"……王夫人一看时，只见扇子三把，扇坠三个，笔墨共六匣，香珠三串，玉绦环三个。……说着，又向怀中取出一个旃檀香小护身佛来，说："这是庆国公单给我的。"
>
> ——第七十八回【老学士闲征姽婳词 痴公子杜撰芙蓉诔】

这段描写了宝玉随贾政外出寻秋赏桂花回府，跟王夫人展示带回来的宝贝物件，一件件展示之后，最后从怀里单单拿出了一个檀香小护身佛，是庆国公单独赏给他的。通过这段细节的呈现可见，一个檀香的小护身佛，在这样一个上层大家族，也是十分贵重的。

元宵节回府省亲，太监呈上赐物名单给元妃按例行赏："……太监听了，下来一一发放，原来贾母的是金、玉如意各一柄，沉香拐拄，伽楠念珠一串，……"（第十八回【皇恩重元妃省父母 天伦乐宝玉呈才藻】）

贾母八旬之庆，贵为皇妃的贾元春在礼部奉旨赐礼后，"又命太监送出金寿星一尊，沉香拐一支，伽楠珠一串，……"（第七十一回【嫌隙人有心生嫌隙 鸳鸯女无意遇鸳鸯】）

以上两处，都描述到元春赠送贾母的珍宝礼物中包含"沉香拐杖"和"伽楠珠"，这两样沉香制品分别排在礼单的第二位和第三位，仅次于金玉打造的器物，可见其价值之高。

另一年的元宵开夜宴，贾母命在大花厅摆上酒席，领着荣宁二府各子侄孙男孙媳共享家宴："这边贾母花厅之上共摆十来席。每席旁边设一几，几上设炉瓶三事，焚着御赐百合宫香。"此处的"炉瓶三事"是指清代隔火熏香用的炉具，由香炉、香盒、箸瓶组成，香炉用以燃香，香盒贮香丸、香饼、香木，箸瓶盛放香匙、香箸。

《红楼梦》中亦有用香治病的细节描写。宝玉在婚礼上揭了新娘的盖头，发现竟不是朝思暮想的林妹妹后，旧病复发昏愦起来。

> 宝玉听了，这会子糊涂更利害了。本来原有昏愦的病，加以今夜神出鬼没，更叫他不得主意，……知宝玉旧病复发，也不讲明，只得满屋里点起安息香来，定住他的神魂，扶他睡下。
>
> ——第九十七回【林黛玉焚稿断痴情 薛宝钗出闺成大礼】

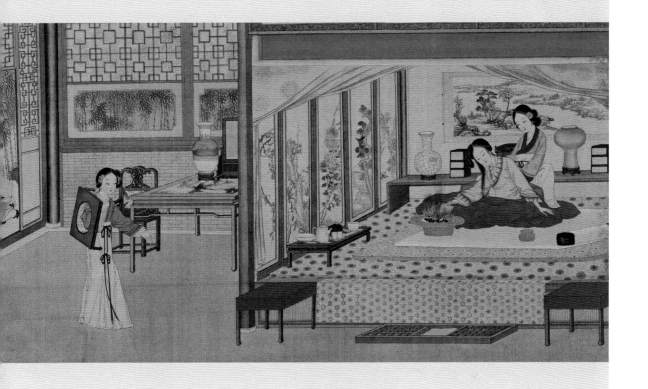

安息香，载于唐代的《新修本草》，是安息香科植物青山安息香或白叶安息香的树干受伤后分泌的树脂，有开窍辟秽、行气活血的功用，临床多用于卒然昏迷、心腹疼痛、产后血晕等症。

宝钗在叙述“冷香丸”的配方时，除了四时之花和水外，也曾说和尚给了一包“异香异气”的药末作引子，指的就是某种有止咳化痰平喘的芳香药。

> 宝钗听了便笑道：“……后来还亏了一个秃头和尚，……他就说了一个海上方，又给了一包药末子作引子，异香异气的。不知是那里弄了来的。他说发了时吃一丸就好。倒也奇怪，吃他的药倒效验些。”
>
> ——第七回【送宫花贾琏戏熙凤 宴宁府宝玉会秦钟】

▲ 孙温绘《红楼梦》黛玉焚稿场景

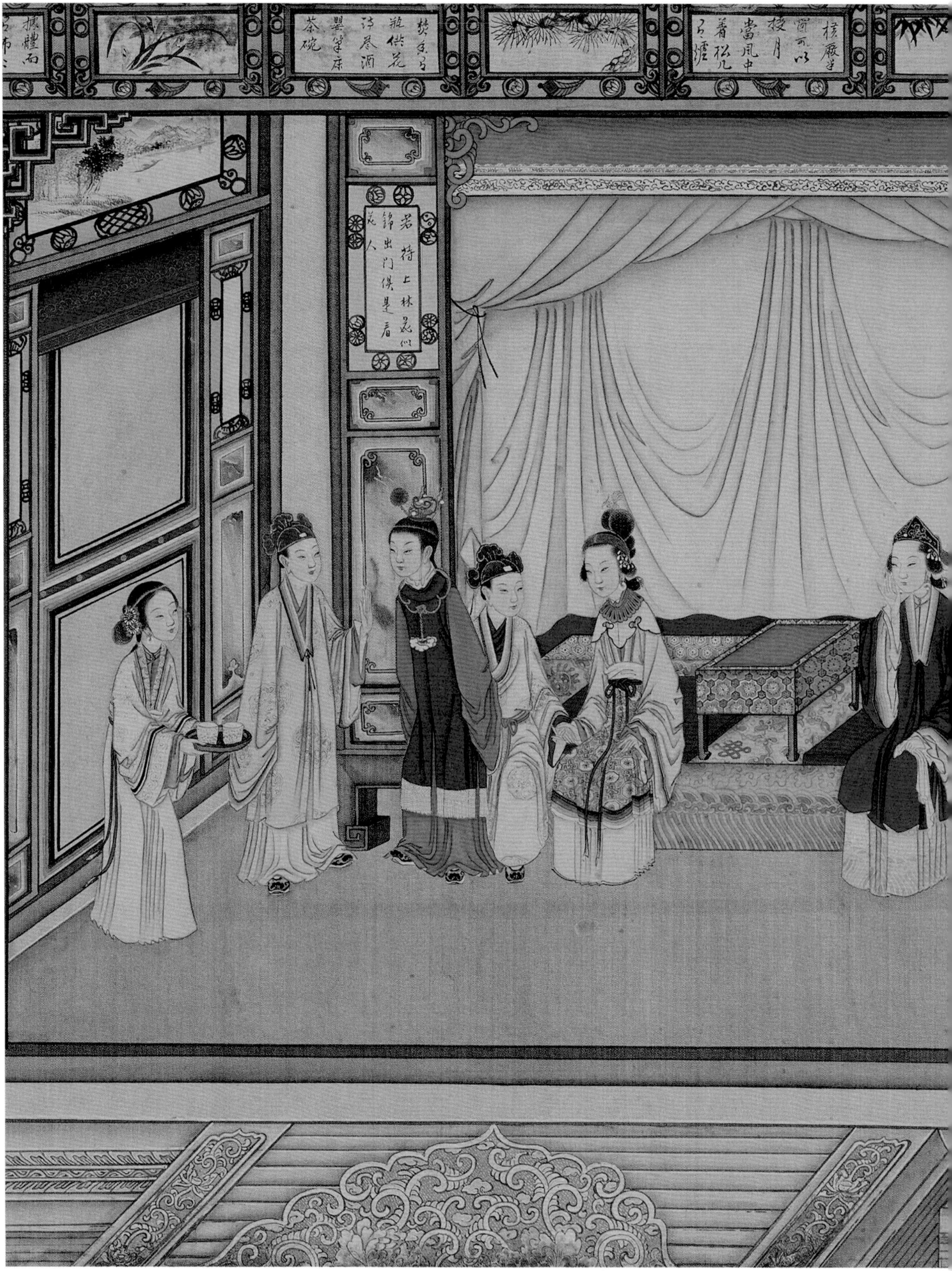
若待上林花似
锦出门俱是看
花人

至于《红楼梦》中所描写的玫瑰露、梅花点舌丹、十香返魂丹等中成药，都与中医的芳香类药有着不解之缘。

翻开《红楼梦》，香文化之神韵风采扑面而来，书中与香文化有关的故事情节引人入胜，更是大大丰富了整部作品的文化内涵，增添了文化底蕴。

一卷《红楼梦》，满纸皆飘香，半部用香史，香气满红楼。

沉香亭前花萼下，
天街一阵催花雨。
——元·杨维桢《明皇按乐图》

◀孙温绘《红楼梦》宝玉会秦钟场景

034

新料、干料、老料怎么区分？

沉香按照被存放的时间长短，分新料、干料和老料，这种分法和做家具的木料是一样的。

新料是指刚从活体沉香树里挖出来的沉香，一般含水量很高。新料沉香放几个月，重量会缩水。新料有壳料、小块的实心料和比较粗的棍料。一般而言，壳料摊开不密封，半年水分基本会挥发完。棍料就不一样了，由于它是实心的，越大的实心料越难干透，可能需要几年甚至十几年。用没有干透的料做的手串很容易变形开裂。

新料的表面木质感非常新鲜，里面的木质和纹理也没有完全地醇化。“醇化”一词最早出现在先秦典籍《鹖冠子·泰一》中：“醇化四时，陶埏无形。”现在多指酿酒的一个阶段，意思是“使归于淳厚、纯粹”，这一意义同样可以引伸到沉香的醇化上。醇化时间不足的沉香新料，在香韵上会比较青涩。

沉香新料转化成老料的过程中，我们通常也会称其为干料，即指沉香的水分已挥发完毕，只是存放的时间还不够长。

老料则是指从沉香树里面挖出来后，存放时间在20年以上的沉香，表面非常坚硬、有包浆感。因醇化时间长，老料的整体颜色会比新料深，香气也比新料浓郁沉稳。由于老料的水分已挥发干净，形态稳定，该开裂的地方也已经裂开，所以用它做出来的手串不会开裂、变形，表面平滑有光泽，纹理稳定，细腻温和，香韵醇厚绵长。

◥ 新料
▶ 老料

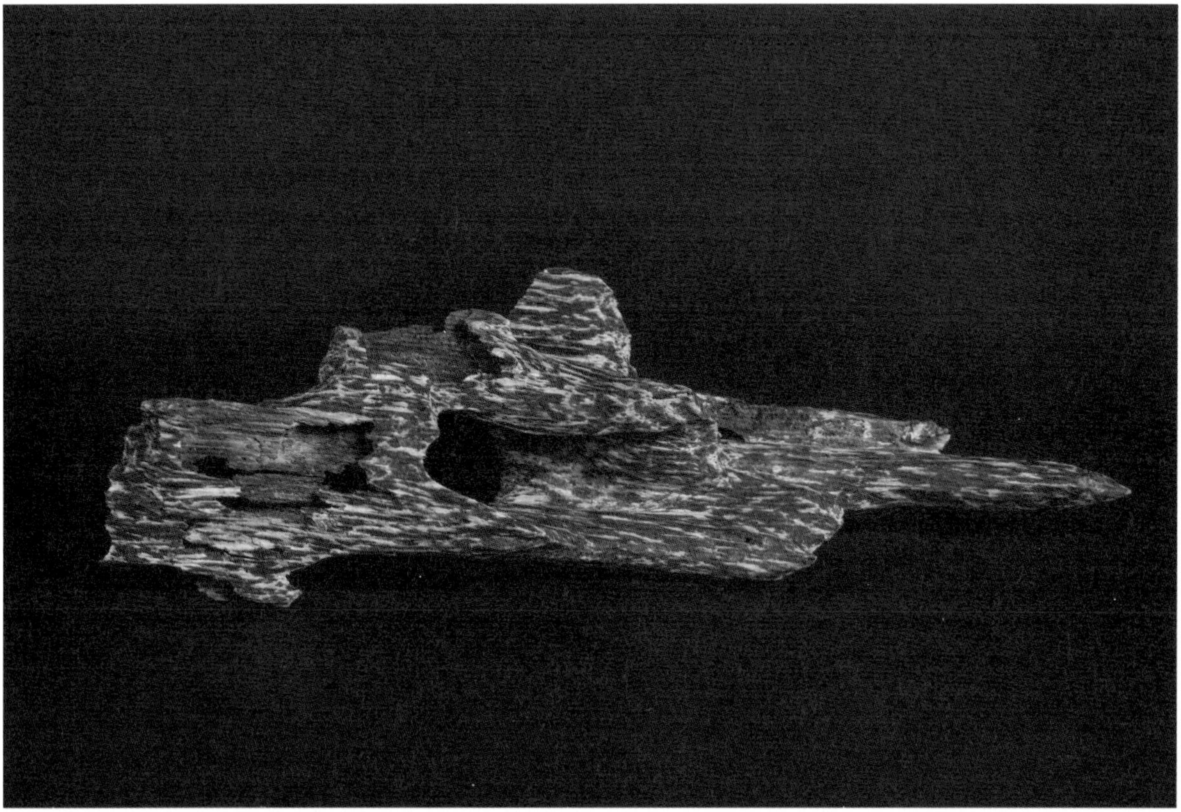

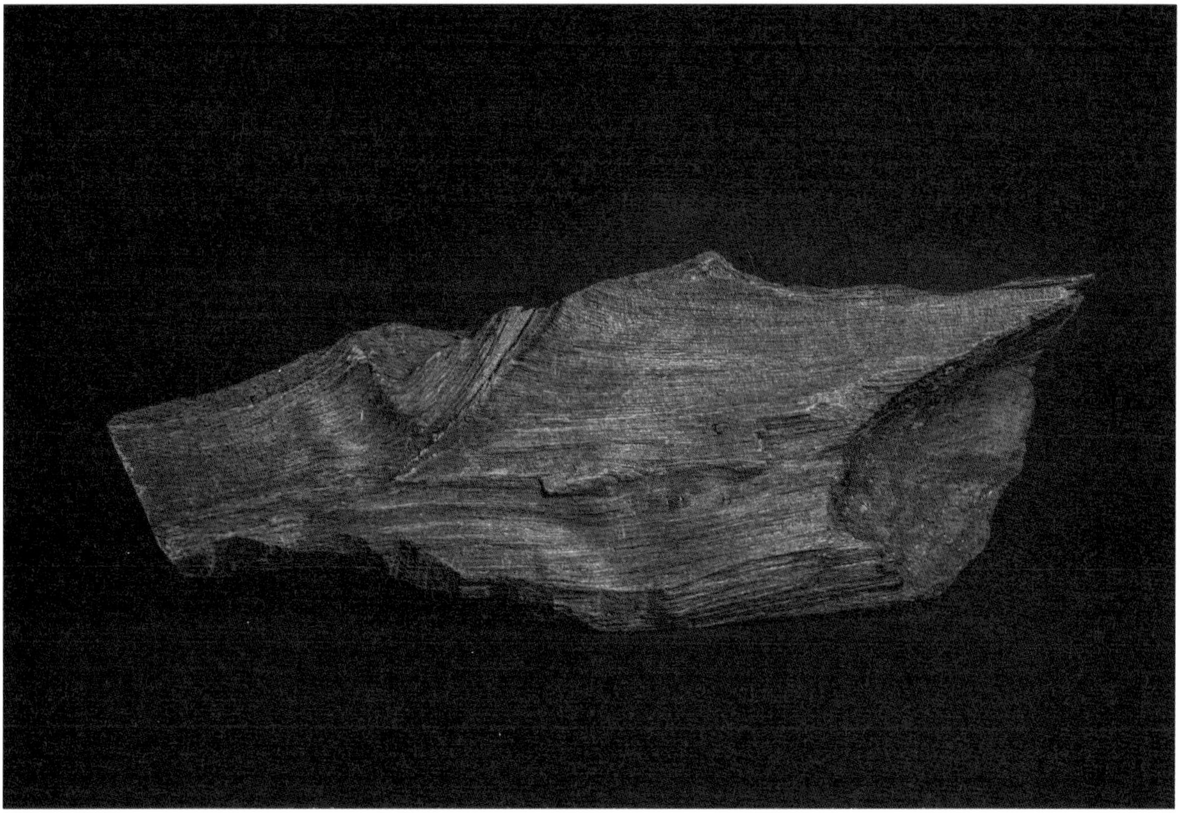

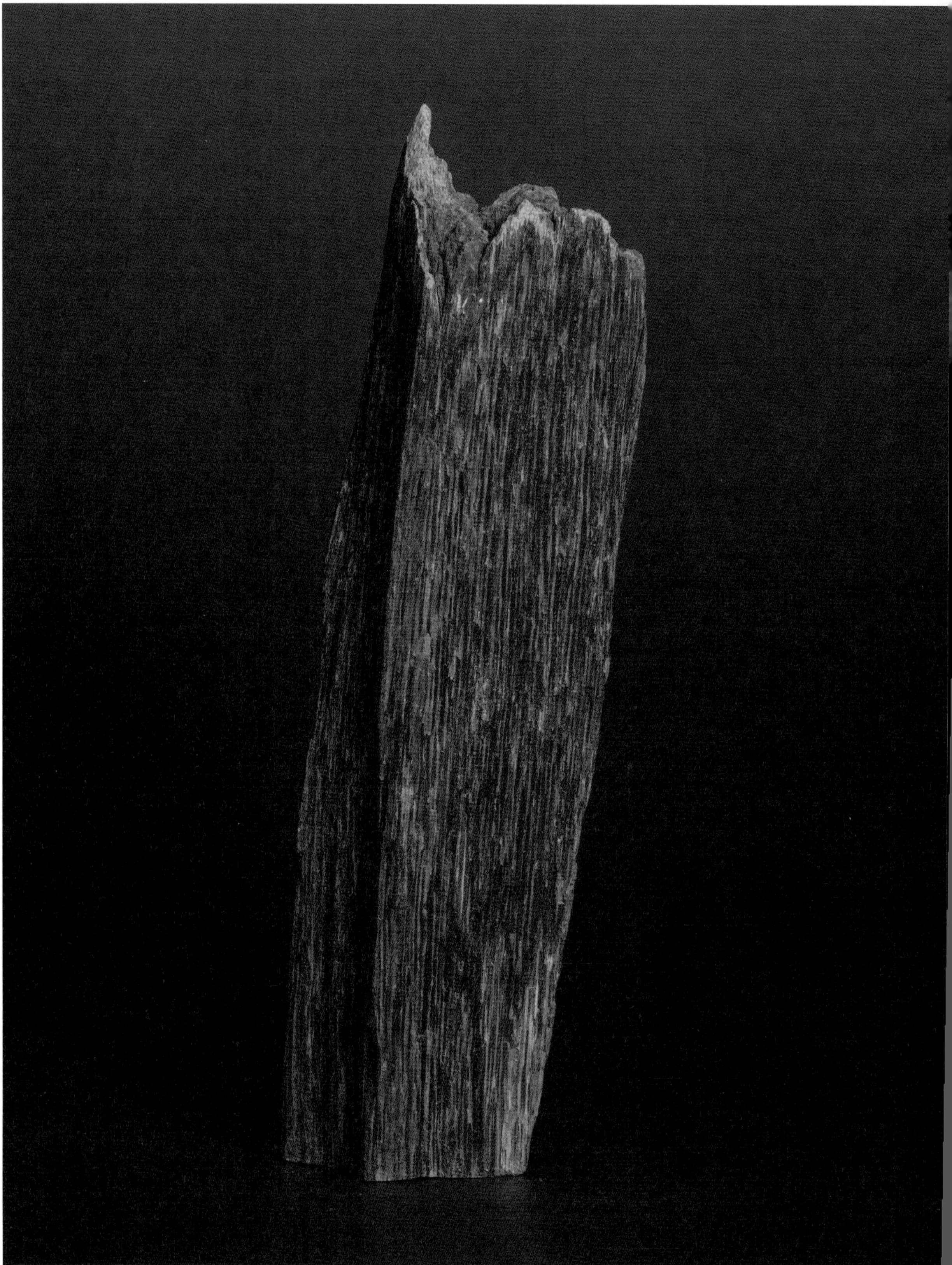

035

什么是板头？

因外在人为影响，导致沉香树整个树干的横切面断掉（多是人为锯断），只剩树桩，这时沉香树的树根还活着，整个断面内部的树脂腺分泌出树脂油阻挡在伤口四周，防止伤口继续溃烂。时间一长，整个树桩断面里都会结香。

这种结香方式所产的沉香叫板头，有平整的横切面，所结沉香像平板一样。时间越长，板头沉香越厚，含油量越高，颜色越深，品质就越好。

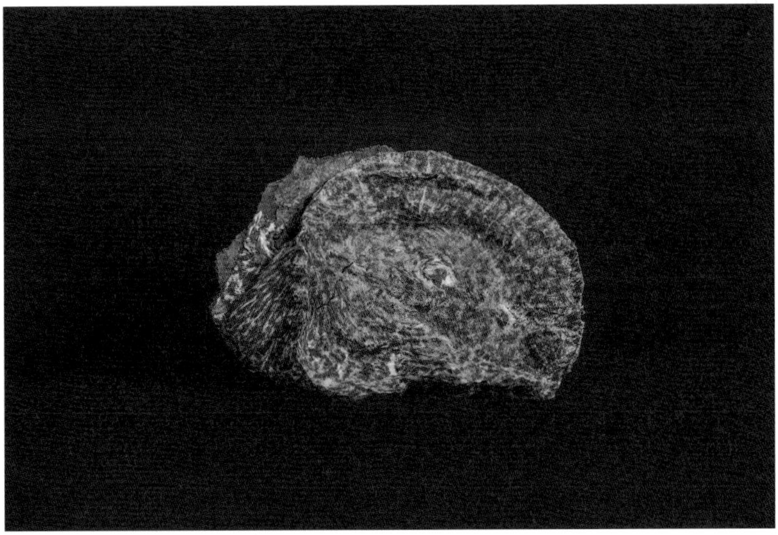

036

什么是吊口？

吊口多因雷电劈伤、台风吹断等原因形成，它与板头的区别在受伤断面上。

板头的伤口平整，吊口的伤口则凹凸不平，撕拉感很强，导致树内树脂腺导管长短不一，所以结香后会形成不同层次的香结，看上去很像一座座山峰，形状甚美。许多藏友喜欢把吊口当成摆件，放在家中观赏。

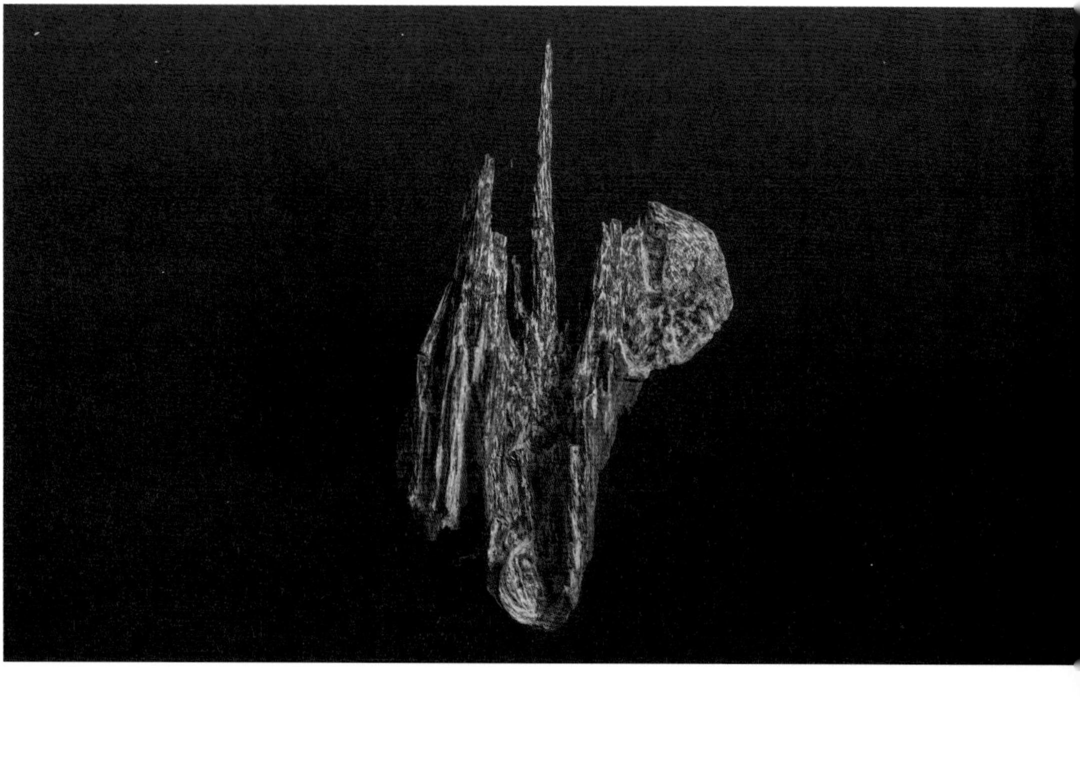

037

什么是树心油？

听到这个名字，大家应能猜出一二。

它是沉香树受伤直达树心内部所结的香，都为实心料。

树心是沉香树分泌树脂油最多的部位。一般来说，树心油的颜色都比较深，以黑油为主。由于油脂多，密度大，结香久的树心油大多能沉水，在品相上很是抢眼。

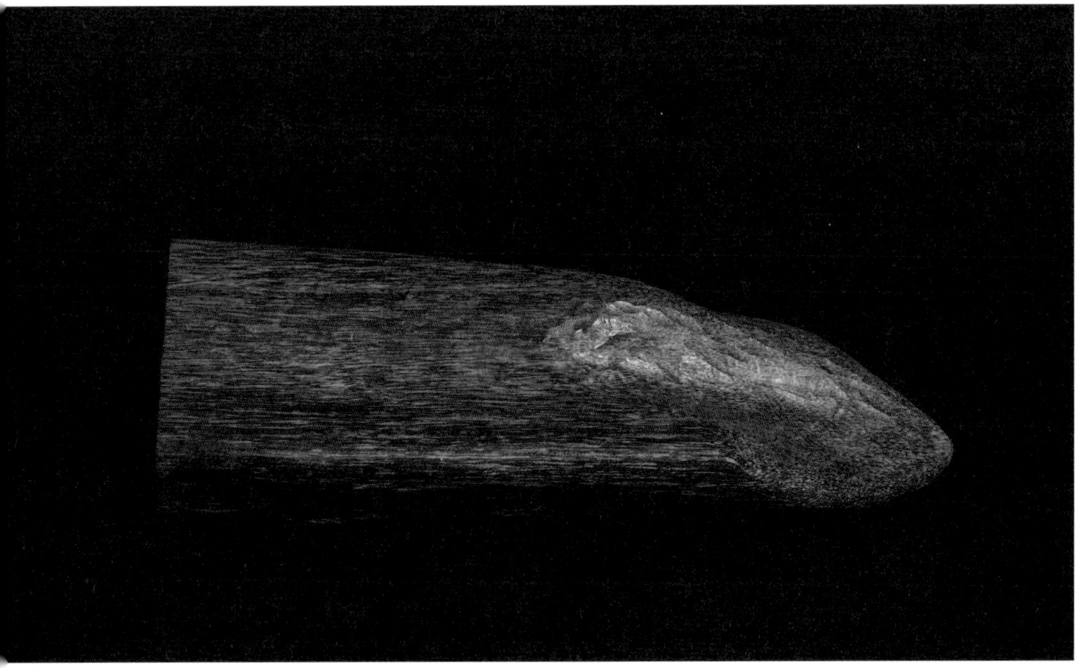

038

什么是虫漏？

虫漏是指沉香树被虫、蜂、蚁等小动物侵蚀、筑巢受伤所结之香。结香后留下的香体，多为扭曲不规则状。天然的虫漏，每个虫孔都似小动物挖掘的隧道，洞道多是不规则的。

另有一种人工虫漏，是用火烫、电钻等人为方式，将沉香树开孔，使之受伤，因此人工虫漏的伤口规整。

> 沉香作庭燎，
> 甲煎粉相和。
> ——宋·苏轼《和陶拟古九首》

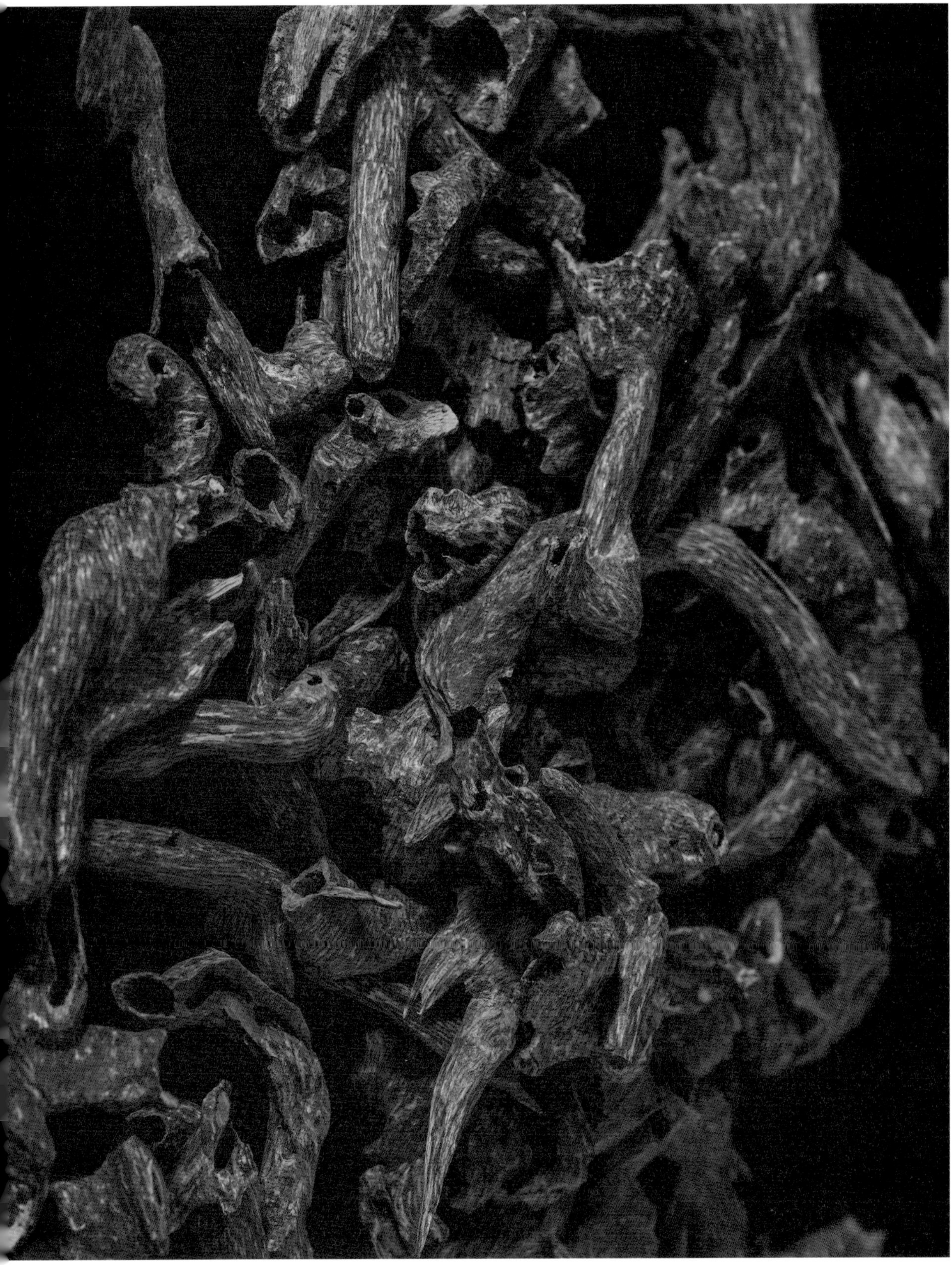

039

什么是壳子？

壳子香的结香原理和板头、吊口相似，只是结香的部位有所不同。因风雨、雷电等原因，导致沉香树的枝干部位断落，折断的伤口平整不一，留下一层薄薄的片状沉香。壳子的质地较脆，有些形状近似耳壳，因此也有香农喜欢叫它“猫耳朵香”。

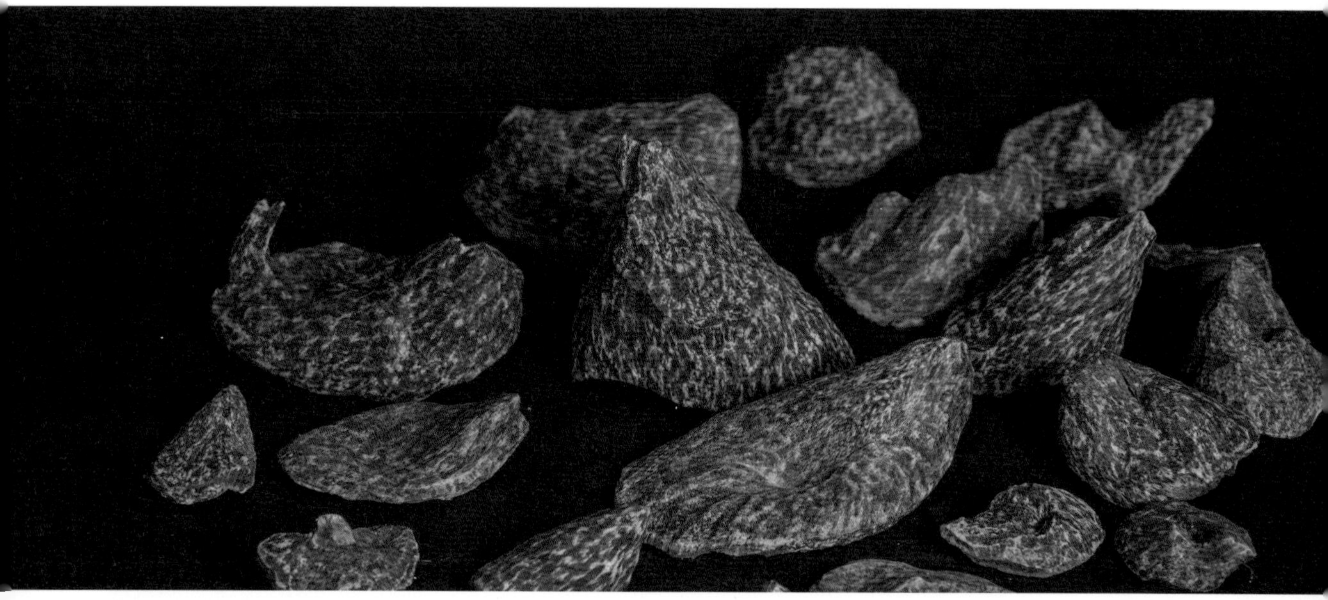

040

什么是皮油？

因为沉香树的皮内纤维组织和内杆纤维组织完全独立，所以沉香树的树皮很容易剥落下来。因此，只要沉香树的树皮表面受伤，受伤的树皮内部就会结香。树皮内的毛细管呈网状，有不规则的油路，这样结出来的香有点像动物的皮囊。

我们把这种结香方式结的香称为皮油。野生沉香树能形成皮油的概率很低，所以市场上天然的皮油极为稀有。

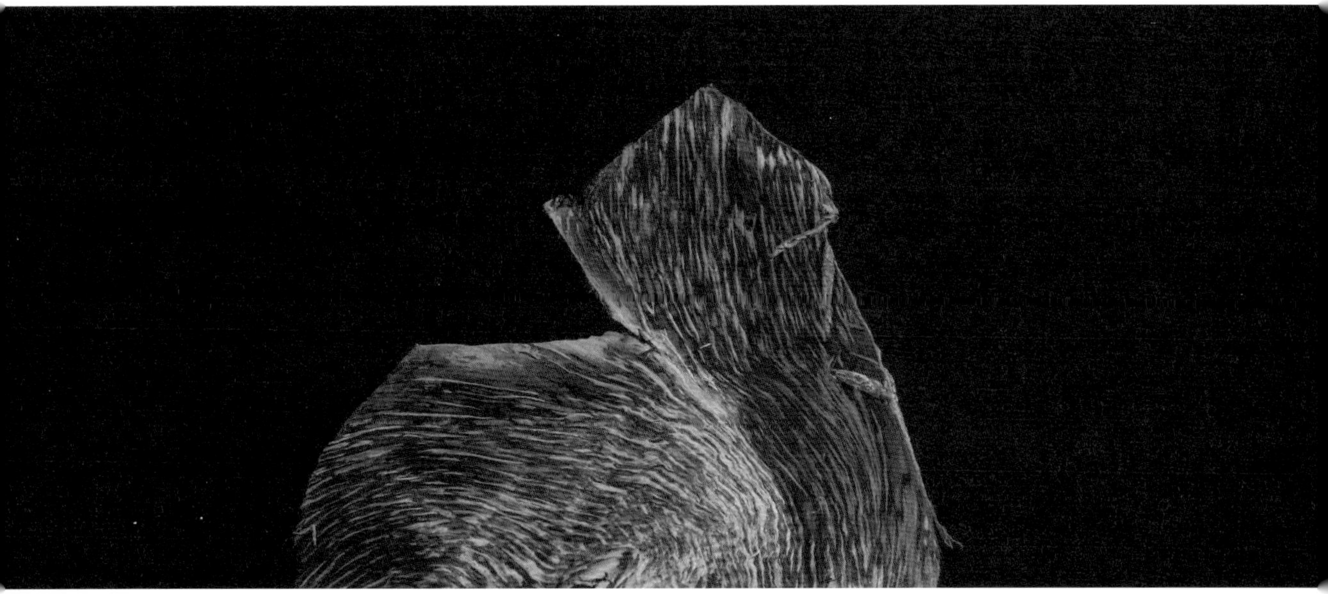

041

什么是薄片香?

如果沉香树受伤时伤口比较平整（以树杆和树枝部位较多），那么挖出来的香都呈薄片状，面积不大，就叫它薄片香，习惯上也把它叫做片片香。

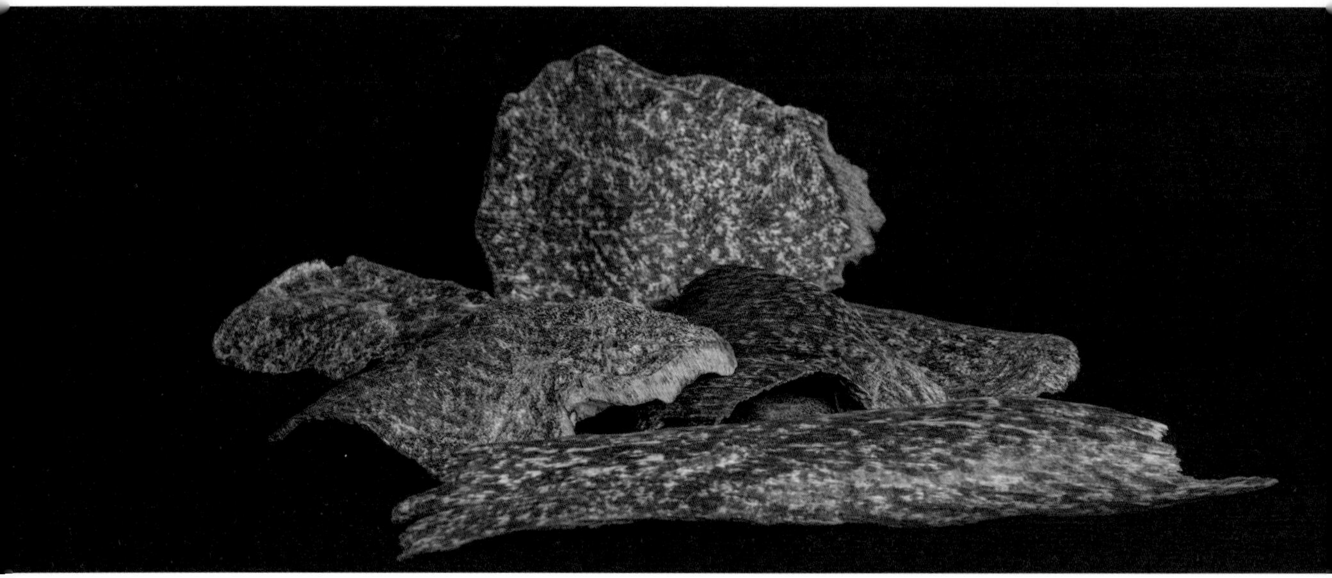

042

什么是排油?

前面说过，沉香树的树干和树皮是不同的纤维组织，树皮很容易被剥开。当树干表皮受到伤害时，树干对应的部位就会结出薄薄的一层油，这层香就是排油。结香时间久的话，也可以沉水。

野生排油可见木质的纹理，油线清晰，质地坚脆，木质感强。

野生的排油价值虽然不算高，但想看到也不容易。

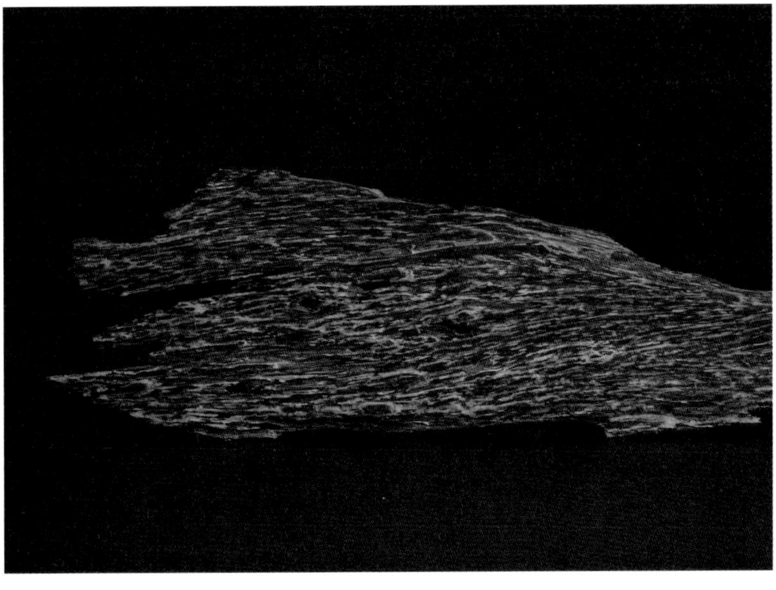

043

什么是人工排油？

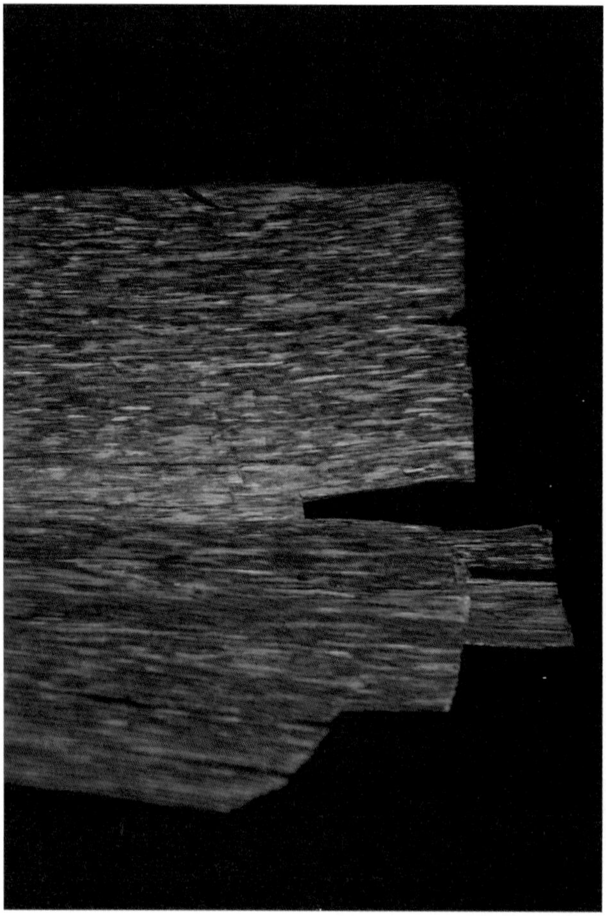

人工排油俗称人工烟片，是市面上比较多见的人工类沉香产品，抽烟的朋友应该不陌生。

它主要是将人工种植的沉香树剥去树皮，再人为使其受伤。人工排油产量较大，产地以马来西亚、越南为主，在香气上和野生的皮油、排油相距甚远。

人工排油的价格也非常便宜，多用于沉香烟片、沉香扇、沉香手机壳等，也会用于制作低档的线香。也有人将其高压成一块料，制作手串。这样的压缩手串生闻也有沉香味，但纹理密实如同地板，较易鉴别，遇水则会发胀开裂。

044

什么是勾丝？

用钩刀钩剃沉香木取香时，处理白木（没有沉香的木头）和沉香油脂交界处时，白木屑上或多或少会附有一些沉香，这种含沉香油脂极少的木屑叫勾丝。

勾丝多用于制作低档的熏料，或打成粉制作低档的线香。

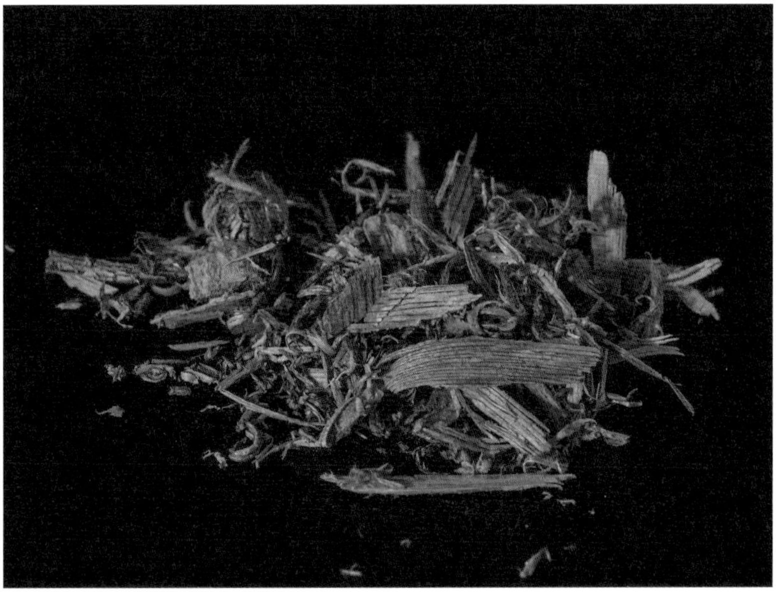

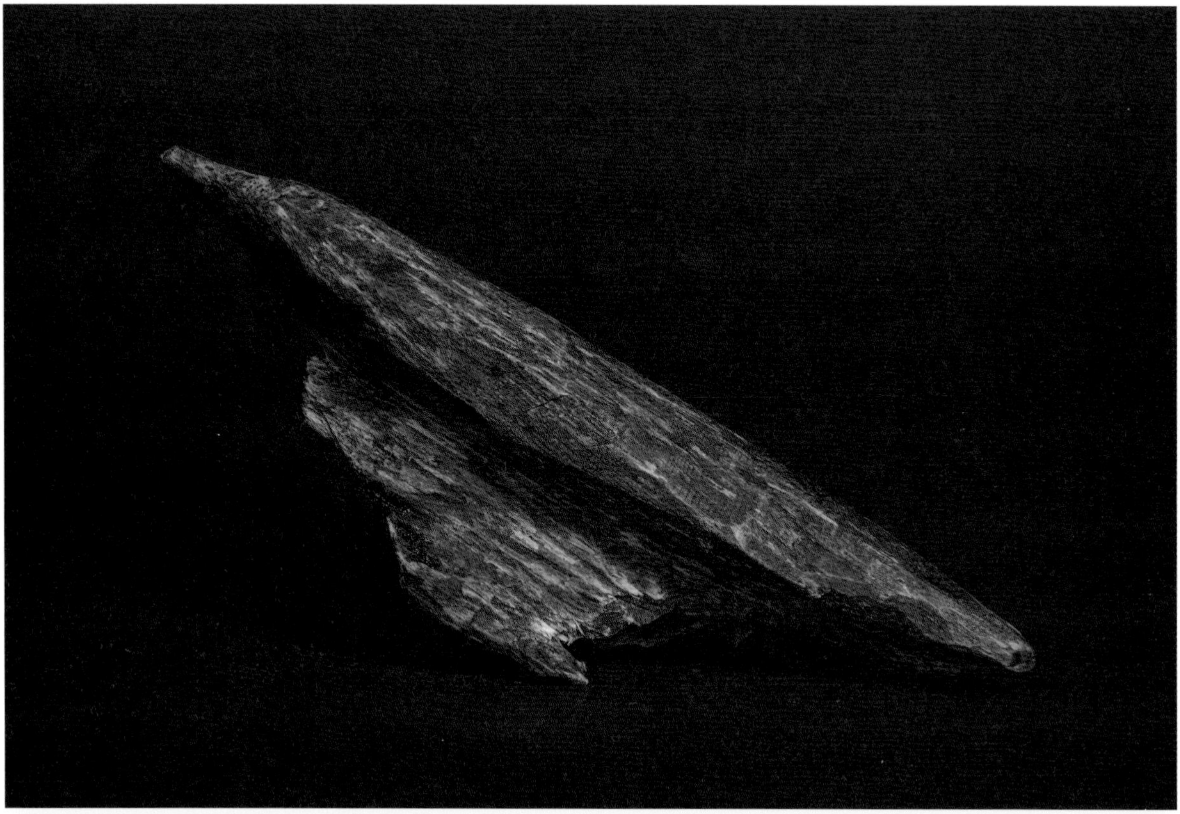

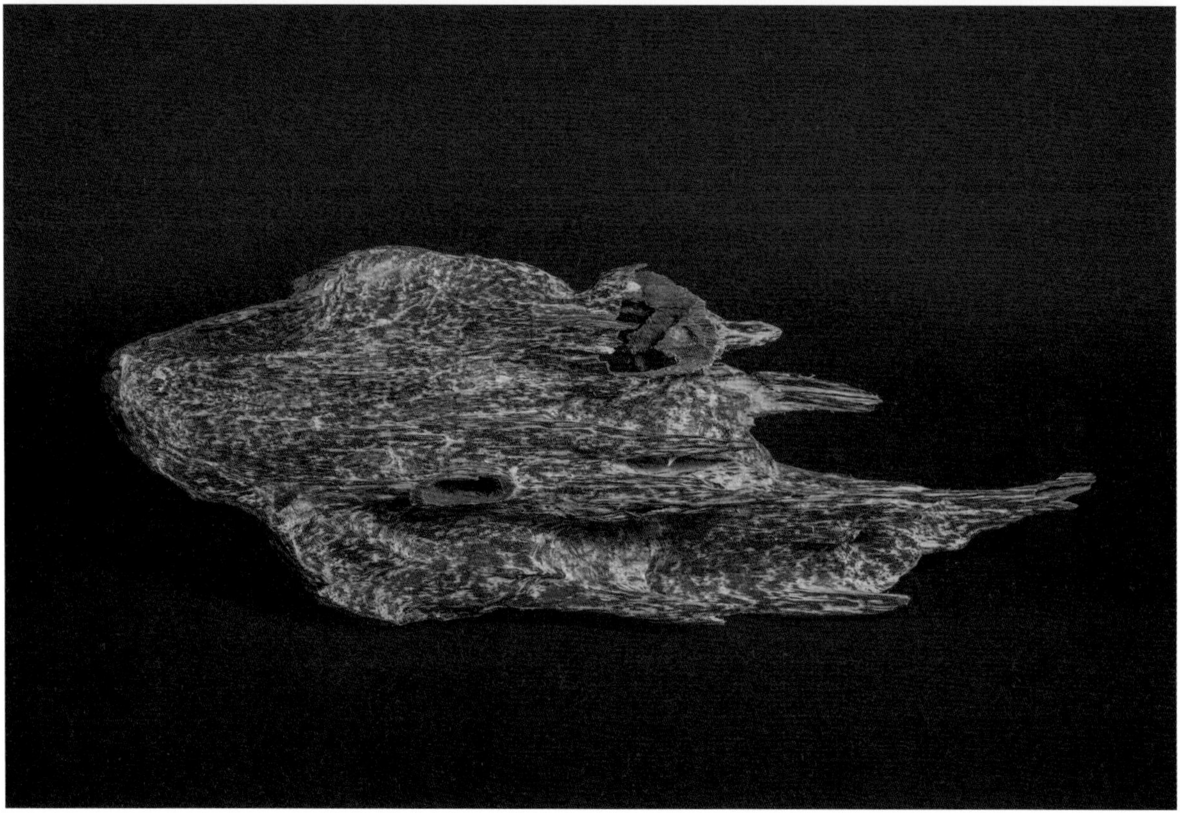

045

什么是软丝与硬丝？

沉香以质地来分，可以分为软丝和硬丝。

99% 的沉香质地坚硬，行业内称之为硬丝；但也有极少部分沉香挖出来的时候就很柔软，下刀软软绵绵，我们叫它软丝。

用星洲系产区（后文会介绍）的沉香制作手串时，软丝沉香更受青睐，因为它纹理相对清晰，并且有种被油脂浸湿的柔软感，有段时间在市面上很受追捧，价格也相对高一些。

实际上，软丝和硬丝只是质地上有区别，没有绝对的品级之分。沉香的品级划分最重要的依据还是香气。

盛气光引炉烟，
素草寒生玉佩。
——唐·李白《清平乐·画堂晨起》

046

什么是奇皮、奇肉?

因为奇肉、奇皮的叫法，早些年在国内出了很多笑话。有一次一位朋友问：“奇肉是不是奇楠的肉，奇皮是不是奇楠的皮？”让人哭笑不得。其实很多人都有这种误解，甚至花很高的价格去购买，以为自己买的是奇楠。

奇肉、奇皮和奇楠没有任何关系。它不产自沉香树，而产自一种寄生的藤类植物，主要产区是原越南芽庄的庆和省（越南行政地域重新划分后，这一产区现被划入富安省），以香气上有似西瓜般的凉味著称。

奇皮就是这些藤类的外皮，呈碎小片状，以前也叫皮子香。皮子香上熏炉一般很少散发香气，即便有也极淡，但是用明火烧却有一股如同西瓜般的凉味，清凉透顶。很多制香厂用它配制线香，以增加凉味，所以它是一种提升线香凉味的上好材料。但是我不建议大家多闻，奇皮闻久了会腻，有的人还会头晕。

奇肉就是这些藤类的实心部位，厚实有肉。成块的奇肉近些年也不多见，大根状的更是稀有，有的都是以前留下来的老料。早期大块的奇肉多用来做珠子、摆件、挂件等，上等的奇肉上熏炉，能感受到明显的凉气，但香味比较单一。

不管是奇皮还是奇肉，它们都有着独特的西瓜般的凉气，所以有人称之为“瓜味奇楠”。闻多了会觉得头晕不适，不宜多品。

总之奇皮、奇肉跟奇楠没有任何关系，千万不可混淆。

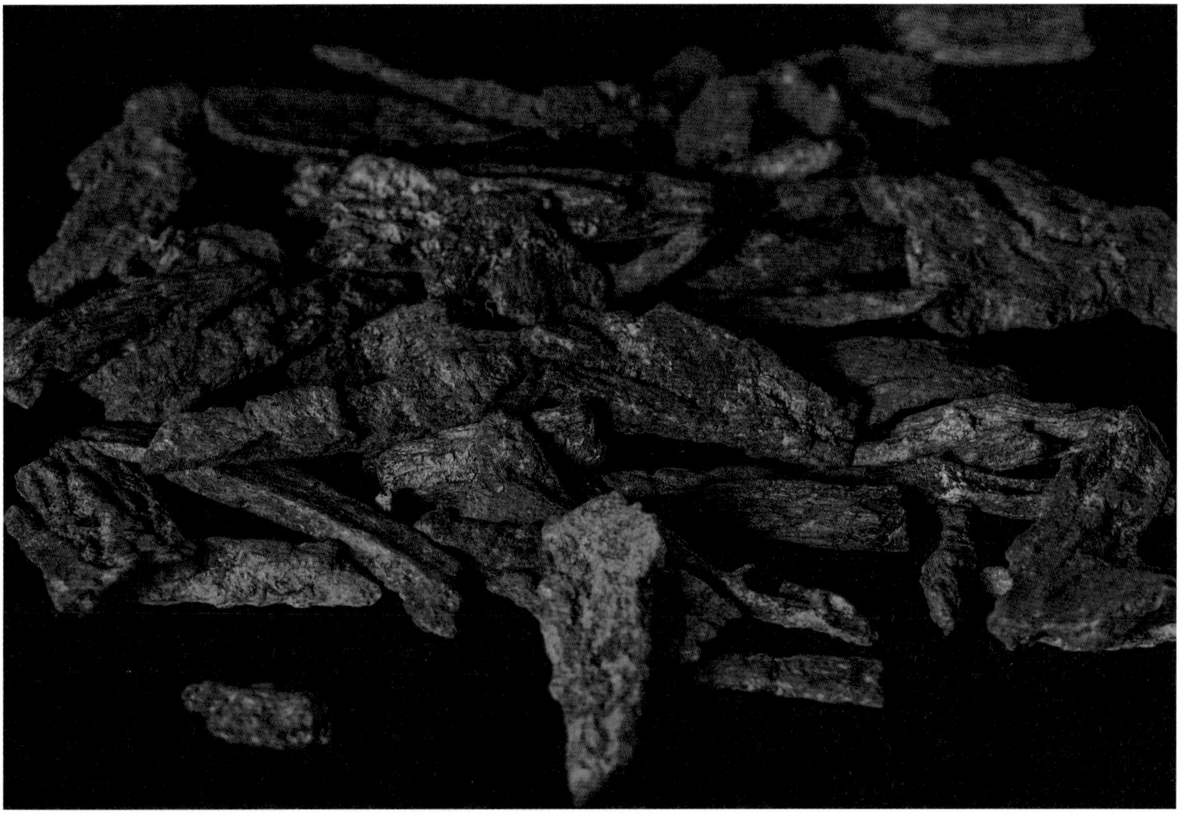

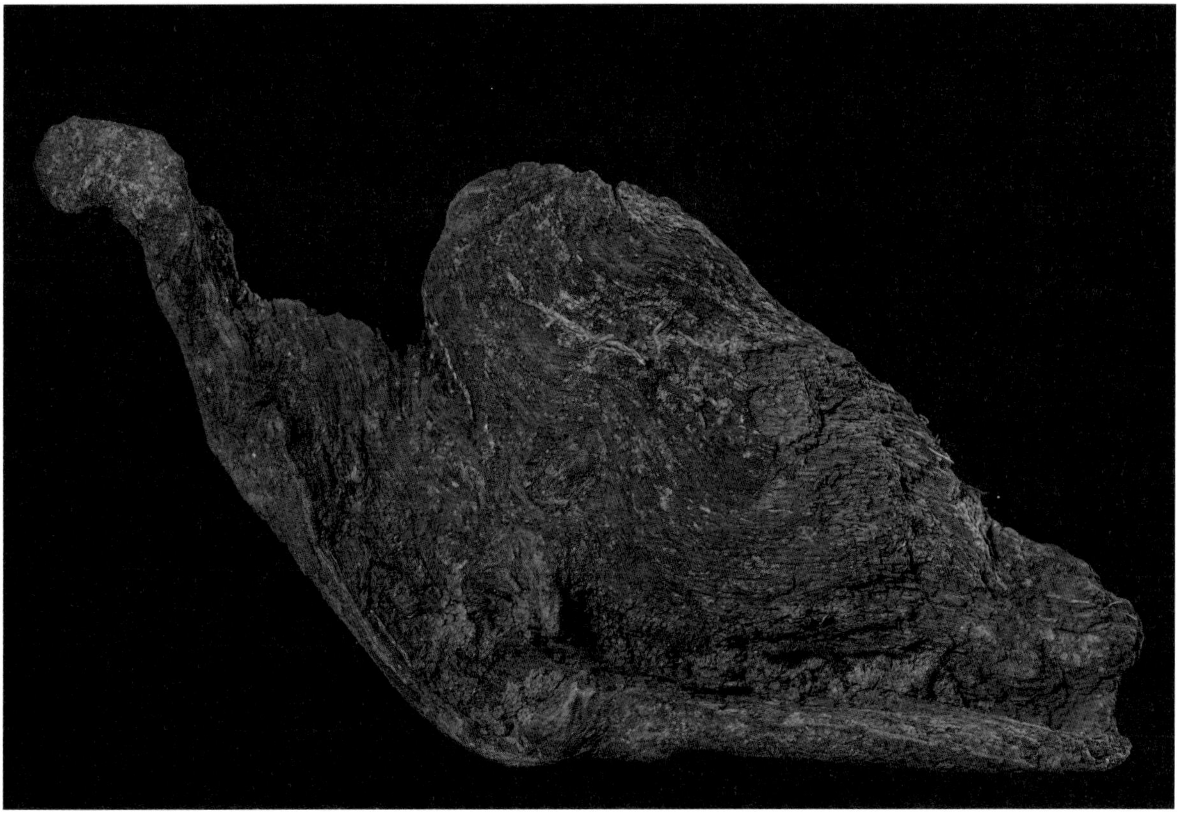

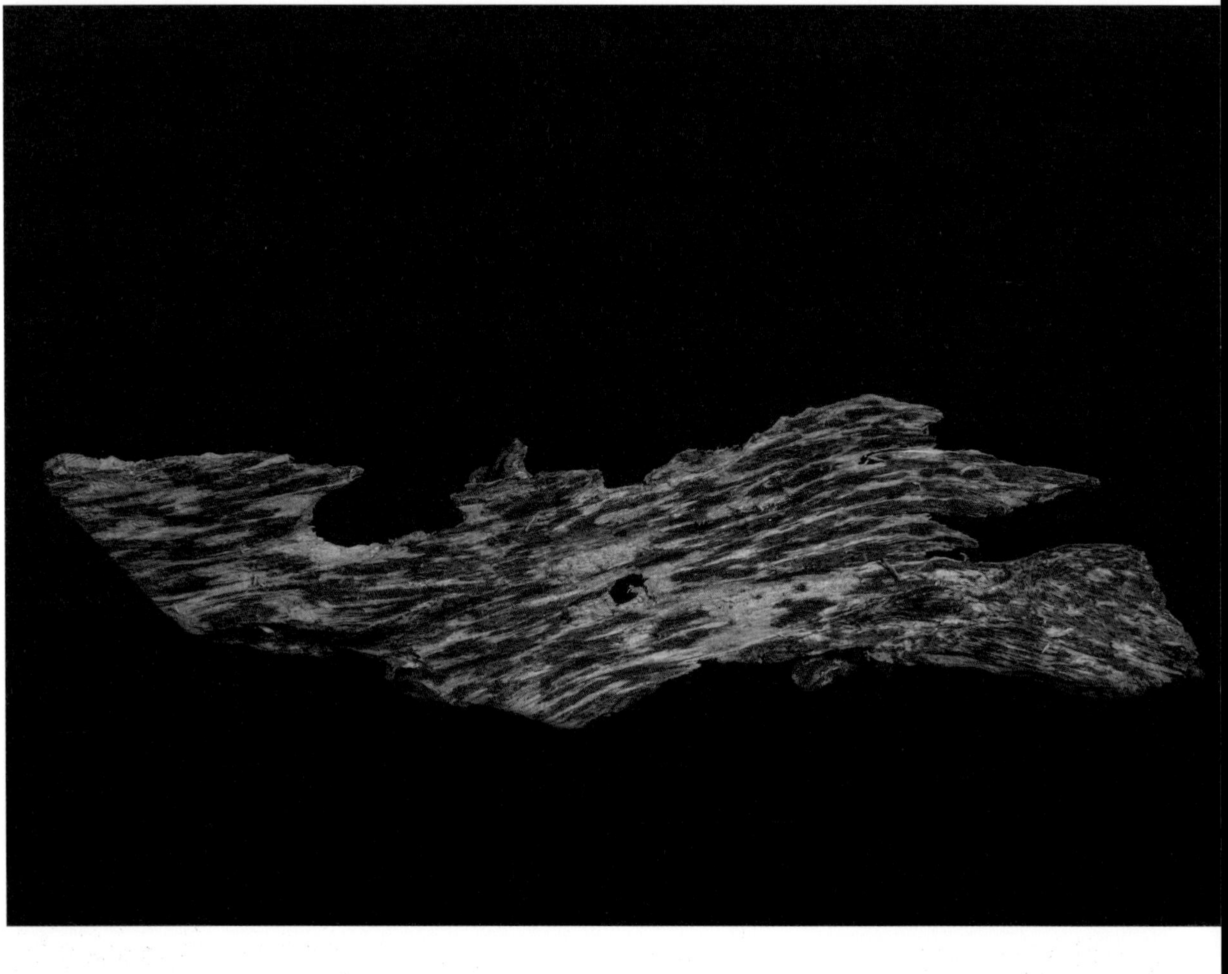

▲ 打崩沉香

047

什么是打崩沉香?

近几年国内有些香友开始接触 Tócbông（音同“打崩”）沉香，有一小部分人叫它“嘟蓬”，指的都是同一类特别的沉香。这是一款非常小众的沉香，香气特别美好，以前鲜为人知，只有一些资深的、有特殊偏好的沉香爱好者追捧它。

其实它分布很广，可以说只要有沉香生长的地方就会有 Tócbông 出现。老挝、柬埔寨、越南都有，但每个产区的 Tócbông 味道上相差很大，价格自然也随香气拉开巨大的差距。

我最中意越南芽庄正区的 Tócbông，本地香农赋予它一个很悦耳的名字叫“花”。在越南，行内一直有“一奇（指奇楠）、二花、三红土”的顺口溜，可见“花”在沉香中的地位。

不管是国内还是国外的沉香市场上，上品的 Tócbông 少之又少，味道好、油脂多的大料就更为稀有。Tócbông 的油线一般呈花斑状，由内到外皆如此，所以沉水的概率很低。但是这并不妨碍它迷人的香韵，将正产区芽庄的 Tócbông 上炉品闻，那真是一种嗅觉的高级享受，清甜之中透出绵绵的花香，令人流连忘返。

048

什么是二次受伤的沉香?

二次受伤的沉香即沉香树受伤结香后，又因为其他外在因素，在原有的结香基础上再次受伤。如树枝、树杆受伤结香之后，又有蚂蚁或蜜蜂在结香处打洞筑窝，形成二次伤害。此类多次受伤的沉香数量极少，所以遇到它的概率很低，很多香友可能都没有机会亲眼见到。

二次受伤的沉香只是在形成的原因上更复杂些，导致数量上更稀少，其实香味、香气和普通沉香并没有多大区别。

乳窦谤沉无香，
是可忍孰不可忍。
——宋·释绍昙《偈颂一百零四首》

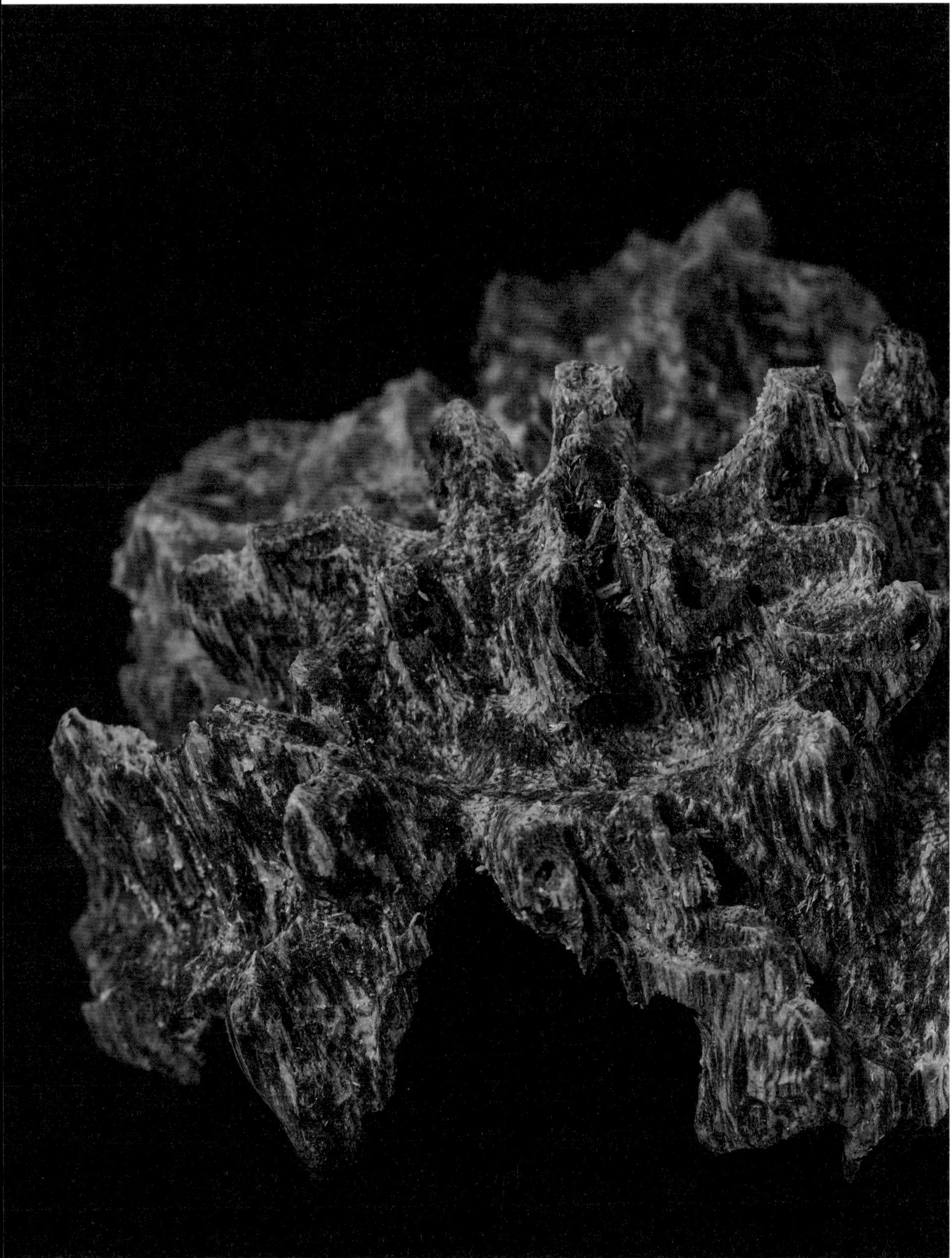

049

沉香的产区有哪些？

按照产区来分类，是区别沉香最重要的一个方法，也是判断其品质、进行定价的重要依据。

前面介绍的一些分类方法，是通过观察沉香的形态、油线、外表特征，靠的是眼睛；但辨别产区，非得靠“鼻观”不可。沉香一旦离开植株，进入交易流通环节，一般人再想搞清楚它的具体产地或是树种，就比较难了。然而富有天赋又经验老到的爱香人，还是能够闻香识迹，判断其产区出处的。

根据香味的异同，以及长期形成的交易习惯，沉香从业者将产区分为三大类：一是国香，即国内莞香树产区；二是惠安系产区，对应蜜香树沉香；三是星洲系产区，对应马来西亚、印度尼西亚等鹰木树沉香。其下又各分小产区，后文将详细讲解。

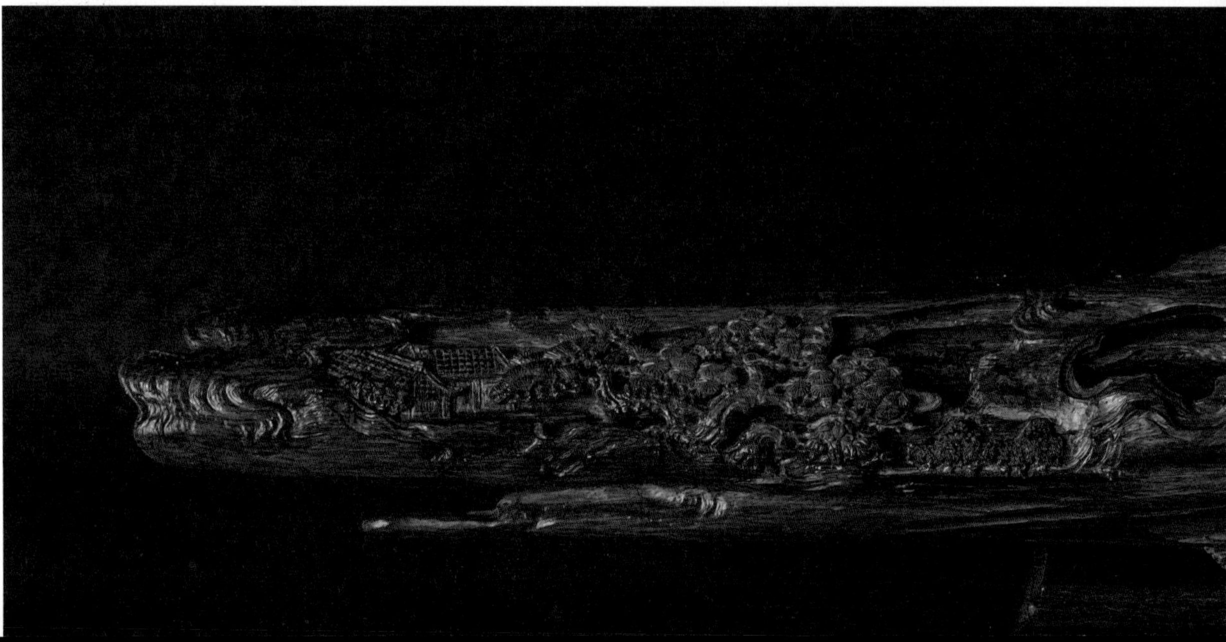

050

莞香树和蜜香树沉香的特性是什么？

由于地理位置和生长环境等因素，莞香树和蜜香树产区的沉香树的生长周期较长，一般成年的沉香树生长需要 20—30 年，它的树脂输液管道也非常细，受伤后不能大面积结香。莞香树和蜜香树产区的沉香树经常受到蚂蚁、蜜蜂等小虫的侵蚀，在此筑窝，它们结出的沉香以壳、片、虫漏、小块为主，质地上比较脆、硬，所以能做手串和雕件的实心的材料不多，这些产区的沉香生闻香味不浓郁，用明火或上熏炉香味就很明显，所以它们是用来制作线香、香粉、品香的上好材料。

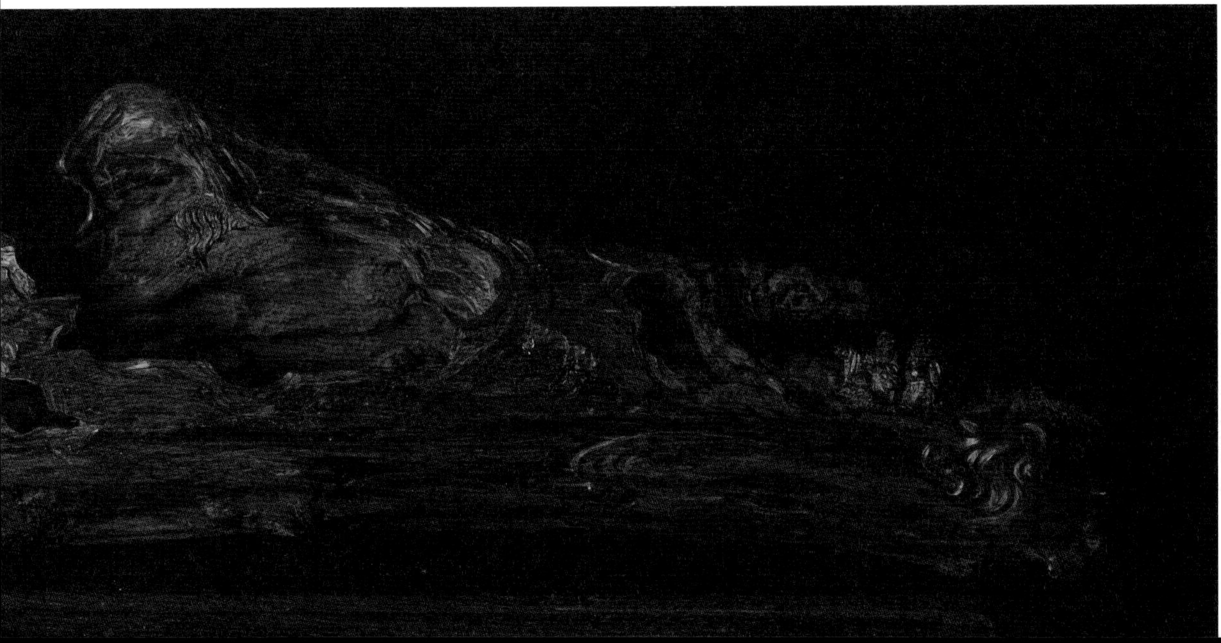

051

莞香树（国香）产区有哪些?

莞香多指贵州、云南、广东、广西、香港、深圳、海南等地产的沉香。用东莞这个地方的名字来为之命名，是因为明清时代那里是香料集散地，形成了寮步等多个香市。沉香以集散地命名甚是多见，越南惠安、新加坡、加里曼丹等地也是如此。

莞香的香气以清、甜著称，非常清雅。十多年前，东莞、惠州、茂名等地还有不错的当地产野生香，亦有实心、沉水的野生料。据说前几年广东惠州附近还有极少的奇楠被发现，数量不多，多为薄片、小块，俗称惠州绿奇，生闻味道不错，清凉、干净；上炉熏，比起芽庄和海南的奇楠则要弱很多，有点不耐熏。但如今上品的沉香几乎绝迹，即便有也极少出现在市面上，多数都被收藏了。我国广西、云南等地，历史上都曾盛产沉香，但由于过度采伐，加之没有人工补种的习惯，今天已难觅沉香树的踪影。

东莞、惠州沉香

广东省茂名县电白镇保留了中国最多的采香人，他们也被称为电白帮。采香人世代以采香为生，至今已有几百年的历史。从前他们结伴成群，常年在东莞、惠州、茂名、深圳等地的深山老林中寻觅。但是，沉香树的生长周期很长，又需要足够年份的结香时间，生长的速度远远赶不上香农挖香的速度，现在上品的野生沉香已是寸片难寻，很多香农已经退出了这个行业。

深圳沉香

深圳与惠州接壤，早期沉香的产量也不小，味道凉中带甜，香气清扬，我个人比较偏爱。

▶ 香港曾经是重要的香料港口和香料集散地，这也是香港名字的由来。

香港沉香

香港的野生资源保护得较好，一些岛上至今还有比较粗大的沉香树，著名的太平山上都可看见。随着沉香资源的稀少、价格升高，一些人不惜铤而走险，包船偷渡去香港离岛上挖香。据说找到的数量也是少得可怜，有时还会赔了包船的钱。

海南沉香

海南沉香又称为黎香，它多产于海南岛的中部山区。古代最推崇万安地区的黎母山（现海南省琼中县境内）所产的沉香，给予它“甲于天下”的美誉。海南沉香的重要产地都分布在中部的霸王岭、尖峰岭、五指山，这三个产地又以尖峰岭的香最为上乘。

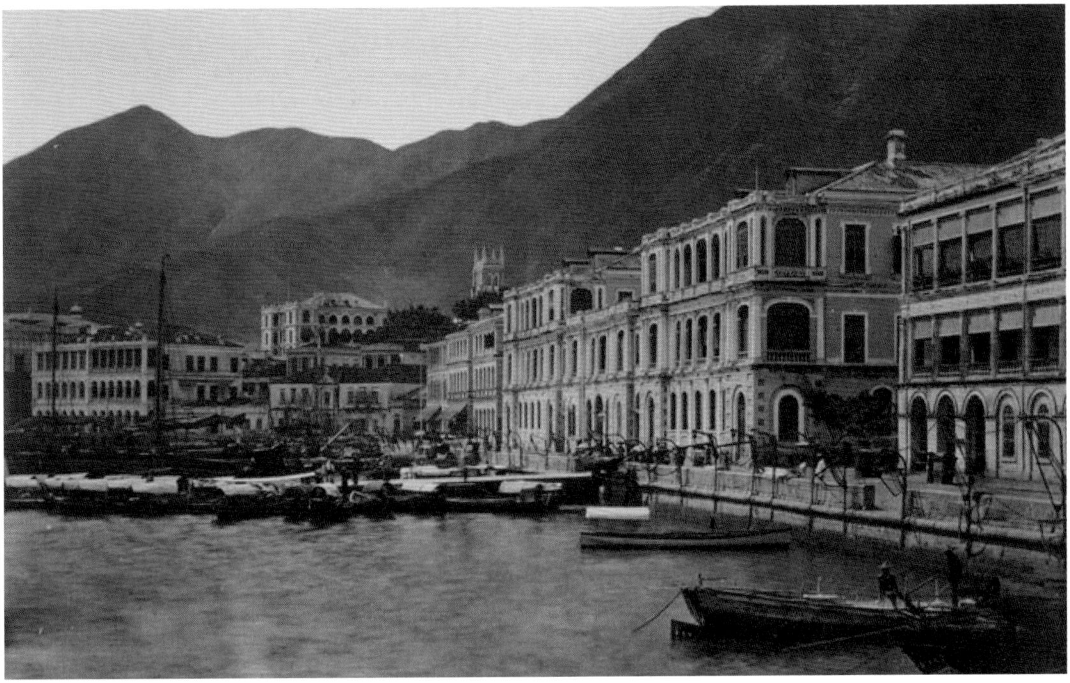

尖峰岭海拔 1412 米，是国家级自然保护区，四周山林环绕。在这片原始森林中，出产上等的海南野生沉香，香气清透、甜凉，闻之让人心情愉悦。海南所产的奇楠，头香清凉，本香甘甜，尾香为乳香味，极富变化。存世都以小块为主，大块难得一见。海南的树心沉香最为难得。树一定要够大够粗，受伤要直达树心，又要足够久的结香时间，才能结出大块的（100 克以上）的沉水树心油，所以能见到十几克的沉水树心油，已经算是好运气了。

早些年上山采香的多为海南黎族人，之后是广西人。他们熟悉原始森林的环境，在山上遇到毒虫、野兽（那是常有的）、遇到紧急危险，黎族人自有方法可以处理，非常人可比。他们至今还保留了祖先留传下来的运用古方草药自救的方法。上山采香如果没有黎族朋友引领，很可能有去无回。上山时间一般为一两个礼拜。如果采到香，十天左右就会下山。一般情况下，不管有没有采到香，十五天左右一定要下山，他们带的粮食也只够维持这么多天。

21 世纪初，海南的野生沉香就已被挖空，现在受到了严格保护。如今海南沉香品质低了很多，数量也少得可怜。

目前广东、海南等地都在大面积种植沉香树，但是人工沉香的品质与野生沉香不可比。中国已经把沉香树排除在经济作物之外。所以，有幸遇到上品沉香时，应该感到幸运，感恩大自然馈赠。

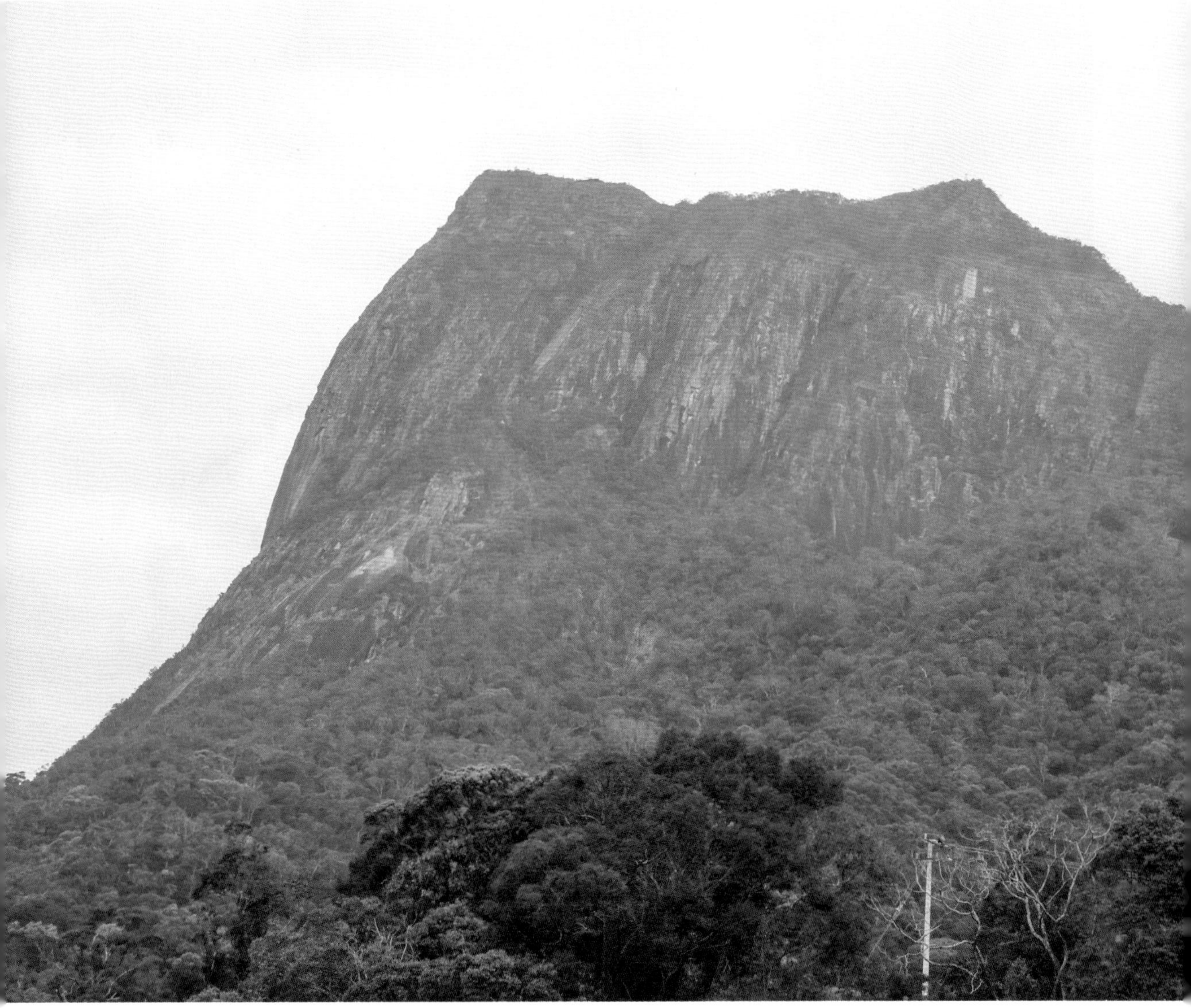

▲ 海南尖峰岭

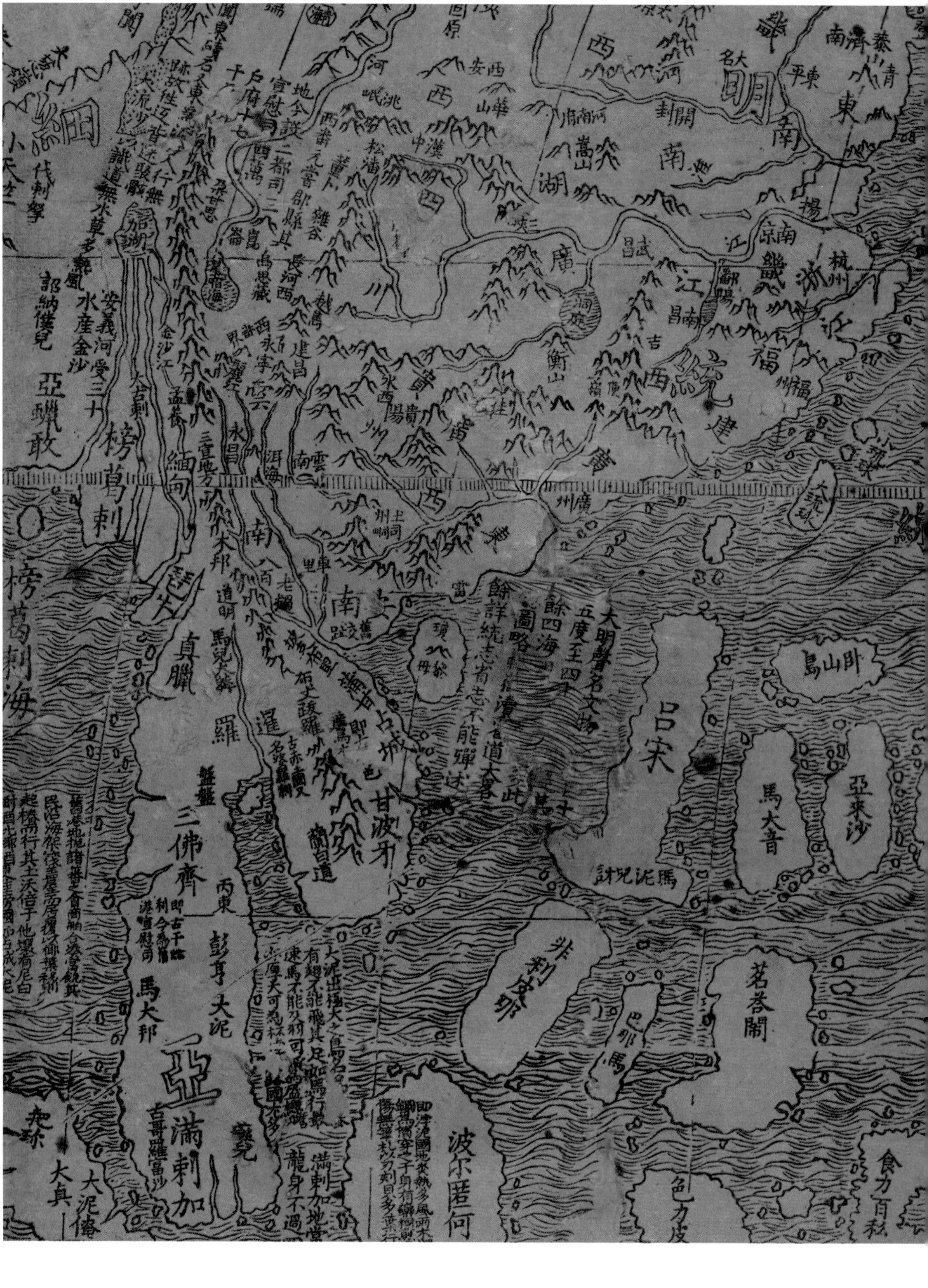
大明
西安
華山
河南
開封
湖廣
洞庭
衡山
江西
南昌
吉安
浙江
杭州
福建
福州
廣東
廣州
廣西
雲南
貴州
貴陽
安南
占城
暹羅
真臘
三佛齊
彭亨
大泥
滿剌加
呂宋
亞細亞
榜葛剌
榜葛剌海
琉球

052

蜜香树产区有哪些？

蜜香树分布很广，越南、老挝、柬埔寨等是其主要产区。但正因为区域大、分布广，这一树种所产的沉香味道也是千差万别。

越南沉香

最初流入中国的沉香，就来自越南北部地区。秦朝的疆界还未过河内，但到了西汉时期，汉武帝征服南越，在现今的越南北部和中部设交趾、九真、日南三郡，南部直抵越南巴江。我们熟知的顺化、岘港、会安等地当时都在日南郡内。日南盛产奇木异珍，当时向中原进贡的物品中就包括沉香。早期流入中国的沉香多半是顺化、广南地区的沉香。

中原政权对该地区的统治并不稳固，疆域逐渐北退。到东汉时，日南郡已在岘港以北；南朝时，当年的日南郡地区已全部失守，疆界退在了横山以北（顺化以北约 250 公里）；到五代十国时期，已经退到和今天国界线差不多的地方；此后再未有南进。

另一件值得一提的历史事件是，现越南南部的胡志明市及整个湄公河三角洲地区，直到 1698 年之前（清康熙中期），都属于高棉人建立的真腊国。所以宋人、明人的典籍上所提到的出产好香的真腊，其实包括现在越南南部和西南地区。这块名叫普利安哥的沿海土地，由嫁给柬埔寨国王的越南阮朝公主向夫君讨得，以准许越族难民进入。随着难民潮的涌入，普利安哥逐渐变成越南人的土地，此地亦开始被称为西贡。1698 年，阮朝乘柬埔寨宫廷内乱，在今胡志明市设府驻军，又经百余年，把湄公河三角洲也纳入版图。

今天越南主要沉香产区在其中部和中南部山区。蜜香树的树皮剥开时，就有一种淡淡的甜蜜味，虫、蚁等动物都很喜欢侵蚀，致使很多的沉香树都能结香，故名蜜香树沉香，以虫漏、壳料居多。越南种植人工沉香的历史也相对较长。很多山区的村民家中，屋前院后都能看到沉香树。以顺化为代表的越南中部沉香的特点是爆发力强，凉气中带有杂味，有些还带有不讨喜的腥味。总体而言，和以芽庄为代表的越南南部、西南山区沉香相比，逊色太多。后者香气清雅，凉意中带有丝丝花香，香韵悠长，让人久久难以忘怀，称得上“香中极品”。芽庄更是盛产奇楠的地方，真可谓是一方水土孕育一方沉香。

惠安系沉香（越南惠安）

惠安系沉香对很多用香的人来说一定不陌生，市面上经常能看到“惠安水沉”“老惠安线香”等名字。但有些人对惠安系沉香的理解和认知还存在一些误区，认为它是惠安当地所产的沉香，其实不然。

惠安是越南中部的一个港口小镇，距离岘港城区约 40 公里。早在 17 世纪，惠安就已成为南海最重要的港口、商埠之一。看地图就会发现，如果船只从中国泉州或广州出发，沿海岸线一路南行，从马六甲海峡进入印度洋，惠安正处于这段航线的中途站。可想而知，这里是远洋贸易补给、交易、中转的理想之地。

从城内遗留的古建筑可知，当时各地华人、日本人、欧洲人都定居此地，从事兴盛的“香料贸易”和“陶瓷贸易”。加上越南中部很多内地河流都汇集至此，周边地区的沉香可以十分便利地汇集到惠安来交易。越南的顺化、广平、广南及老挝、柬埔寨等地的沉香都经由此地，再转运至中国、日本、朝鲜、中东，乃至世界。因此，人们把从惠安港来的沉香统称为惠安系沉香。

惠安是一个集散地，因而惠安系沉香没有明显的香型特征，因为每个小产区的香气都有所不同。现在多把一些品质不高的沉香和不同地区的杂料混在一起，打粉做成线香。这种线香多被命名为“惠安线香”。还有些中东回流的老料，由于时间久远或保存不当以致串味，无论怎样熏、烧都很难鉴别其产区，这种也统称为惠安系老料。

自从法国人在 19 世纪初从阮朝取得岘港的独家贸易权，惠安作为贸易港的地位就开始衰落，这倒保全了它独特的历史风貌。如今惠安是休闲、度假的旅游胜地，也是联合国教科文组织确立的世界文化遗产之一。

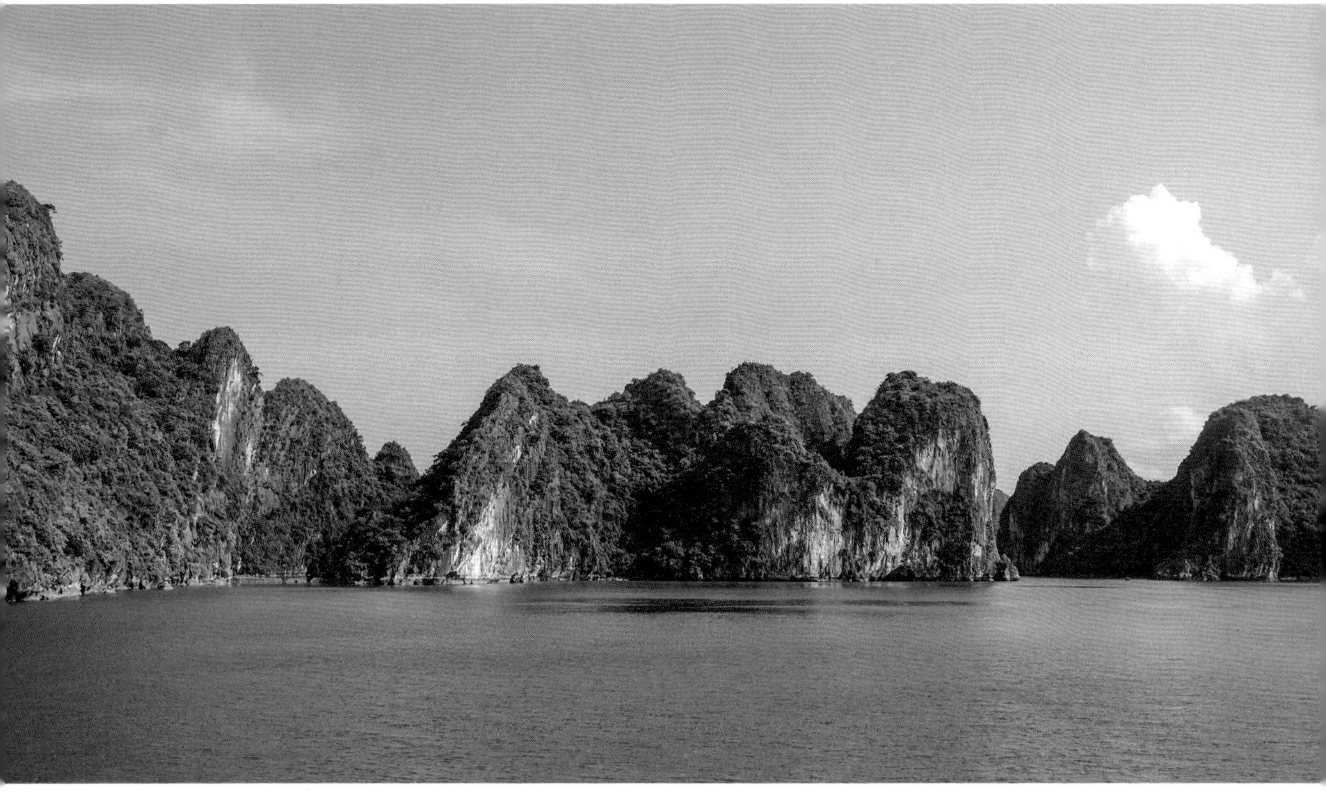

越南顺化、广平、广南沉香

顺化位于越南中部，古称富春，曾是越南三朝古都。顺化、广平、广南都依附于长山山脉，山中盛产沉香。香气浓郁味重，带些甜凉，气韵倒是很足；有些低档的沉香焦味重，不太让人喜欢。

当地不少人都从事沉香产业。随着沉香资源的日益匮乏，沉香产量越来越少，越南香农们将采香足迹越过边境，踏到了他国的深山老林中，如老挝、柬埔寨。由于早些年只采不种，如今顺化、广平、广南已产量极少，好香难寻。现在从这些地方出来的沉香多为老挝及周边国家的沉香，而中部地区的香农大多已转而从事沉香贸易。

越南富森沉香

富森位于越南中部山区富森山脉。当地出产的富森红土最为出名，上等的红土以甜著称。

由于富森红土的名气实在太大，盖过了富森的生结沉香。其实上等的富森生结沉香，凉意中带有蜜甜，穿透力极强，也算得上上等的好料。现在已几无出产，不过一些中东回流的老料里还是能挑出一些。我个人很喜欢它独特的味道。

越南嘉莱沉香

嘉莱省位于越南的中西部，与昆嵩省交界，也是近些年沉香产量较大的产区。此地亦靠近芽庄正产区的多乐省、富安省，行业内我们习惯称它为芽庄偏产区。嘉莱沉香平均品质高于昆嵩省，又差于芽庄，上炉凉气穿透力极强，不过有时尾香会有淡淡的木本味。在越南，嘉莱沉香几乎都掺在芽庄沉香里售卖，不是专业的行家很难辨别。昆嵩沉香与之交界，但气味差别很大，更近似老挝沉香的味道。此地位于越南和老挝山林交界之处的最南端，也是两国交界沉香中最具有代表性的香气。

越南芽庄沉香

芽庄位于越南的中南部，也是个美丽的港口城市。芽庄西南山区盛产沉香，懂香爱香的人无人不知。它是越南沉香的代表，也是沉香中的佼佼者。顶级的芽庄沉香凉意中带有迷人的花香，香气持久，值得寻味。

芽庄地区还盛产奇楠，市面上能看到的奇楠手串、挂件、熏料，99% 都产自芽庄。芽庄奇楠头香清凉，本香蜜甜，尾香带有坚果和乳香味，闻之身心愉悦、通灵开窍，可做香席中的压轴之香，也是各路沉香藏家必备的最爱。

芽庄中南部山区面积较大，正区包含庆和省、林同省、宁顺省、多乐省和富安省，正产区的芽庄沉香现已极少。其他周边地区行内叫偏产区，所产沉香与正产区沉香香气差距较大。偏区沉香在香气上比较杂，有凉意但不够干净，也算是上炉的上品，但一定比不上正产区沉香。由于过度砍伐，芽庄正产区几乎已找不到能沉水的实心料。

香农一般在雨季之后上山，如果运气好还能发现一两棵树。如采得上品沉香，会很快被行内藏家收购，市场上几乎很难看到。越南人也大多是拿偏产区的沉香充当正产区的沉香来卖。今天海南香的稀缺可能就是芽庄料的明天，香友们且用且珍惜。

老挝沉香

老挝古称寮国。寮国分上寮、中寮、下寮。它与越南接壤，在老挝采香的越南香农不在少数。他们采香回来，再由市场上的商户当成越南沉香销售出去，因此很多在越南流通的沉香其实产于老挝。

老挝沉香与越南中部沉香（指顺化、广平、广南等）在香气上比较相似，都有醇厚、清凉的特点。老挝沉香品级高的不多，但少数顶级的老挝沉香凉意极强，直窜脑门，闻之神清气通，极为醒脑。早些年东南亚的藏家把此类老挝上等沉香叫做黑奇楠，下刀很软，可惜香气变换层次不够，所以它还不是奇楠，只是普通沉香。普通的老挝沉香在香韵上确实一般，不算上品，但其品相比较诱人，油脂较多且黑，能沉水的料

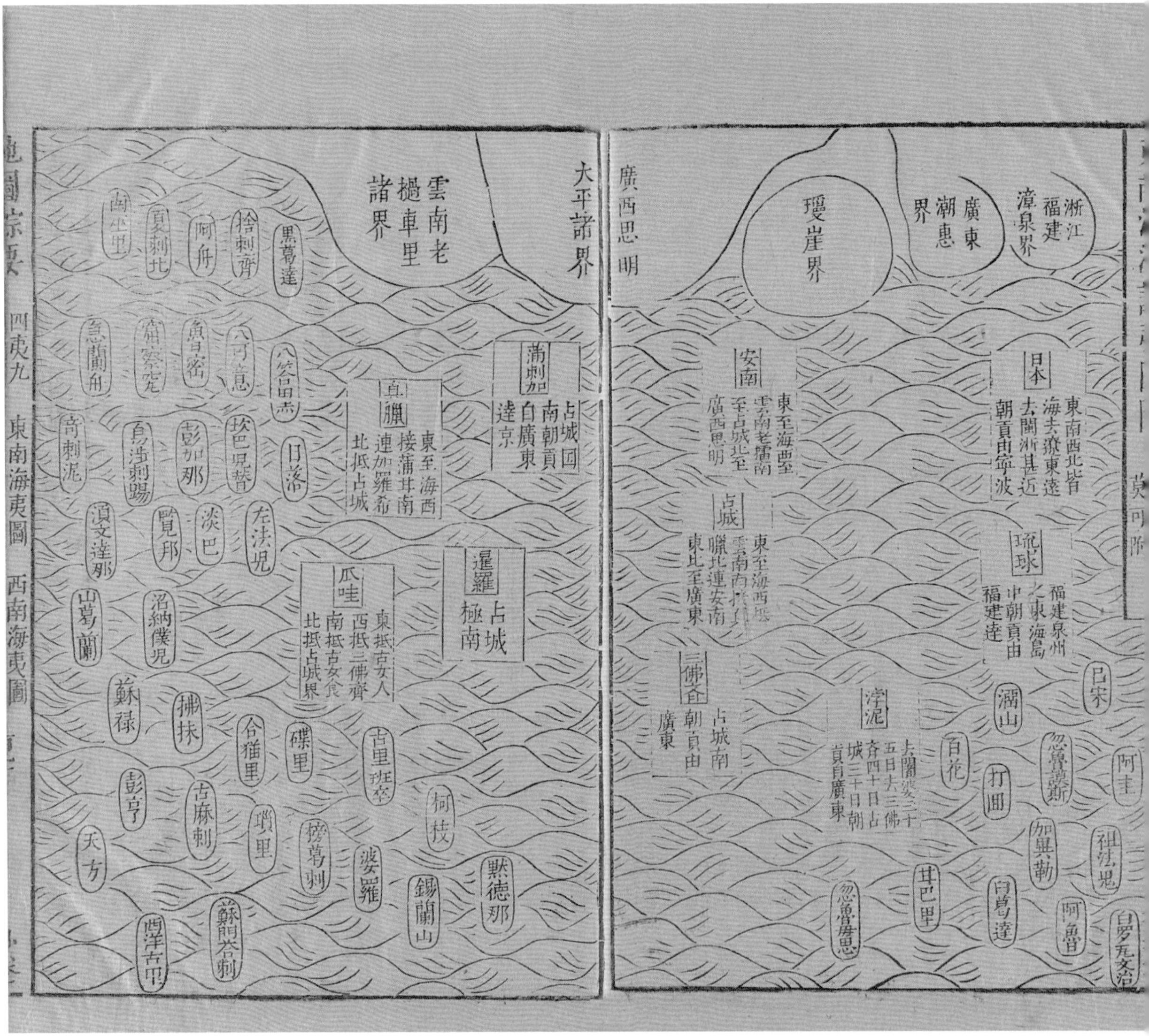

▲《地图综要》第3卷中的东南夷国图

也不少。大部分老挝沉香的品质不如越南的沉香，价格也相对便宜些。

柬埔寨沉香

柬埔寨旧称高棉，位于中南半岛，与泰国、老挝、越南接壤。柬埔寨沉香的著名产区当属菩萨省，所以柬埔寨沉香又叫菩萨沉。

菩萨省位于柬埔寨西北部，距著名的洞里萨湖不远。一般而言，上等菩萨沉油脂都很多，很多薄片都能沉水，生闻香气迷人，甜中带有花香，味道醇厚。早前多销往中东地区。大量采伐使得今天正产区的菩萨沉极为少见。现在被作为菩萨沉来流通的，大多是周边地区（戈公、班迭棉吉、贡布）所产的沉香。如今泰国、马来西亚沉香在柬埔寨流通很是常见，不懂行就比较麻烦。一些低端的菩萨沉在市场上还能见到，但它们多数也只能用作提取沉香精油或打粉，入品的极少。

泰国沉香

早些年泰国沉香并不为人熟知，因为不管是上炉熏还是明火烧，它都不出众，只有一些甜味，木质味很重且不耐熏，因此流通量不大，无人问津，价格也比较便宜。泰国沉香一般结香都比较大块，以黄油居多，很多刚挖出来时因含水量大能沉水，但过一段时间，水分挥发完就浮起来了。大多数新料要缩水一半，风险很大，毕竟沉香交易都是按克来计算的。

泰国沉香干了之后表面偏白，表层木质感强，味道一般。以前商家看不上这样的料，但随着近些年能车珠的沉香原料越来越少，而泰国料中大块的比较多，所以有一段时间泰国沉香很是畅销，多用来做珠子和挂件。

缅甸沉香

在国内，知道缅甸沉香的人不多。这个饱受战争和内乱的国家，很多山林已被毁坏，加之打仗危险，采香的人极少，所以流通到市场上的缅甸沉香不多。它的纹理清晰，呈丝状，有几分似奇楠的纹理。生闻奶香中带些腥味，还算可以接受，但算不上高等级沉香。上炉品闻，凉气很足，但腥味会影响品闻。缅甸沉香一般结油都很多，能沉水的也不在少数，做挂件、珠串非常适合。市场上少见不是因为没有，而是缅甸沉香多数都被掺杂在越南沉香、老挝沉香等中售卖。

斯里兰卡沉香

斯里兰卡沉香也是近些年才开始为人熟知，以前市场上很难看到它。2012 年左右温州商人在斯里兰卡开矿时发现并将之售卖到国内。它生闻味道很好，清凉中带些奶香和花香，不熟悉的人会以为是马尼涝或达拉干沉香。斯里兰卡沉香油脂丰富，大多很黑且沉水，适合做手串、挂件，但是上炉腥味重，不适合熏闻。

印度沉香

印度早期也出产沉香，从前在曼谷的香市上常有。上炉味道一般，油线偏黄。近些年市场上基本没有原料在流通，即便有也是之前留存的一些老料，在中东回流料里有时还能找到。

> 沈香断续玉炉寒，
> 伴我情怀如水。
> ——宋·李清照《孤雁儿·藤床纸帐朝眠起》

053

鹰木树沉香的特性是什么？

鹰木树沉香产区多数位于赤道地区，包括马来西亚、印度尼西亚、文莱、菲律宾、巴布亚新几内亚、新加坡等，也有人习惯称它为星洲系。这些产区日照长，雨水丰富，气温变化也不大，沉香树生长相对快一些，树脂腺也比越南、海南等地的沉香树粗大，加之它的木质相对疏松，结香较易形成大块的实心料。

这些沉香生闻香气浓郁、稳定，纹理清晰，加之产量大，所以市场上大多数手串和雕件都为星洲系沉香。但是这些产区的沉香不太适合熏、烧。明火烧，一般味道都很难闻，跟生闻时美妙、清雅的香味判若两类。市场上多见的星洲系的线香一般等级都比较低，价格不高。

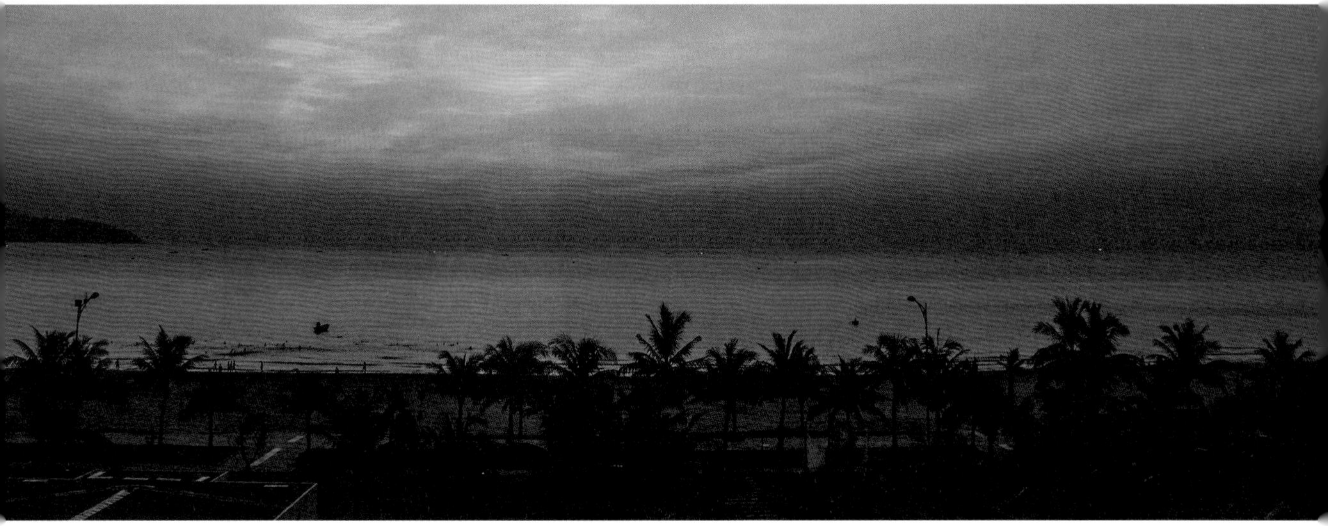

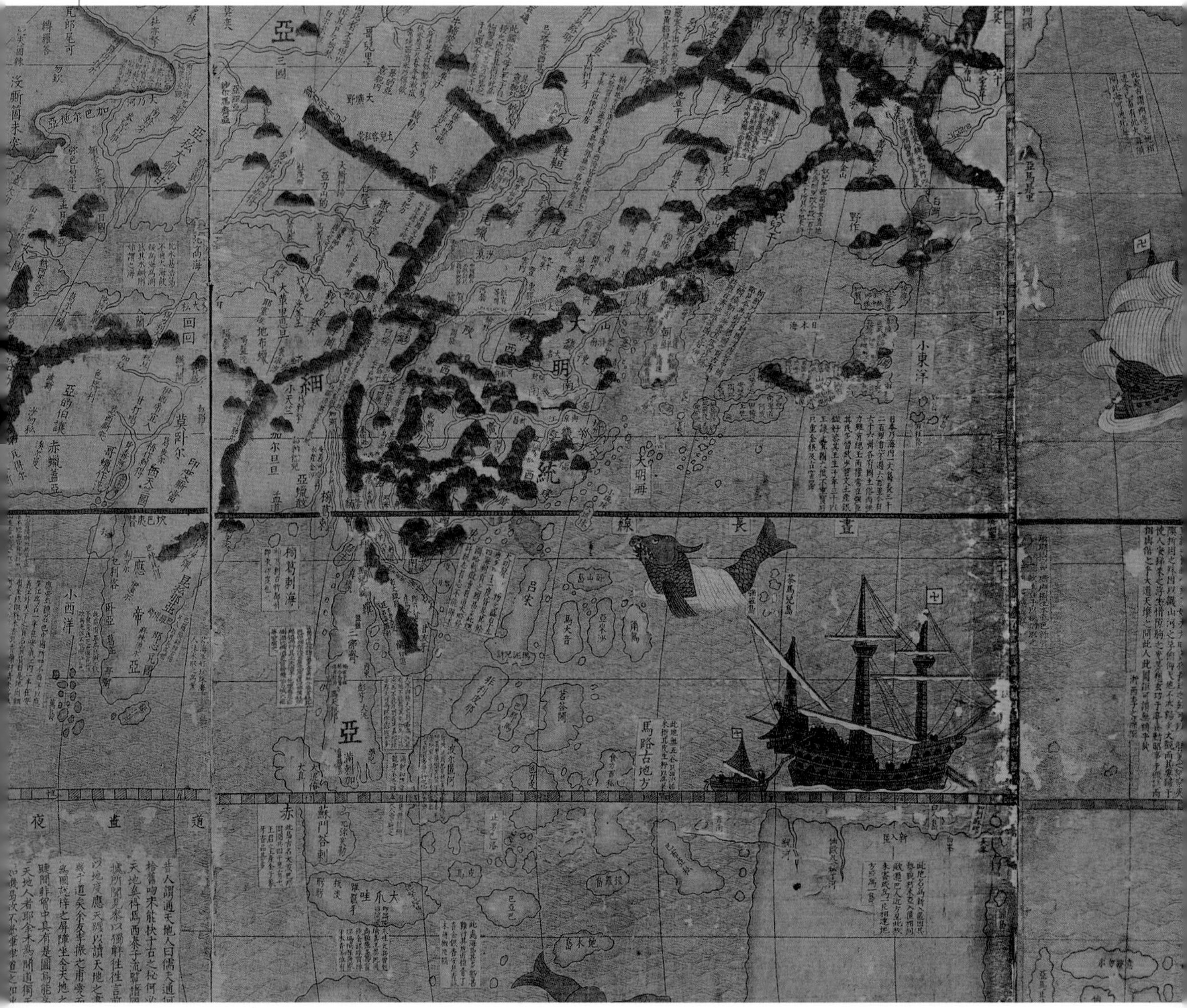

▲《坤舆万国全图》中的东南亚区域

054

鹰木树产区有哪些？

星洲即今日之新加坡，它和越南惠安一样，是早期重要的香料集散地，马来西亚、印度尼西亚群岛的沉香多汇聚此地转运，所以人们习惯上把来自新加坡的沉香称作星洲系沉香。星洲系沉香产区较多，我们来逐一认识。

马来西亚沉香

马来西亚又分东马、西马。

东马位于加里曼丹岛婆罗洲北半部的领土，由沙巴、砂拉越以及纳闽等组成，与文莱接壤；西马位于马来西亚半岛上，北接泰国，向南便是新加坡。东马和西马虽同属一国，但由于它们跨距太大，中间隔着南海，所以两地所产沉香的品相和香味差别很大。品相上，东马多以黑油为主；西马多以黄油为主，很多呈土黄色。香气上，上等的西马沉香醇厚带甜，也有一些会发出难闻的膻味；东马的沉香跟东加里曼丹沉香有些相似，甘凉清香，略带奶味。

马来奇楠种、马来沉香

马来西亚沉香分布很广，早期几乎全境的原始森林里都能发现沉香踪影，我们这里所说的马来沉香特指马来西亚与泰国交界地区的沉香。

这个地区的沉香虽说产自马来西亚，其实和泰国的沉香近似。油脂非常丰富，但味道平淡，大部分沉香闻多了会不太舒服，我个人不喜欢。

早些年在泰国香料市场随处可见马来沉香，价格也非常便宜。

为什么马来奇楠种近几年为很多国人熟知呢？因为它的纹理以及结香法跟真正的芽庄奇楠有几分相似，所以行内喜欢称它为马来奇楠种。这种沉香刚被挖出来的时候含水量很大，新料几乎都能沉水，但只要阴干几天，大部分就不沉水了，可见它缩水特别快。新料生闻还有些甜味，略带一些花香，但是水分一干，花香就没了，只留下干涩的木质味。如果上炉熏，那和真正的芽庄奇楠有天壤之别。

发现伊始，有人把它带到国内充当低等级的奇楠在市场上销售。随着沉香知识的迅速普及，加之随后有大量马来奇楠种流入市场，一些按奇楠价格买进的人知道受骗上当了，一下子行业内外都知晓了。短短半年时间，马来奇楠种就退出了市场。现在它大多被用来车珠，做一些低等级的手串和挂牌。

不少人在东南亚旅游时喜欢购买沉香纪念品，以为产地买的肯定要比国内贸易来的物美价廉。但其实这种情况拿来给我鉴定的，十有八九都是假货，或者严重的以次充好。无论是在越南、柬埔寨还是泰国，都有一些商贩熟谙游客的购买心理搞投机。还有些外国商贩专门跑国内的各类展销会，打着产地的名号卖低档沉香甚至假货。等买家醒觉，他们早已不知去向。所以如果对沉香不了解、不懂行，千万不要轻易在旅游区、展销会购买此类商品。

文莱沉香

文莱与东马接壤，是婆罗洲上的一个小国，面积不到 6000 平方公里。所产沉香香气迷人，凉味十足，穿透力强，甜凉中带有花香，可谓星洲系最好的产区。市面上很多人称之为黑奇楠，价格普遍高于其他星洲系产区的沉香。市面上也有很多人拿着坤甸料（印度尼西亚、西加里曼丹的首府）来充当文莱料。两者香味确实比较接近，但坤甸料的穿透力比不上文莱产区的沉香，行家一闻即可区分。

印度尼西亚沉香

加里曼丹沉香。加里曼丹是印度尼西亚最出名的产区，也是最大的产区。加里曼丹分为四个省。不同省的味道有很大差距。中加里曼丹沉香和南加里曼丹沉香香气浓郁，凉意中带有甘草味；西加里曼丹沉香味道和东马沉香接近，甘甜清晰，略带花果香；东加里曼丹沉香包含了达拉干（或也称达拉根）沉香，香味醇厚带凉，附有奶香味。以前说东加里曼丹沉香大家都知道，现在远没有达拉干沉香的名气大，很多商人索性把东加里曼丹沉香写成达拉干沉香在市面上售卖。

早期加里曼丹岛沉香产量大、品级高，油脂、香气都很出众。但大量采伐导致其沉香产量极为有限。刚挖出来的新料水分高，香气也不稳定。

达拉干沉香。达拉干位于加里曼丹岛东部，是印度尼西亚系沉香的重要产区，也是东加里曼丹岛上重要的沉香集散港口。这个产区很小，但是出产的沉香品质很高。在印度尼西亚系沉香中，它的香气数一数二，常温下奶香味浓郁、清凉，香气怡人。达拉干沉香手串、雕件是市场上最受追捧的沉香之一，很是畅销。

马尼涝沉香。马尼涝（也称马尼瑙）位于加里曼丹东部，属于东加里曼丹省。它处在达拉干港的内陆地区，所产的沉香大都通过达拉干出口，因此早期都归在达拉干产区，近些年国内一些商家又把它细分出来。它香气清凉带甜，富有乳香韵味，跟达拉干沉香很接近，在国内接受度很高。

苏门答腊沉香。苏门答腊岛位于印度尼西亚西部，也是印度尼西亚最大的岛屿，它处于板块边缘，是地震多发带。那里靠近赤道，常年雨水丰富，一般结的香都是大块，质地相对疏松。苏门答腊与新加坡只隔着一道狭长的马六甲海峡，因此，从前苏门答腊沉香都运往新加坡，再由此出口到东南亚诸国。在香气上，苏门答腊沉香具备了星洲系的特征，生闻多以甘甜为主。如今该岛所产沉香极少。

安汶沉香。安汶是位于印度尼西亚安汶岛上的一座港口城市，它是马鲁古省的首府。安汶虽小，却是印度尼西亚著名的沉香产区。岛上所产沉香，香气带凉，清雅无比，品级高的还带有一种奶味花香。安汶老料以前颇多，车珠一流，基本都会被预订一空。

伊利安沉香。伊利安岛位于印度尼西亚东部，也是印度尼西亚的一个大岛，与巴布亚新几内亚接壤。岛上产地较多，有加索隆、加雅布拉、马拉 OK。香气以甜中带些甘草味为特点，品级高的还带有不错的果香。索隆沉香近些年也为很多香友熟知。索隆半岛隶属于伊利安群岛，是印度尼西亚巴布亚省的一座港口，其沉香香气清雅、带甜，香味沉稳。加雅布拉也是伊利安岛上的一座港口，也是伊利安沉香的集散地，在台湾地区，它被叫做甲布拉沉香。马拉 OK 沉香近些年在低端市场上经常能看到，它是还没有完全碳化的熟结，含油量很少、质地疏松，掂在手上很是轻飘。原料多为黄褐色，车成珠子后还会进行抛光处理，行内也叫“高抛”，就是本身油脂少，通过抛光转速来增加珠子表面的黑度和油亮感，为的就是卖相好。

除了以上产区，印度尼西亚很多群岛都产沉香，如东帝汶（1999 年从印度尼西亚独立）、苏拉威西等，早期都出产品质不错的原料。由于不被消费者熟知，流通时往往当作伊利安、加里曼丹沉香在市面上出售。所以在现在的手串市场，大家很难看到产区标为苏门答腊、苏拉威西、索隆、伊利安等地的沉香手串。

菲律宾沉香

从 2018 年年底，开始有人在菲律宾的几个岛屿上挖掘沉香。之前当地武装和政府军在这几个岛屿上打仗，一般人不敢在岛上活动，所以这些岛屿许久未被开采。至今发现了三批不同等级的沉香，挖出来的沉香油脂含量都非常高，能沉水的料多。明火烧、上炉熏与星洲系沉香味道类似，不太令人愉悦，生闻味道却很好，是制作珠串的上好材料。

这三批沉香生闻时香气都不同。

第一批沉香产自菲律宾南棉兰老岛的达沃。油脂很好，新料时味道还可以，但只要放一段时间香气就没了，并且表面发干，很奇怪。

第二批沉香产自菲律宾的莱特岛。味道非常好，接近文莱产区沉香的味道。沉水料很多，没有出现发干的现象，挖出来就被一抢而空。

第三批沉香产自菲律宾的民都洛岛。油脂很多，大料多，香气也好，和东马、文莱的沉香香气相似。这个岛出产的土沉味道也特别好，切出来的珠串很受追捧。

巴布亚沉香

巴布亚新几内亚是位于太平洋西部的一个岛国，主要涵盖新几内亚岛东半部，与印度尼西亚的巴布亚省相邻。巴布亚沉香油线多为黑油，油脂纹理清晰，是做手串和雕件的上等材料。

巴布亚分高山料、低山料以及沼泽料。上品的高山巴布亚沉香香气醇厚，花香味中透出丝丝的甘甜。低山料香韵就较为普通，带些土腥味，总体还能接受。沼泽料中泥土的腥味太重，有时还有点臭臭的，闻之确实有些恶心。时下加里曼丹沉香、达拉干沉香日益稀少，老料更是稀缺，巴布亚高山料逐渐受到市场追捧。

海南原始森林寻香记

沉香的来之不易，我有着亲身的体会与感触。我曾多次跟随香农进到越南、中国海南等产地的原始森林中，让我最难忘的一次进山经历是在2008年。

2008年5月中旬，是我去海南收香的第六个年头。由于大量采挖，此时进山已不再像从前那样容易找到顶级沉香。野生的顶级沉香一年比一年少、一年比一年难找到。当时大部分的收香人都更愿意在山下和当地的居民一起喝酒聊天，等香农下山后再挑香、收香。而我仿佛受到了沉香的召唤，无缘由地特别想进山，于是抱着学习的心态，跟随十二位香农一起进山找香。没想到却遭遇炎热、雷雨、发烧等一系列极限考验，让我体验了一次生死寻香之旅。

一般香农进山采香都会在深山里待七到十天左右。香农以采香为生，采香本就十分艰难，所以没挖到香，大家一般是不愿下山的。海南的原始森林，树木丛生，炎热潮湿。进山的第一、第二天寻路、开路，第三天开始进入到森林内部。这是真正的原始森林，参天大树遮天蔽日，即使外面阳光灿烂森林里也是昏暗的，只有少许阳光渗入。等到太阳下山，或者阴天，就更为阴森可怕。森林里非常炎热，湿气极重，不在当地生活的人是极不习惯的。进山后皮肤遇上湿气会起各种疹子，香农们却习以为常，他们会把自制的膏药给“外来人”涂抹，能缓解瘙痒。

第四天清晨，大家起床收拾行囊准备出发时，突然狂风肆虐、骤降暴雨，特别像小型热带风暴。很多人还没收拾好行囊，不少行李都被淋湿了。进山经验丰富的香农一般在狂风暴雨来之前能事先预测，并提前避开，但面对突如其来的风暴，大家无处可躲，生生淋了近五个小时的雨。

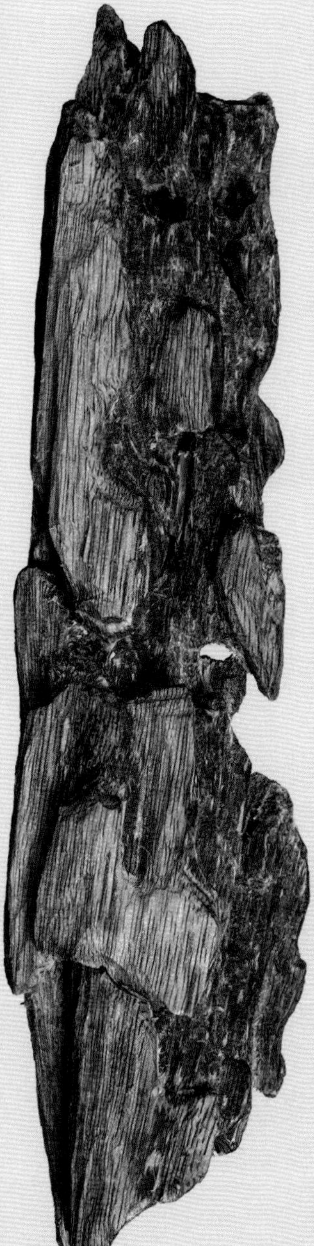

早上还是炎热的高温天气，五小时的暴雨侵袭让林中温度急剧下降，衣物又来不及更换，下午我开始发热，并持续高烧，香农们估计，当时我的体温接近40℃，我没有体力坚持下去了。我看着身边无恙的香农们，再看看自己虚弱的身体，又失望又难受，惶然无助。进山才第四天，沉香的影子都没见到，如果现在放弃，我是极不甘心的。但是，如果坚持下去，在山里还要待上七天左右，能否安全地走出森林都是个问题。我纠结万分，不想什么都没有收获就下山，更不想失去这个难得的学习机会，于是给自己下了一个生死决定——用民间最土的办法发汗一晚，如果能坚持下来就绝不放弃。

当天晚上，大家用大铜锅煮水，我喝了整整两大锅后，又把自己带的衣物紧紧裹了几层，让汗发出来。第五天早上，虽然依然浑身虚弱无力，但是发热的症状已经好了很多，香农们或背或抬，带着我继续踏上寻香之路。

行进速度十分缓慢，原始森林也依然炎热难熬。第六天，行进的途中，听到香农大声地喊“有了，有了”的时候，我不禁觉得那是我这辈子听到过的最美妙的声音。大家聚拢过去，好几棵生长良好、结香极佳的沉香树就这样突然

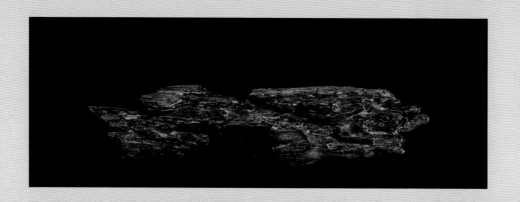

出现在我们眼前。这批沉香品相极佳、味道顶级。

此次寻香之旅一共历时十一天，香农们收获了这批顶级沉香料，在2008年的时候，这个收获已经极为难得了，更为难得的是这次寻香之旅对我的考验和启迪。

对我而言，这是一次生死之旅。在生命受到威胁、内心一片绝望之时，因为对沉香的执着而坚持寻香，这是大自然对我的考验，也是沉香对我的考验。世上任何美好的事物，与顶级沉香和顶级香味一样，要坚韧不拔、持之以恒，面对困难不退缩，才能收获宝藏。

这次经历更让我体会到了香农挖香的艰辛，沉香得来不易。香农进山会受伤，会遭遇暴风雷电，会遇到陷阱，会遇到猛兽。很多人一去不返，倒在了寻香路上。因此，面对沉香我们要始终抱有敬畏之心，要珍惜它、善待它。

这次收香之旅，也让我更加明确了沉香赋予我的使命，让我下定决心创立寻麟香学学派，把坚韧不拔、不忘初心的精神作为寻麟香学的精神，把传承、传播沉香文化与知识作为毕生使命，让香学文化、香学精神代代相传，生生不息。

▶ 用显微镜观察沉香的内部结构

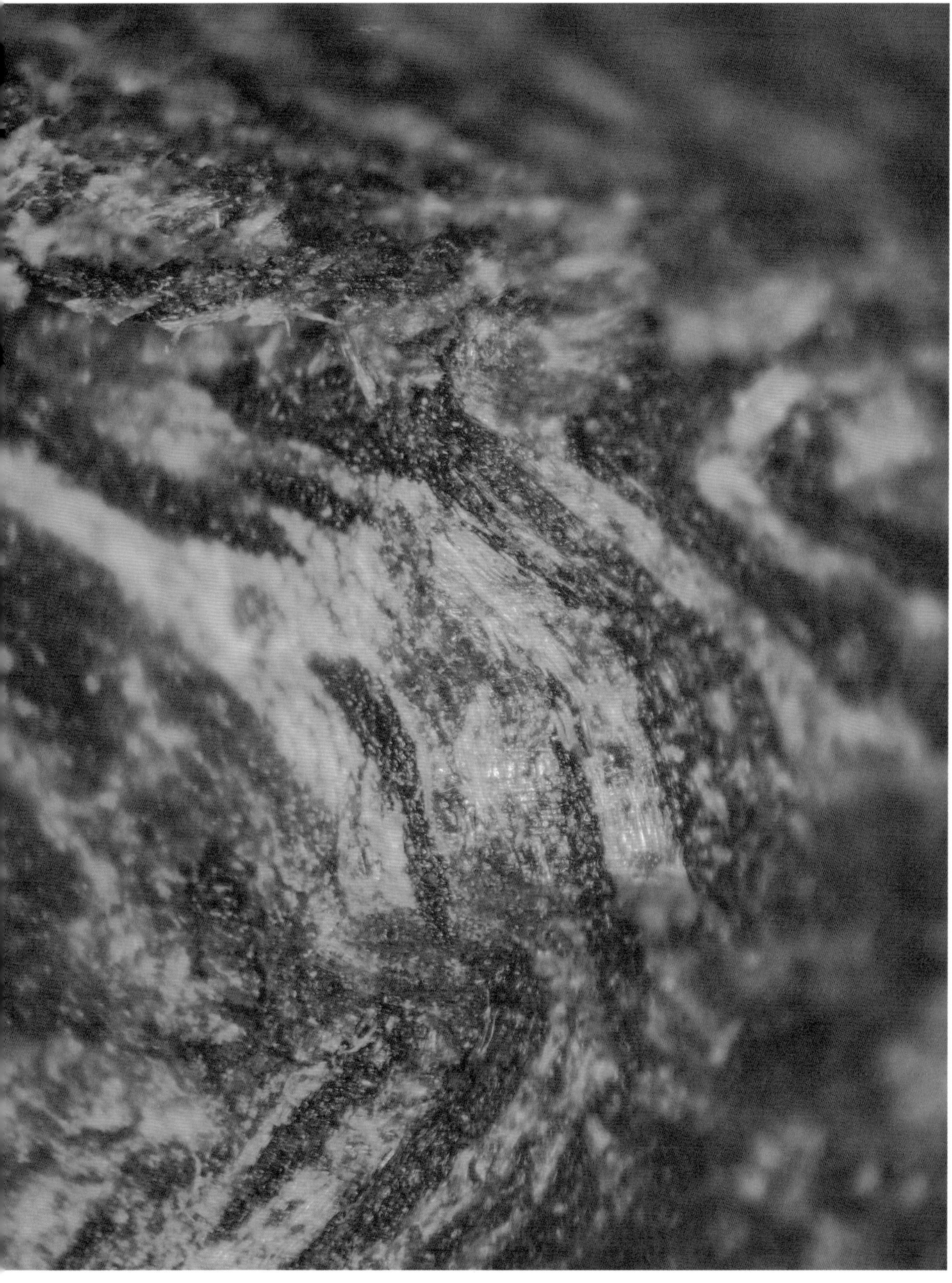

越南超度法会

2016 年，我和东南亚的香农、顶尖的沉香专家们一起，在越南胡志明市为采香付出生命的香农举办了大型超度法会。寺庙的方丈亲自主持，几乎所有的东南亚香界名人、香农世家都到场为那些付出生命的寻香人超度，感恩自然的馈赠，感恩他们的付出。

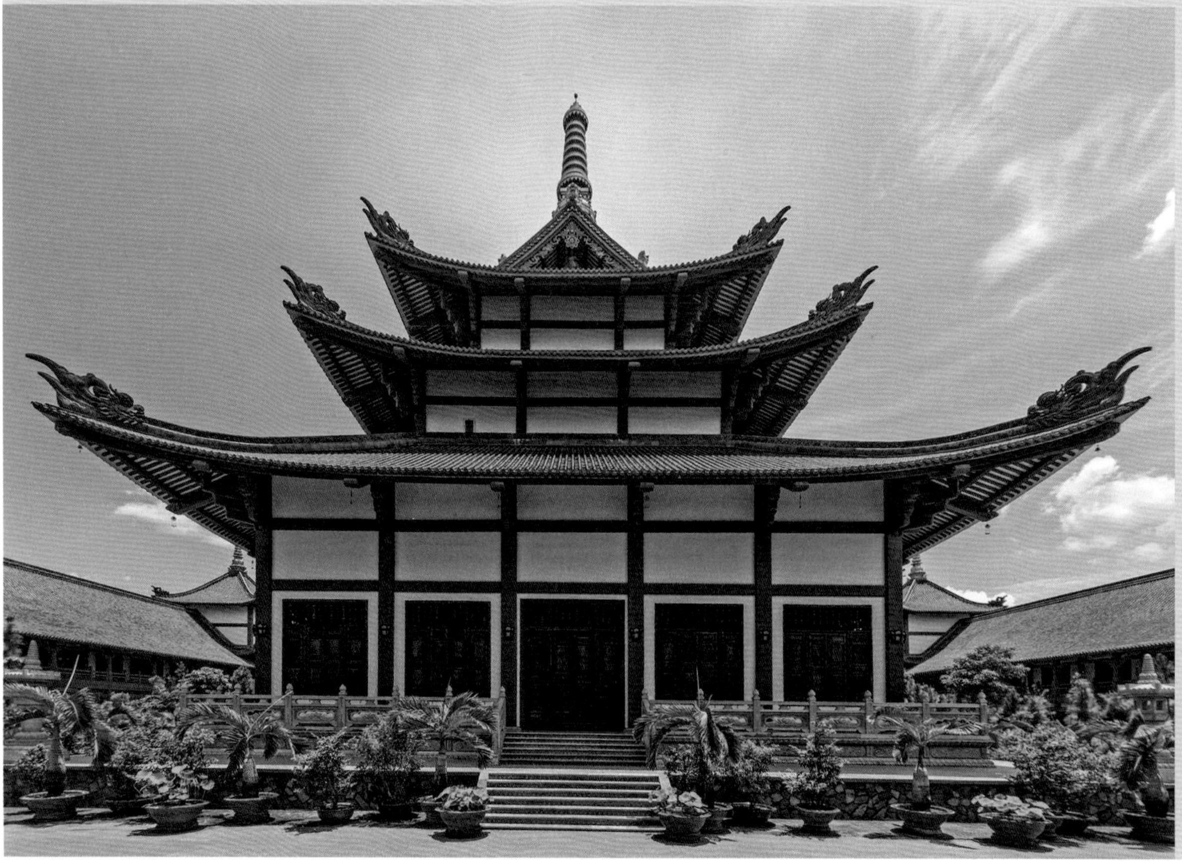

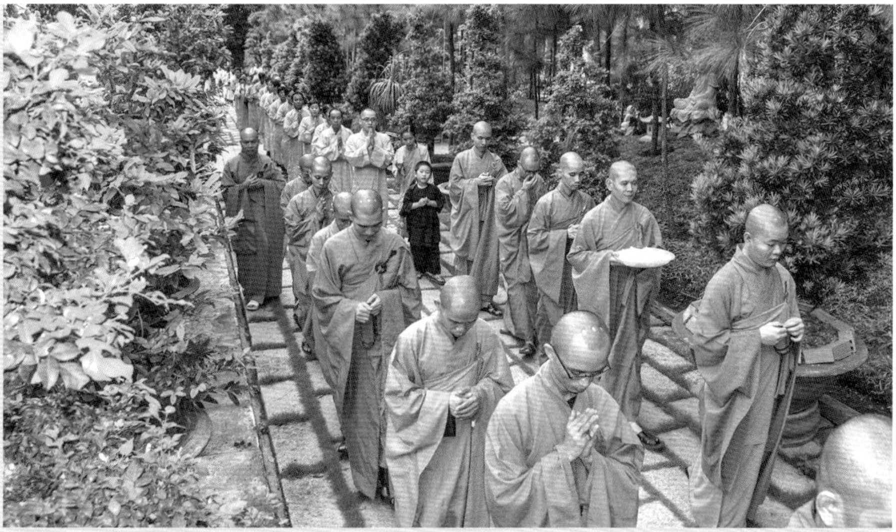
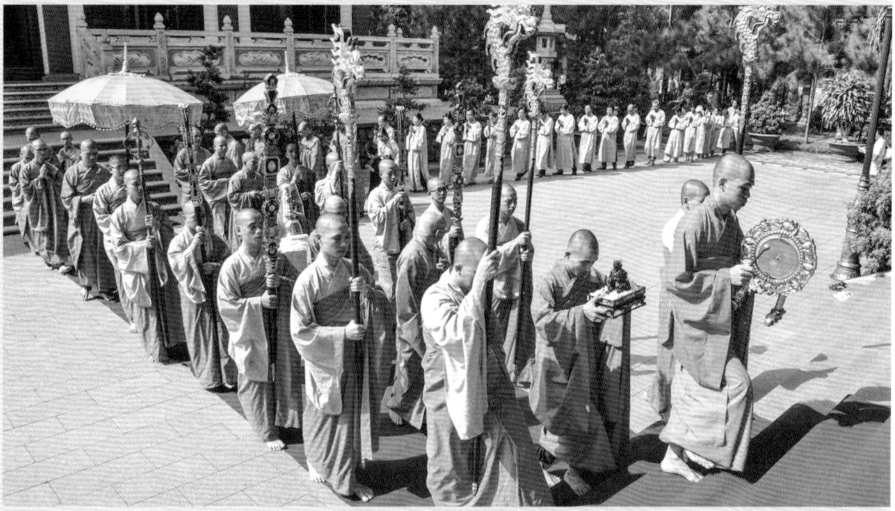
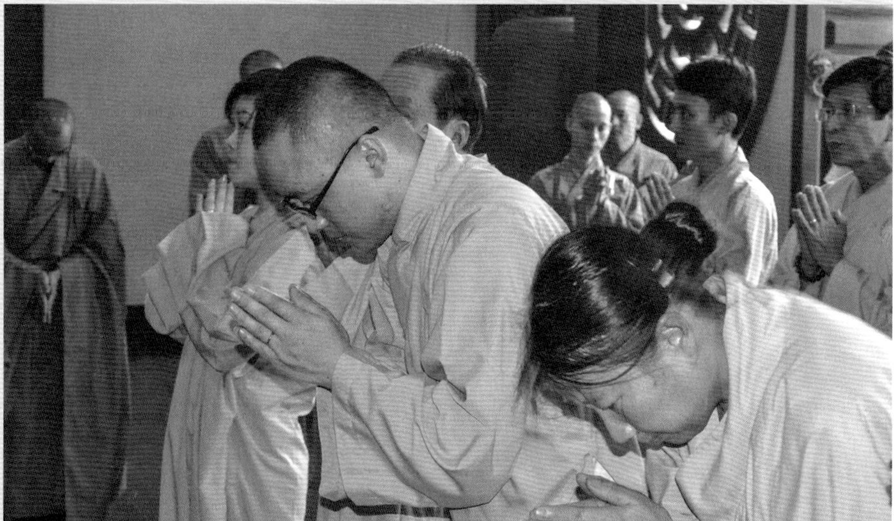

055

为什么说沉香中“国香”第一？

古书里有很多关于沉香的记载，包括明代的《周嘉香典》《以物志》等，都说“国香第一”。我们知道“国香”指的是我国贵州、云南、广东、广西、香港、深圳、海南等地产的沉香。为什么古代人会认为国香第一呢？我们今天来看这些书时，一定要结合当时的场景和环境来分析。

在宋明代时期，交通运输不发达，当时国内用广东、广西、海南沉香居多，东南亚沉香则受到地理、运输条件的影响，很多品种难以运送入境。加上东南亚很多地区的沉香用来熏燃的味道确实不好，有些甚至难闻，所以在当时国人多推崇海南沉香，也就是今天所称的“国香”，故而称“国香第一”。

近代经济物流业的发展使得地球变成了地球村，早上还在新加坡吃早餐，中午可能就在胡志明市吃午餐，晚上已在上海吃晚餐。今天的我们可以不受地域距离的限制，能看到所有产区的沉香，也能品闻到它们的味道，比起宋代人我们幸福了一百倍。故而我们比较沉香的品质就是全球范围来比较了。

用上炉、煎香的方式品香，所有产区中能和海南产区的沉香媲美的也为数不多，但不是没有。越南芽庄、富森、柬埔寨等产区的高等级沉香，比起海南高等级沉香来说，并不分高低，各有千秋。大家要知道，现在市面上流通的顶级奇楠珠子、雕件、边角料和奇楠粉末，几乎都产自越南的芽庄。

我从事沉香行业二十载，对各产地沉香没有任何偏见，只要是香气好的都会喜欢，也会收藏，不会因为偏好而误了学习。近些年经常遇到一些香友来与我交流，说他只喜欢海南产的沉香，也有人说只喜欢越南芽庄产区的沉香，这种偏狭的说法会影响我们对沉香的理解与学习。

芽庄也好、海南也好，都是一流的知名产区，但在这些知名产区的沉香也会分高中低档，正区和偏区级别不同，香味上更是差别甚远。海南的中、低档沉香，上炉香气也很普通。如果是正区高等级的芽庄与高等级海南香比较，可以说两者平分秋色，不分伯仲。要想掌握全面的沉香实战知识，就不能盲从，一定要多看、多闻、多比较，用一颗好学、包容、探寻的心去感受一切香气美好的沉香。

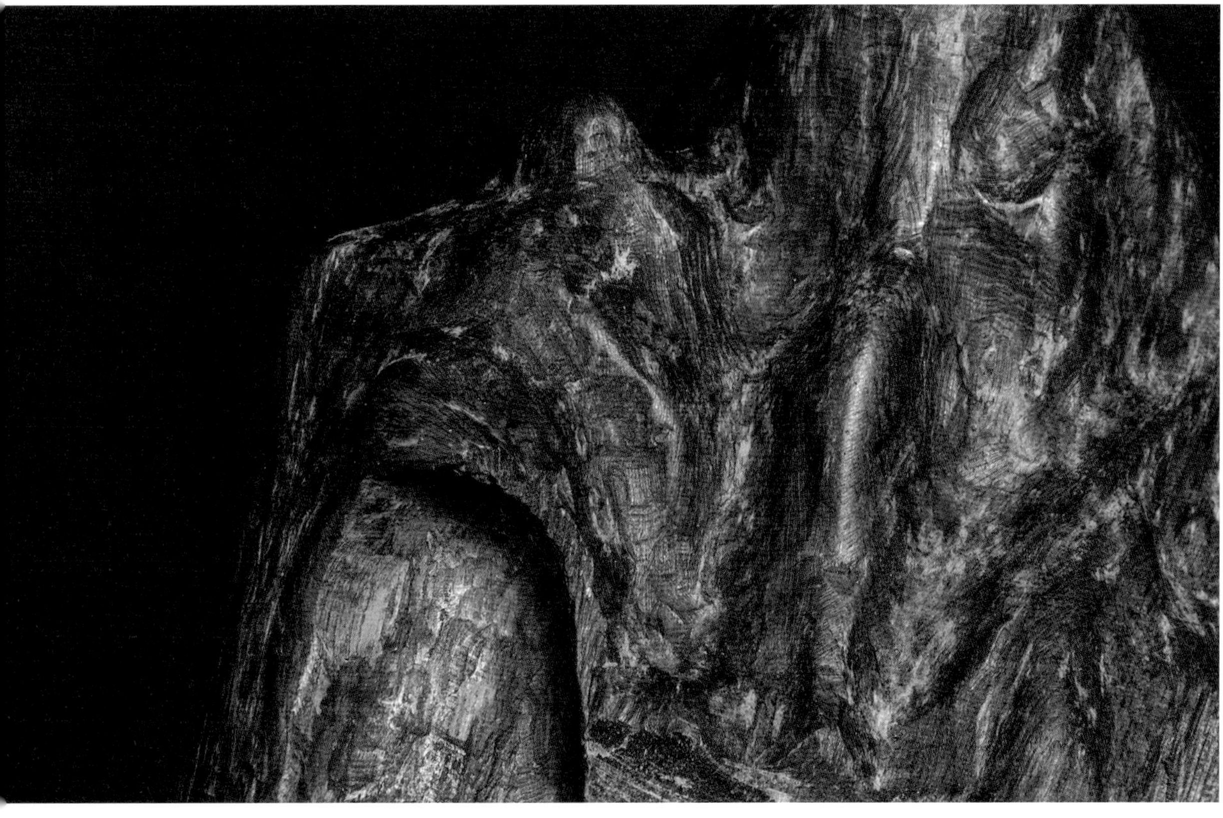

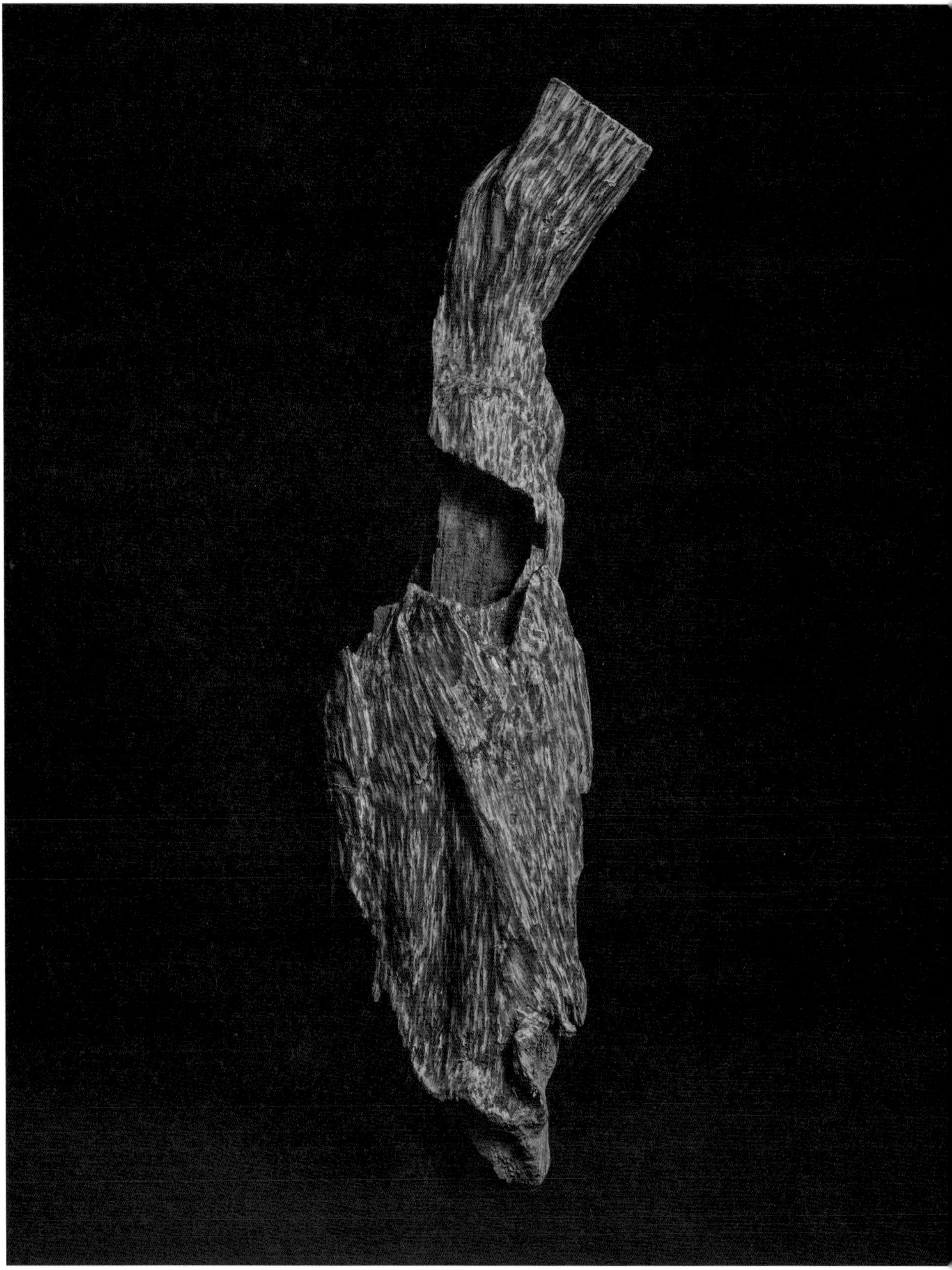

056

沉香树可在现有产区之外种植吗？

沉香树是东南亚特有的物种，在其他纬度没有它们的踪影。

因为沉香的需求量逐年增大，也有同行朋友开始尝试在非洲和南美洲等地人工种植沉香树。据我所知，暂时还没有成功的案例。即使种植成功，想必香味上也会有很大的区别。

闲吟四句偈，
静对一炉香。
——唐·白居易《郡斋暇日忆庐山草堂兼寄二林僧社三十韵》

057

沉香的等级是怎么划分的?

沉香的等级有着严格的鉴定标准：第一是香气，香气不好其实就失去了沉香的根本，香气好的沉香价值就不会差。第二是油脂，满足了第一点，那油脂就很重要了，油脂越多越好，最好是能沉水。第三是形状、大小。有了香气，有了油脂，再大块些，形状再好看些，这块香的等级就一定很高了。如果只追寻油脂多、沉不沉水，香气上没把控好，就有可能要交学费了。

这里科普一个沉香小知识。沉香品质最为上等的料一般是高山料，即高山上原始森林里的沉香。高山海拔高、水分流失快，生存环境恶劣，反而导致结出的沉香香气穿透力强。相反的就是低山料，低洼区域较多，水气笼罩严重，结出的沉香香气平稳，较弱，品质就要差一等。另外还有一种沼泽料。因为长期在水中浸泡，导致香气流失严重，加之受淤泥的腥臭味影响，香气较难闻，有沼泽的臭味，这种沉香就是最差的沉香了。

越南芽庄作为沉香原料和沉香文化中的重要产区，其原料品类丰富，香味丰富曼妙，其中各个正产区、偏产区的沉香，根部沉香、两头尖沉香、老料沉香等各品类在《奇楠·沉香（收藏版）》一书中有详细的图片、文字记载，想要更深入了解的香友，可以翻阅品图。

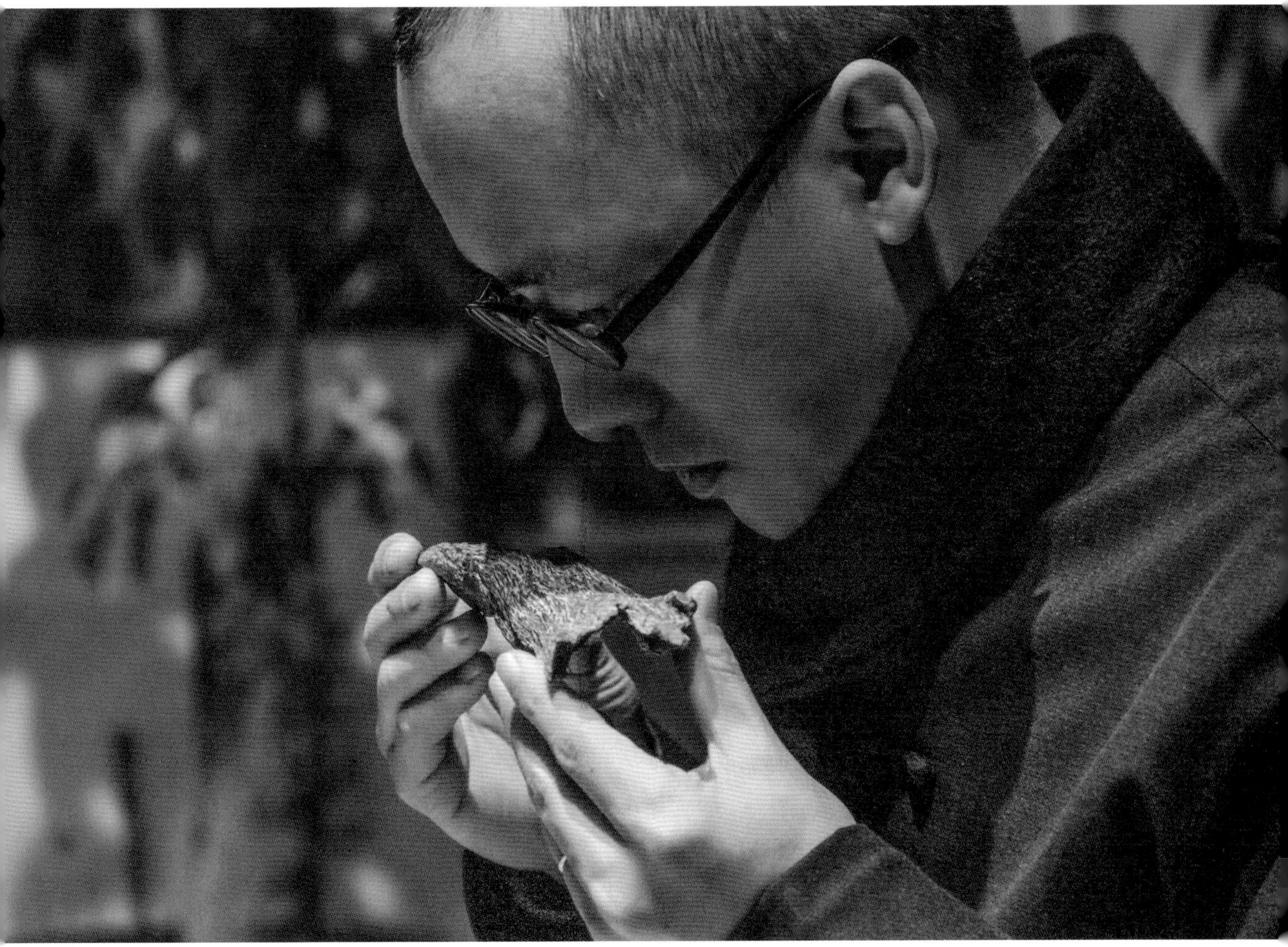

058

是不是能沉水的才能叫沉香?

上一节提到了“沉水”的概念。那么什么是“沉水”沉香呢?所谓“沉水”是指沉香原料中油脂含量高，导致原料的密度比水的密度高，从而放到水中后会下沉。会沉水的沉香油脂含量高，所以不少似懂非懂的沉香入门者会特别关注自己买的沉香是否沉水。

甚至有一些人有一种错误的认识，认为只有能沉水的沉香才叫沉香。这是不对的。从沉香树受伤到结出厚厚的油脂，需要一个漫长的过程，长达几十年甚至上百年。一般沉香树受伤结香 1 年之后就看得到油脂的分布，3—5 年之后油脂的含量就不错了，此时挖出来的话这块包含油脂的木料不会沉水，但它已经是沉香了，只是结油比较少，价格会相对便宜。沉香的油脂多，密度大于水，主要是结香时间久远。

还有一种情况叫沉水浮。它指受伤后结香时间不久、油脂含量不高的沉香，在试水时会漂浮在水面上。

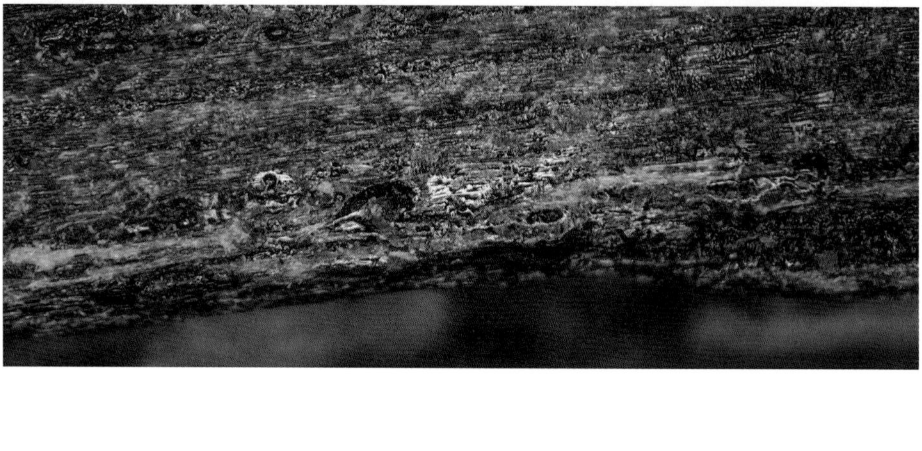

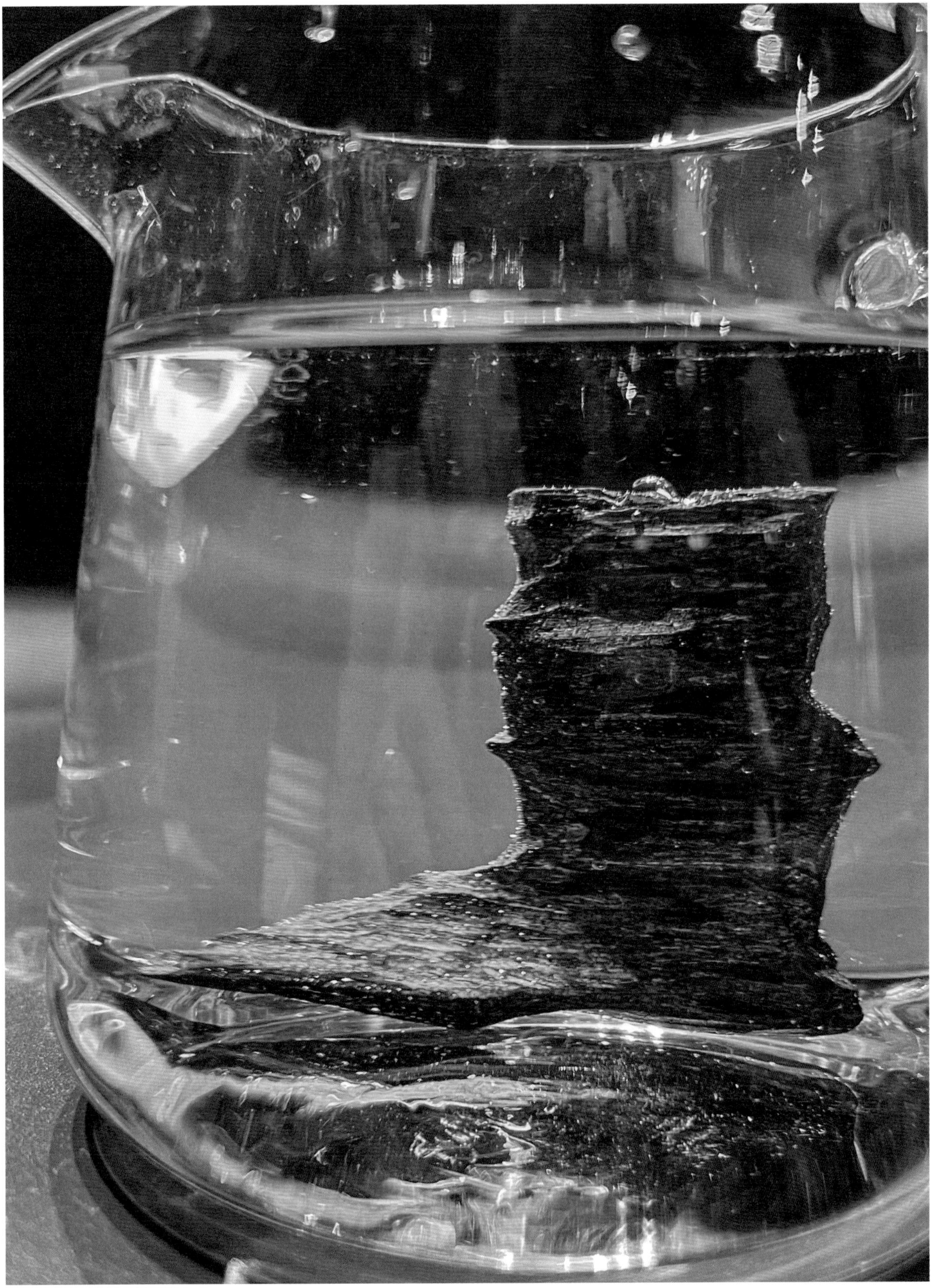

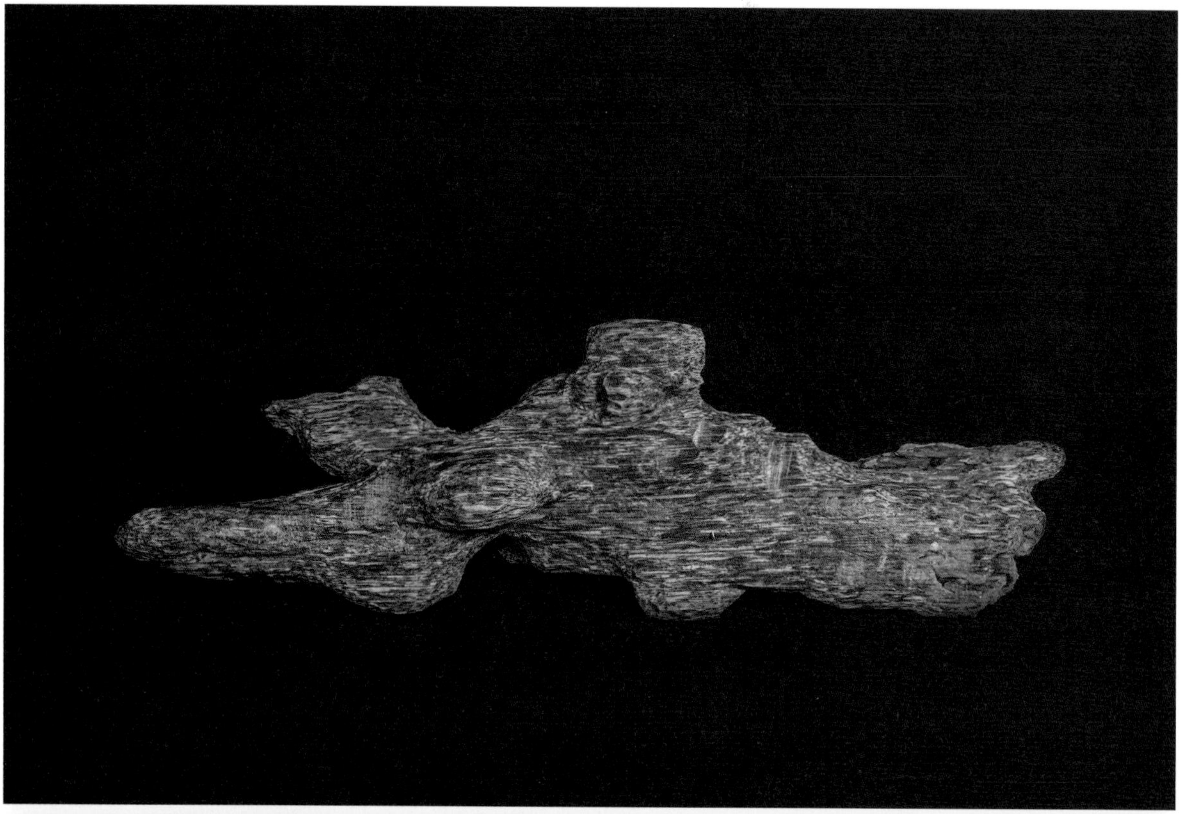

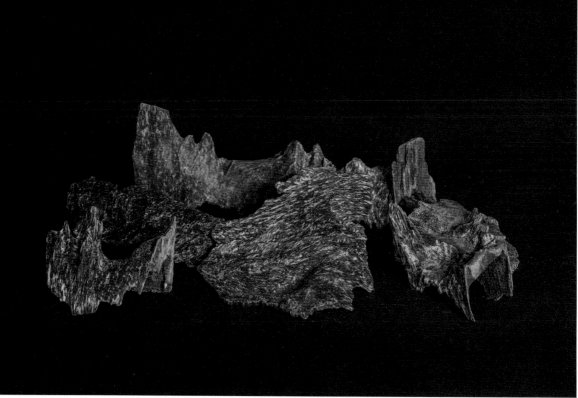

059

是不是越能沉水的沉香就越好？

简单说，能沉水的沉香不意味着一定是好沉香。能沉水说明沉香的油脂多，但沉香的好坏最主要的指标是香气，也就是说沉香树的基因决定了它未来所结沉香的香气，同时也决定了它的价值。如越南的芽庄、海南的中部山区这些产地的沉香，一般情况下等级都不会低。能沉水只能说明它结香时间久，油脂含量高，这跟好坏等级有一定的关系，但不是决定性因素。

同一个道理，沉香也不是油脂越多就说明这块沉香越好，香气始终是判别一款沉香的金指标，油脂只能排到第二位。油脂多只代表它结香的时间长，如果只看油脂的含量去衡量它的价格，就很容易交学费。

060

沉香是不是放得越久，颜色越黑、油脂越多？

油脂的颜色黑，意味着它结香的时间较长，油脂含量高。前面已经说过，判断一款沉香最重要的是香气，油脂只能排到第二位。在沉香香味好的前提下，当然是越黑越好，能够达到沉水级别的话更好，但如果脱离了香气只用油脂去衡量它的好坏，就很不科学了。一款不好闻的沉香，油脂再多颜色再黑，也不会是高等级的沉香。

另外，沉香结香主要是在沉香树活着的时候进行，一旦沉香树死了，或者香农把沉香从树中取出，就会停止结香，它的油脂含量也就定格在那个时间了。沉香被取出之后，无论放多久都不会再增加含油量，故而不会出现放得越久油脂越多、颜色越黑的现象。

礼佛沉香火，
看花细雨天。
——明 · 邢侗《闻王百穀寓南屏寺奉怀》

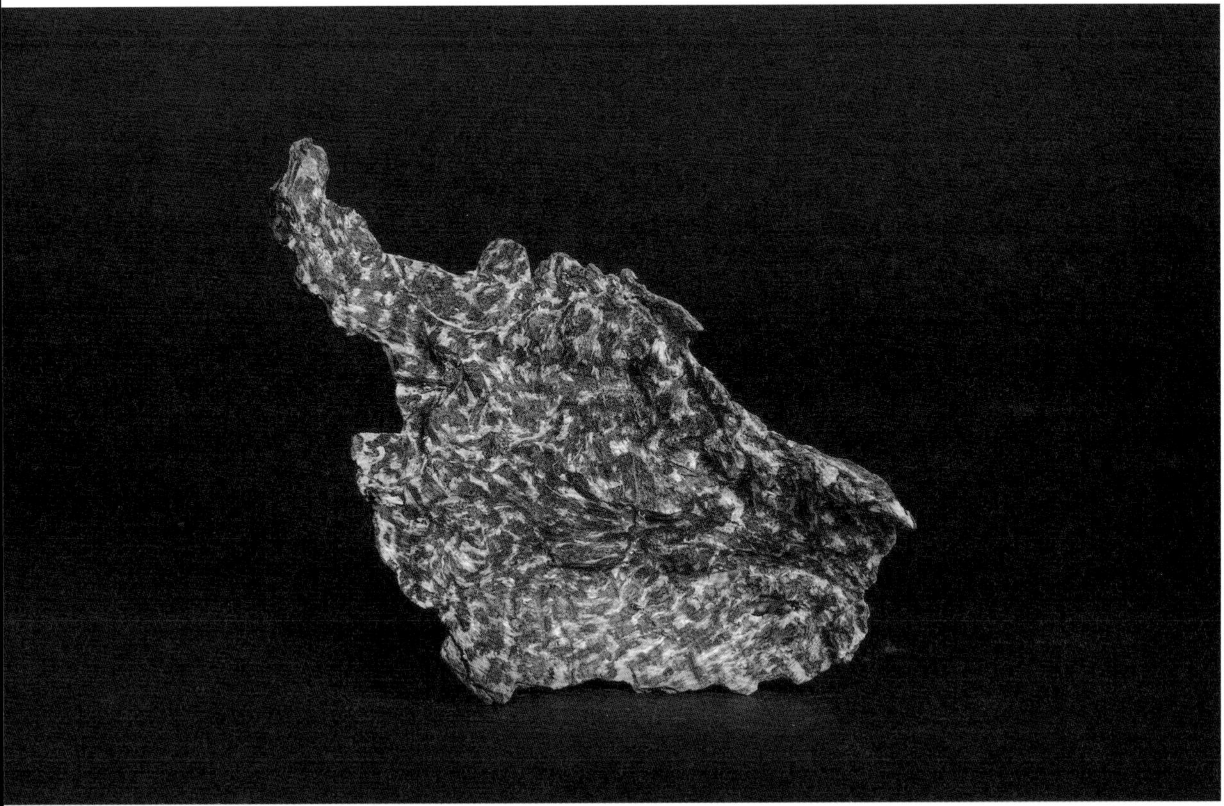

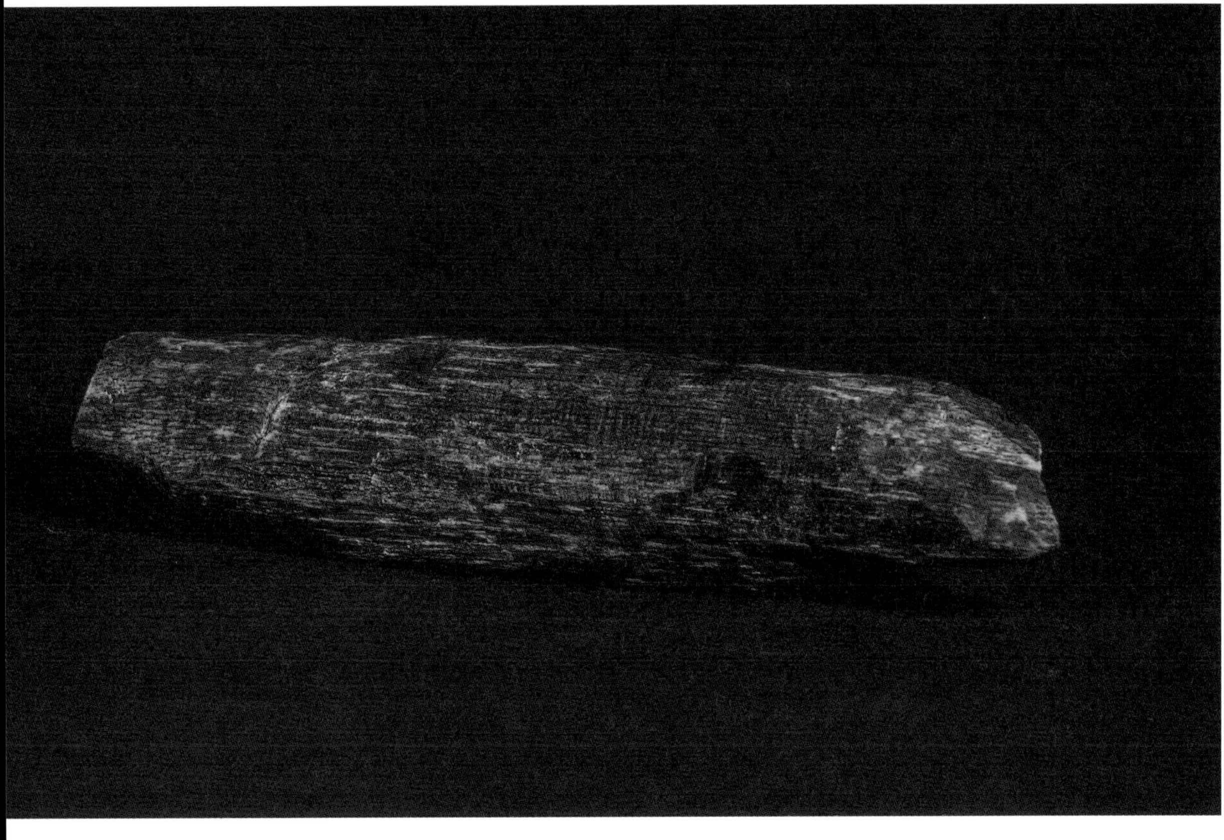

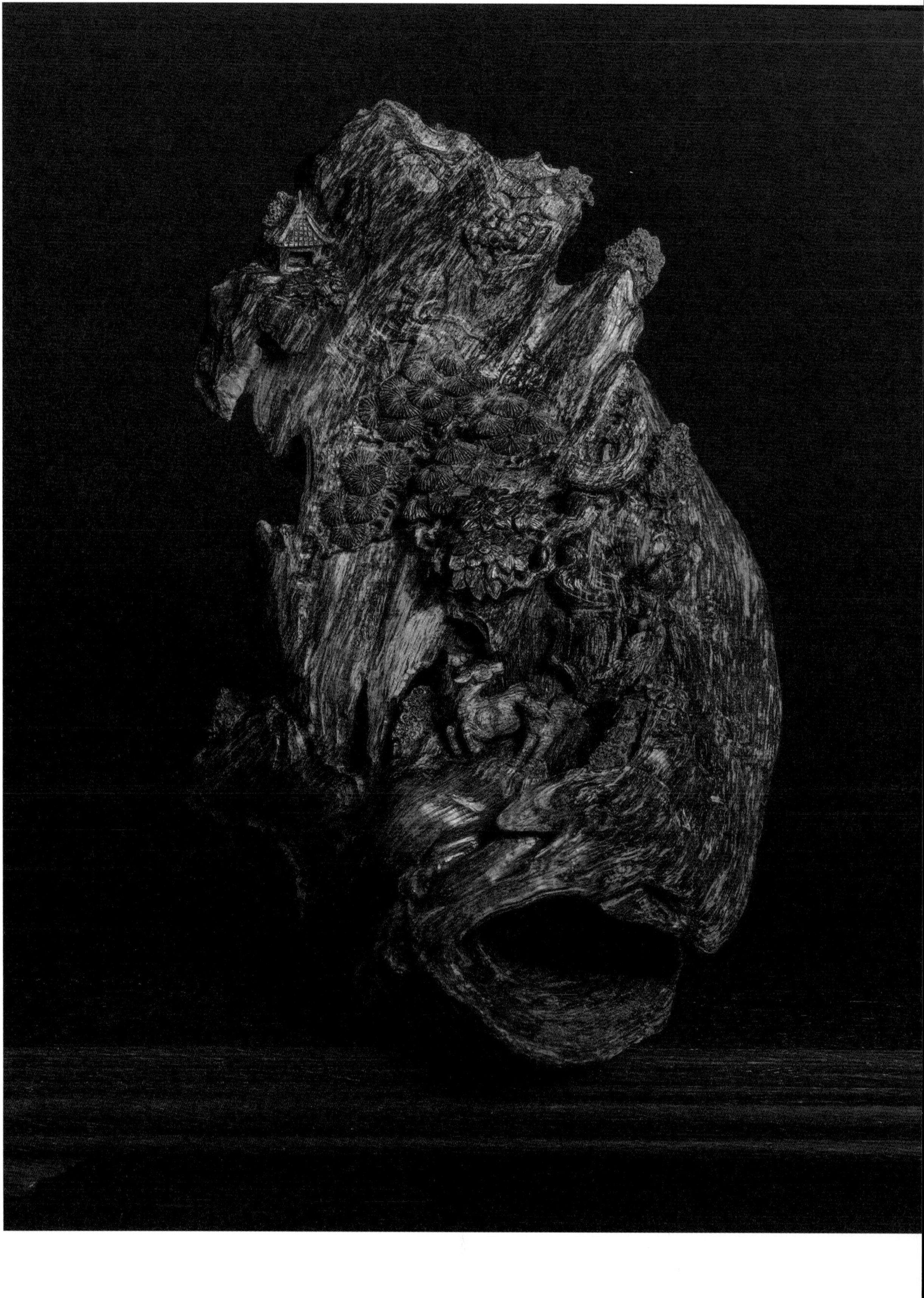

061

沉香只有一种颜色吗？

沉香的颜色有很多种，有黑色的，有黄油色的，有木质较多偏白的，也有咖啡色的，不一而足。沉香从受伤结香，到油脂多得能沉水，是一个渐变过程。随着时间的推移，沉香的颜色也会慢慢发生改变，所以我们看到的沉香的颜色多少有些差别。但最终 99% 的沉香都会因油脂过多而呈现黑色，只有极少部分的沉香会出现咖啡色、黄油色。这些主要是因为小树种的不同，加上受伤原因不同等导致的。黄油色的沉香只要结香时间久也能沉水。

宝马雕车香满路……
笑语盈盈暗香去。

——宋·辛弃疾《青玉案》

062

奇楠是什么，是沉香吗？

奇楠，古名伽楠、奇南、伽蓝、伽罗，属于沉香的一种。

奇楠和一般沉香香味区别很大。一般沉香的香气比较稳定，变化少，只有浓淡之分；而奇楠的香气丰富多变，有头香、本香、尾香的变化过程，非常奇妙，且持久耐熏，是沉香中的极品。因此古人把此类沉香单独取了个名字叫奇楠，奇楠的香气是沉香里最高等级的。

俗语说：“三世修得善因缘，今生得闻奇楠香。”奇楠的香味玄妙且留香时间长，但奇楠量极为稀少，不易得，能得以品闻真是三生有幸。

另外，日本曾经用奇楠入药做救心丸，有奇效。若突发心梗，只要吃几粒奇楠救心丸，几分钟内就能得到缓解。

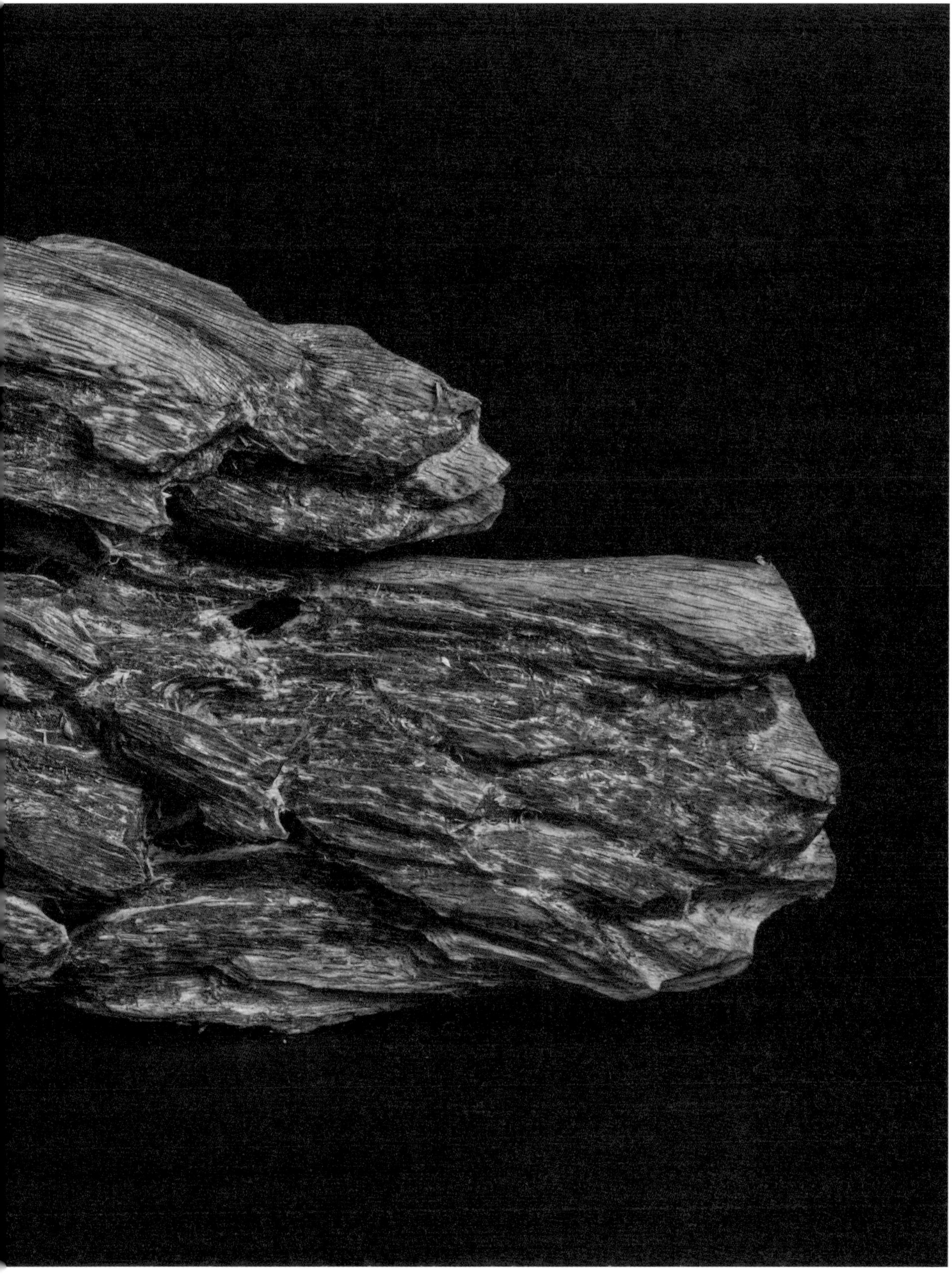

063

所有的沉香树都能结奇楠吗？

什么样的情况下沉香树能结奇楠，历来有很多解释。

清代学者赵学敏所著《本草纲目拾遗》中认为，奇楠是沉香树结香后又被大蚁筑巢所得，“大蚁所食石蜜遗渍其中，岁久渐浸，木受石蜜气多，凝而坚润，则成伽”。这个观点有很大的市场，至今仍有人认为奇楠是在某种特殊情况下，由一般沉香转化而来。以我多年的实践经验来看，这个观点很难成立。

早些年我跟着香农进山考察，也跟很多经验丰富的香农交流过，了解到一个奇特

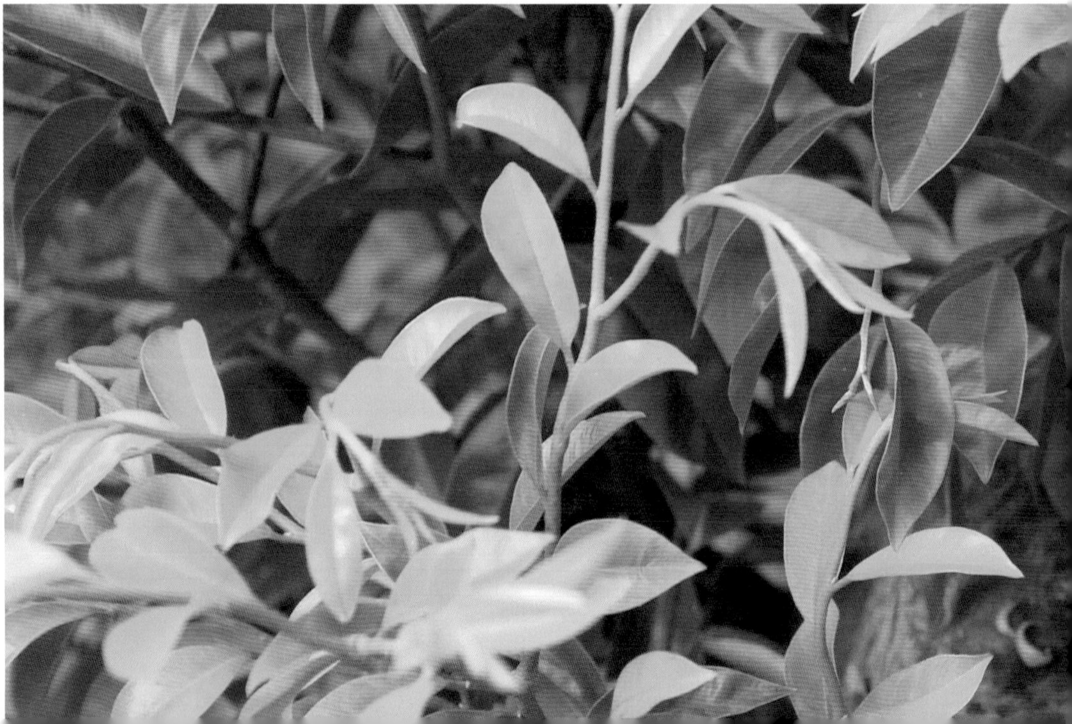

的现象。经验丰富的香农们发现，没有出现过一棵树又结沉香又结奇楠的现象，反而是若发现沉香的坑中有熟结奇楠，则整个坑中全都是熟结奇楠。进一步考察，最终发现不是所有的沉香树都能结奇楠，而是有一种树它生来就能结奇楠。它是瑞香科沉香属里的某一个小类树种，我称之为奇楠树。奇楠树的外表和一般沉香树差异不大，但这种树受伤之后结的沉香就是奇楠，整棵树的结香部位全都是奇楠。

奇楠的外形或是根状、扭曲状，或是实心块状，或是菱角山峰状，从来没有出现过虫漏状，即使挖了很多奇楠的香农也未曾见过。奇楠树产量极少，只分布在今天越南芽庄、中国海南和广东部分地区，占比沉香的千分之一都不到。此类小树种本就稀少，再加上早些年的砍挖，现在芽庄地区和海南地区都很难再找到野生奇楠树的踪影。因奇楠有独特、变化、丰富的香味，数量又极少，可谓弥足珍贵。

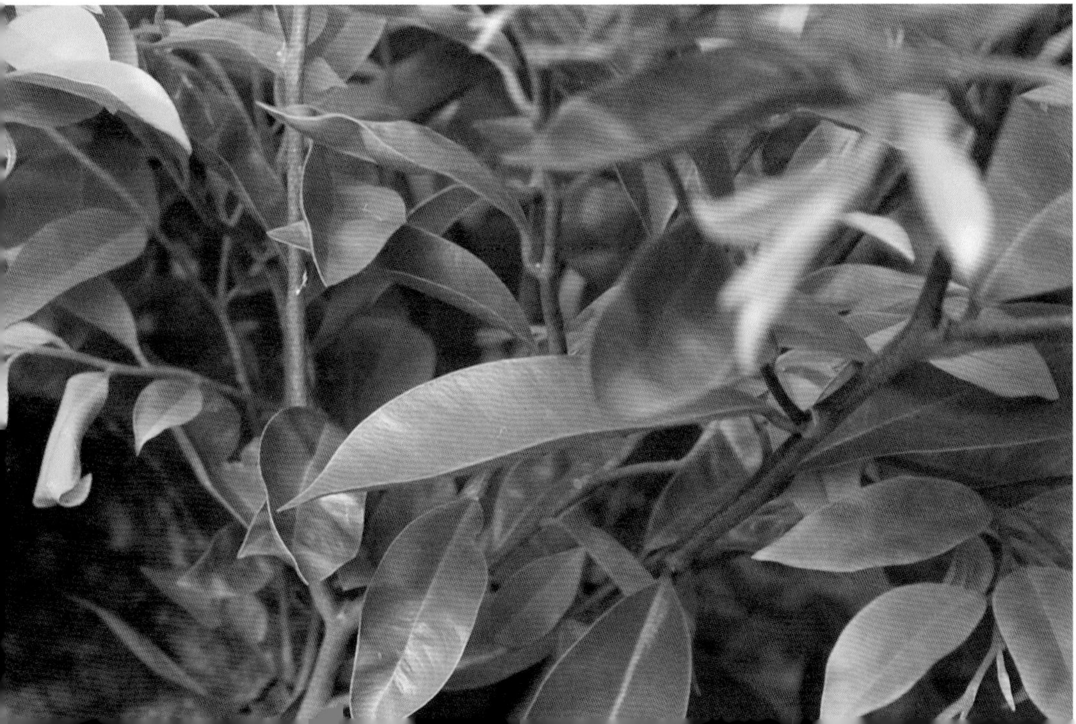

064

哪些产地能出产奇楠?

能产奇楠的区域，严格意义上只有越南芽庄地区、我国的海南和广东惠州的部分地区，除此之外的产地不出产奇楠，如果看到类似“菩萨奇”“加里曼丹奇楠”这样的说法，就要留心了。

本书前面还介绍过一些所谓的“奇楠种”“黑奇楠”，但它们都不是真正的奇楠。市面上能看到的奇楠手串、雕件、吊牌、粉末，包括大块的原料，99% 以上都产自越南芽庄。现在我们能看到的海南、广东所产的奇楠，都以薄片、小料居多，做不成手串和挂件等。

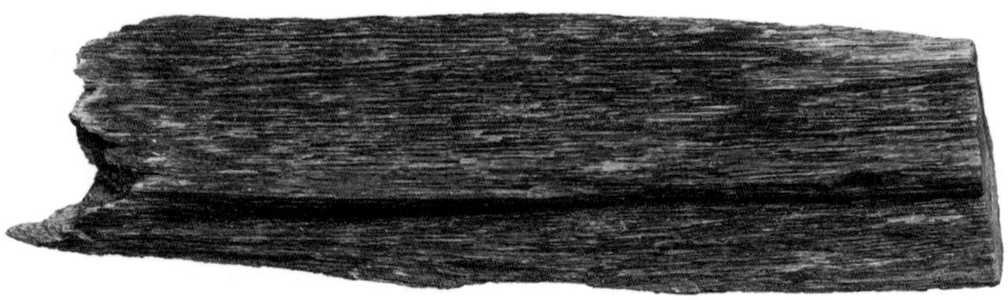

065

如何鉴别奇楠?

在市场上，并非所有被标为“奇楠”的沉香都达到了奇楠的级别，不少是以次充好。那我们该如何辨别一块沉香是否达到了奇楠级别呢?下面介绍几个简单的方法。

沉水。上好的沉香都能沉水，但奇楠除了早期的老料，现在大部分都是半沉或八分沉、九分沉，极少能完全沉水，主要是结香时间不够久。

品尝。取一小丝，放入舌尖抿嚼，沉水级的奇楠抿后即化，因其油脂含量非常高，完全浸润、软化了木纤维。抿化后如果觉得舌尖发麻，苦口生津，则说明这块香已具备了奇楠的特点。但还不能据此就将之完全定性为奇楠，因为有极少一部分顶级沉香抿嚼后，也会出现舌尖发麻感，但麻感不似奇楠那般强烈，生津度也不够。之后还要根据入口香气的不同来区分等级。高等级的奇楠吃起来有些麻，咽下去喉咙都会有清凉感，满口生津，通气生香，回味无穷。

下刀。奇楠在质地上不似普通沉香那么坚硬，难以下刀，奇楠含油量高，质地温软，下刀时会感觉到油滑，有粘韧性，用手轻按一下切口会有黏手的感觉。如果含油量再高点，切口处还能看到明显的纹理，用指甲一掐即会留下痕迹，普通沉香则不会。

上炉。奇楠和普通沉香在香气上也有很大的差别。如果生闻，多数的普通沉香几乎闻不到香味，有也很淡（印度尼西亚系沉香除外），而奇楠却能散发出醇厚的清甜味。如上炉品闻，普通沉香的香气非常稳定，只有浓淡之分；而奇楠的头香、本香、尾香则会有明显的变化，时而清凉，时而蜜甜，时而又会出现乳香味，变幻无穷，回味深远悠长。

评价一块奇楠的品质，第一闻其香气，第二试水看油脂，第三称重量看大小。味道好、能沉水、个头大，就是最上品的奇楠。

有一点需要特别注意的是，奇楠一般不适合明火烧，熏比明火烧的味道好闻很多。而且拿奇楠来烧也实在很浪费。市场上有不少所谓的奇楠线香，真假先不论，真正懂香、爱香的人不太会这么做，这不啻于暴殄天物。不过，有些藏家也会私人订制一些奇楠线香，一般也就几百克、一公斤左右。近些年，人工种植的奇楠做的线香很多，但香气就差远了。

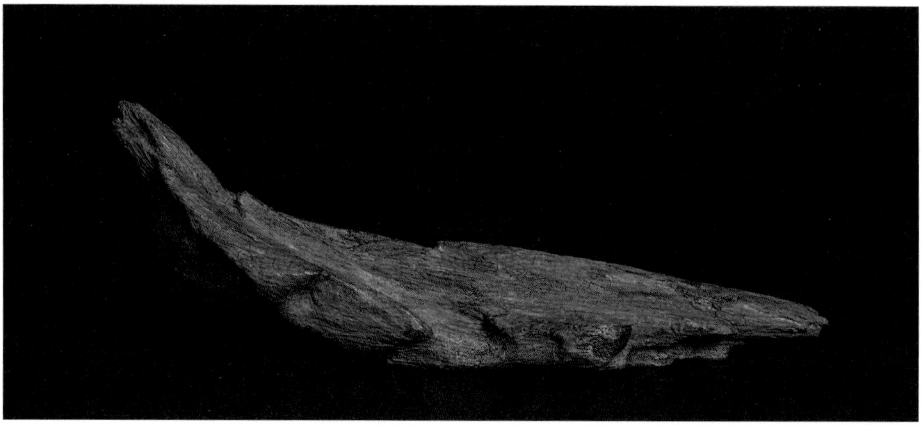

066

白奇、绿奇、黄奇和紫奇的价值有高低吗？

在产区，奇楠只有生结和熟结之分，并无现在市面上所谓的白奇、绿奇、黄奇和紫奇之说。奇楠流通到国内后，不少香友和收藏家喜欢依据奇楠的表皮颜色来定奇楠的品类。其实上好的沉水奇楠但凡切开，里面都会是黑色的油脂，皮相的区别意义很小。奇楠的级别主要还得看它的香气，不管是白奇、绿奇，还是黄奇、紫奇，在同一类别里也有品级区分，价格差距也很大。不是白奇就一定胜过绿奇，黄奇就一定输给紫奇，具体得看是哪两块奇楠在比较。所以我们在挑选奇楠时，不必把奇楠区分得那么复杂，也不必因为名称就给它加分，要以每一块奇楠具体的香气去评价，会少走很多弯路。味道好的奇楠就是值得收藏的奇楠。

067

奇楠粉的价值高吗？

奇楠粉是在用奇楠原料开手串、挂牌等饰品的时候，打磨过程中产生的细小边角料和粉末的混合物。奇楠原料毕竟价格高昂，很少人能收藏、品闻，相对而言奇楠粉的价格就亲民很多，因此近年来很多朋友购买。

需要注意的是，奇楠粉一定要在避光的地方存放，不能放在强光下，否则油脂挥发之后会发干。奇楠粉一般呈红糖色，会沾黏成球状，具体色泽与原料油多油少息息相关。好的奇楠粉有花香和清凉的杏仁味，若生吃奇楠粉舌尖发麻、口腔生津回甘香甜。

奇楠粉上炉后的味道与奇楠原料上炉的味道相差不大。没有购买奇楠原料的朋友不妨试试奇楠粉，在可承受的范围内享受最高等级的香味。

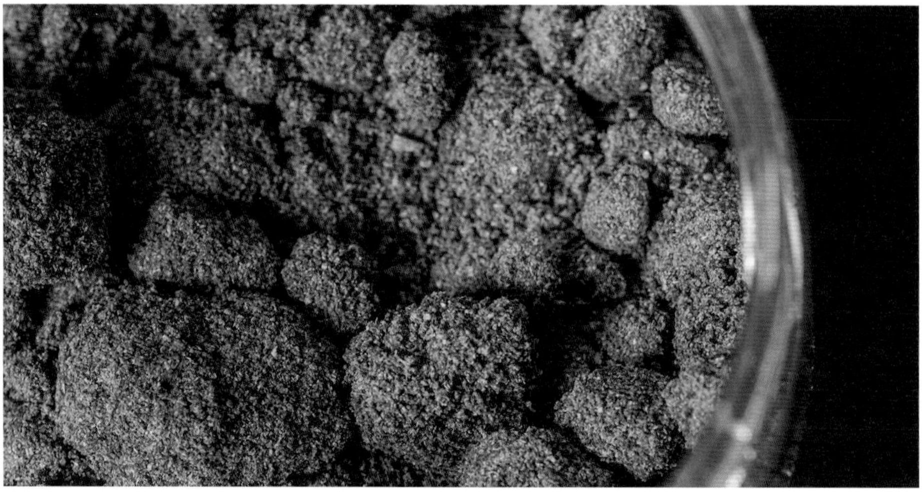

068

沉香有哪些产品形式?

沉香的产品形式丰富多样，市面上主要有以下几种形式:

沉香原材料

原材料的用法最简单，可以用来煮水、泡茶、煎香、用电子香炉品闻等。可以用来泡水的沉香原料并不多，有些沉香泡的水清甜有回甘，有些沉香泡的水就很难喝，有泥土味、塑胶味，令人很不愉悦。

沉香线香、盘香

这是市面上最常见的沉香产品之一，也是使用起来特别方便的产品。

沉香香粉、香片和香丸等

一般用来打篆香、隔火香、用电子香炉熏闻或做成车载熏香等。沉香粉可以熏或者埋炭做隔火，让香气慢慢出来。好的沉香粉也可以直接烧，但差的沉香粉就会出现烟气大或呛鼻的现象，所以直接烧的话一定要挑比较好的沉香粉。

沉香精油、纯露等

这两款算是日常消费品，既可用作日常的肌肤护理，也可以用电子香炉熏闻，居家和办公时都可以随手使用。

沉香手串、挂件、设计款饰品等

这些产品能满足香友们日常佩戴的需要，也是非常受欢迎的沉香

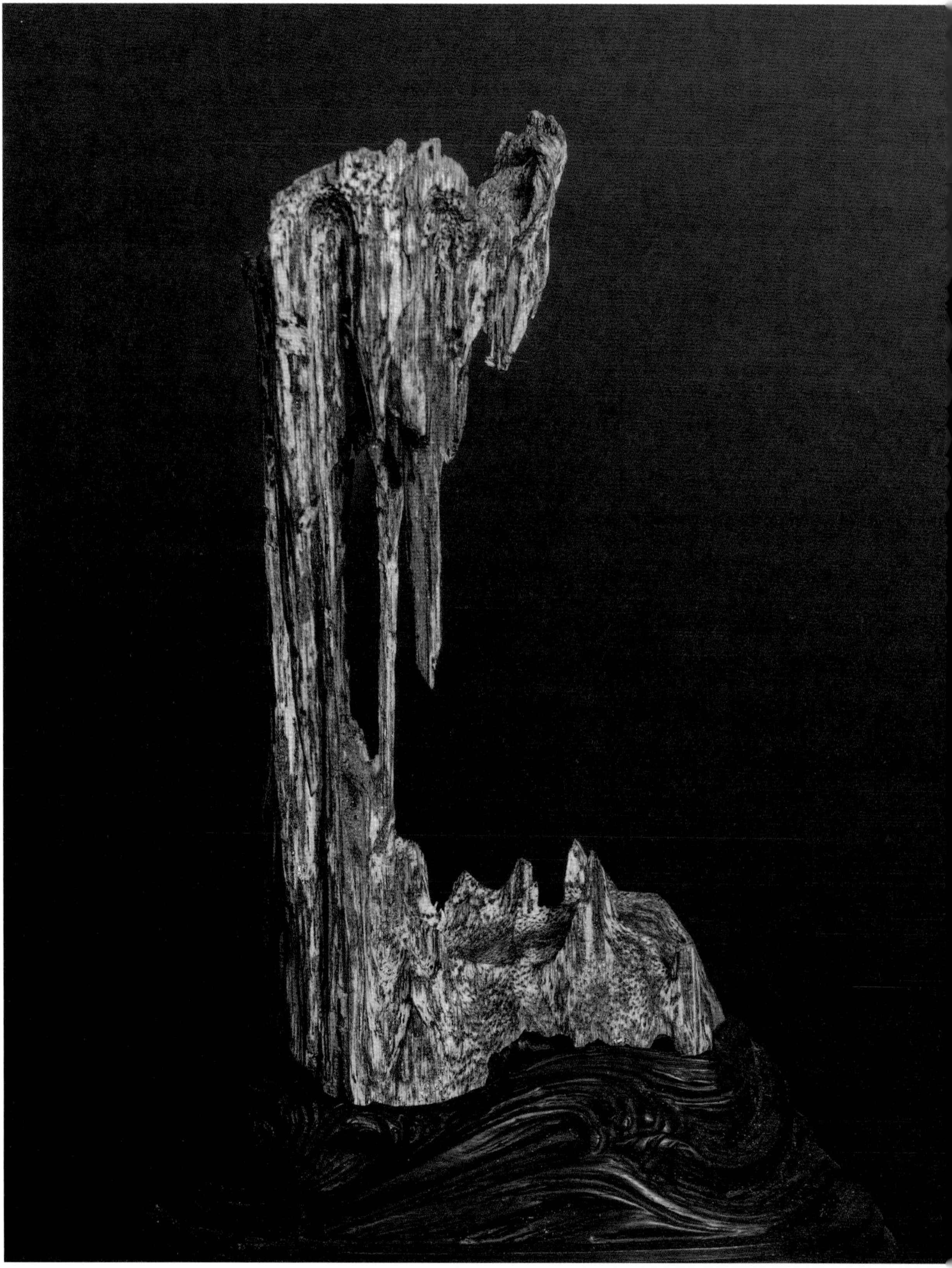

产品形式。

沉香天然摆件、雕刻件

大部分的摆件和雕刻件都放在家中或者办公室里用以装饰环境。

沉香香囊

制作香囊的材料多为中药或合香，沉香香囊并不多见。这是因为沉香要做成香囊有特别的要求。因为沉香香气幽雅，并不浓郁，所以香包如果用锦缎做，香气很难散发出来，但换成镂空的玉器和银器就很不错。

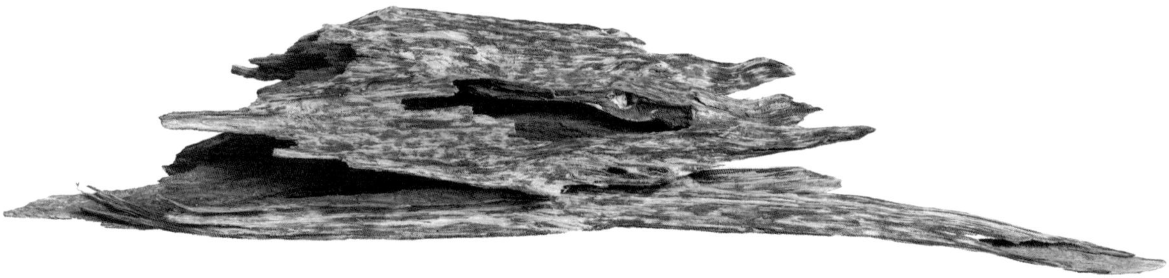

069

什么样的沉香适合熏烧品闻？

香气好的沉香，最直接的用法当然就是拿来熏烧品闻。

蜜香树和莞香树产区，即今天的越南、柬埔寨、老挝，中国的海南、广东、香港等地，这些地区的沉香实心料太少，很多都是小块，多以片、壳、虫漏料居多，质地硬、脆，容易碎，不太适合做珠串。但是用来烧或上炉熏，则非常甜美。所以市场上的高等级的线香或熏料，如芽庄香、富森红土香、海南香都是不错的选择。

燎沉香，消溽暑。
鸟雀呼晴，侵晓窥檐语。
叶上初阳干宿雨，
水面清圆，一一风荷举。

——宋·周邦彦《苏幕遮·燎沉香》

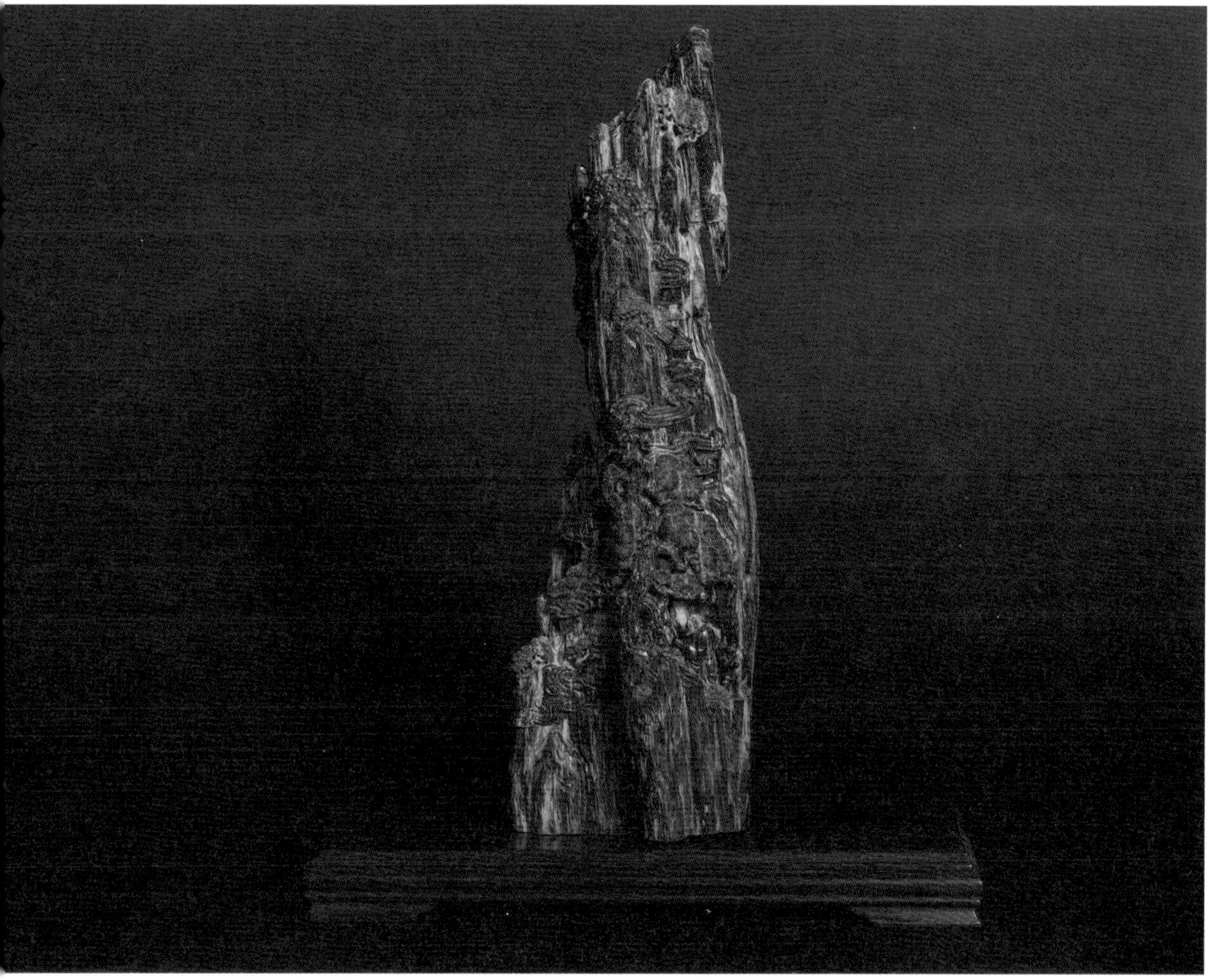

070

沉香原材料应该如何保存？

沉香原料其实很好保存。它没有保质期一说，只要放在通风、阴凉、干燥的地方，再把沉香密封好。沉香保存时最怕的就是潮湿，受潮就很容易上霉，会直接影响沉香的香气，价值也会跟着受损。

保存沉香的器皿最好是玻璃瓶、原生塑料盒或自封袋、处理干净的锡盒、银盒等，要可以密封，这样才能更好地封存沉香的味道。注意千万不要与其他带有香味的物体放在一起。沉香的香气优雅清透，不适合和其他香混在一起用，例如檀香、药香（中药）、香水、香精等，沉香和这些香混在一起很容易吸附它们的味道，本来优雅纯真的味道就会受影响而改变。

不同产地的沉香原料也不要放在一起存放，它们放在一起后味道会互相影响，到最后就会串味。每个地区的沉香香气都不同，甚至差别巨大，都是低端香料倒还好，如果是香气好的沉香，混淆之后就失去了各自的特色，非常可惜。

有一种沉香，行业上叫它串味香，主要说的是回流料。因为早期收香方便且量大，存放非常随意，经常把沉香和药香、香精等其他香料放在一起，日积月累沉香就吸附上了它们的味道，价值直接就受到影响。

▶ 用水晶盒保存沉香

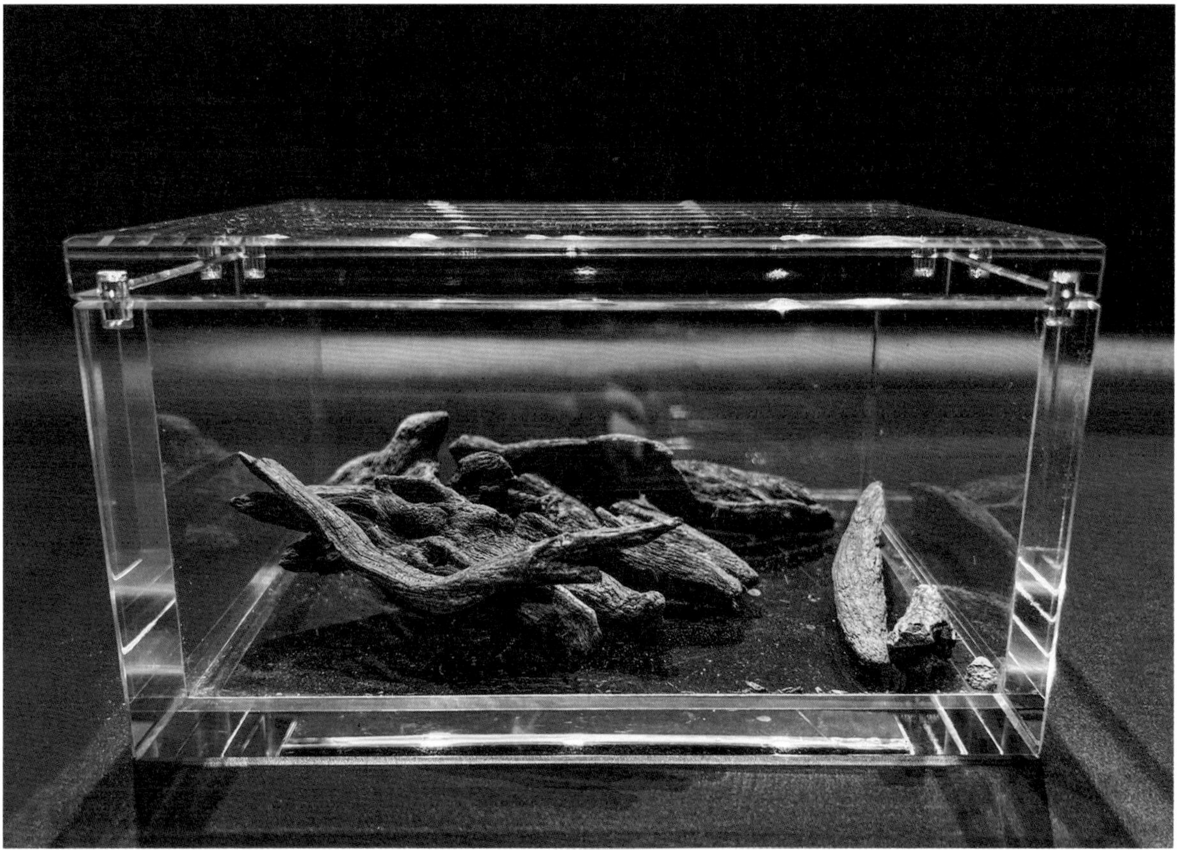

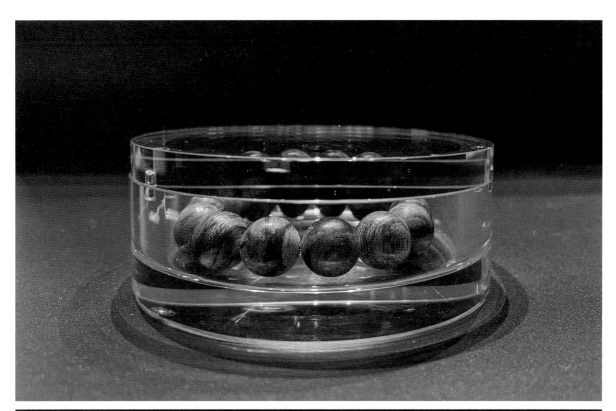

071

沉香原材料如果串味怎么办?

沉香原材料如果串味实在是可惜，直接闻，香味一定不会太美好。那么该怎么挽救呢?

首先，可以用中性水浸泡两三分钟，看看能不能去掉一些杂味。串味现象很轻的话，浸泡完也许就挽救回来了。

如果串味现象比较严重，可以试试把表皮切掉，这样就能让里面的沉香味道出来。

不过有些串味严重的原材料，即使处理过了也还是有很重的其他味道，这种沉香的等级就很低了。

沉香材料最好收回来就保存好，等串味了再补救就很麻烦了，不会再回到从前的美好。

072

什么是沉香线香？

线香是将沉香原料打粉后，经过压制、晾干制作而成的，可以直接焚烧。

线香的需求量非常大，消耗的沉香原料的量也特别大，但好在能做线香的沉香原料不少，因为线香对原料的要求不是特别高。蜜香树产区一些品级不高、香味较杂的原料就会被打粉制作成线香。

也有极少定制款的高级线香会用到顶级料，这种量不会太大，毕竟顶级材料贵。高等级线香用料好、油脂高，所以对制香师的要求很高，用料过好，油脂太多也会出现烧不着的现象。

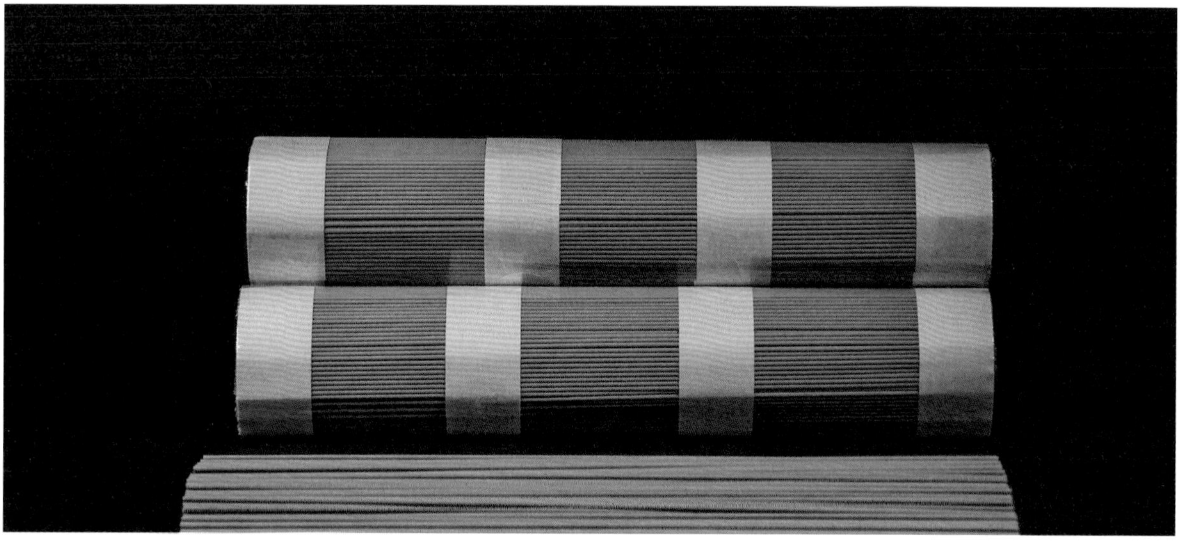

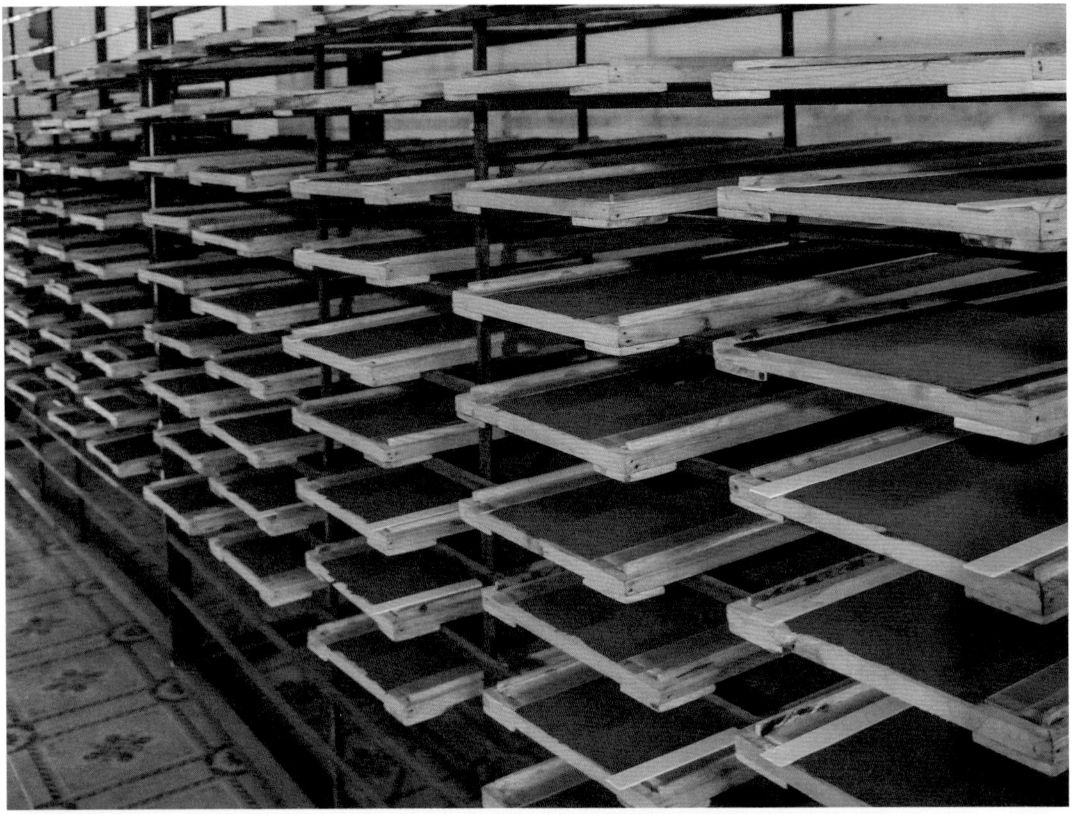

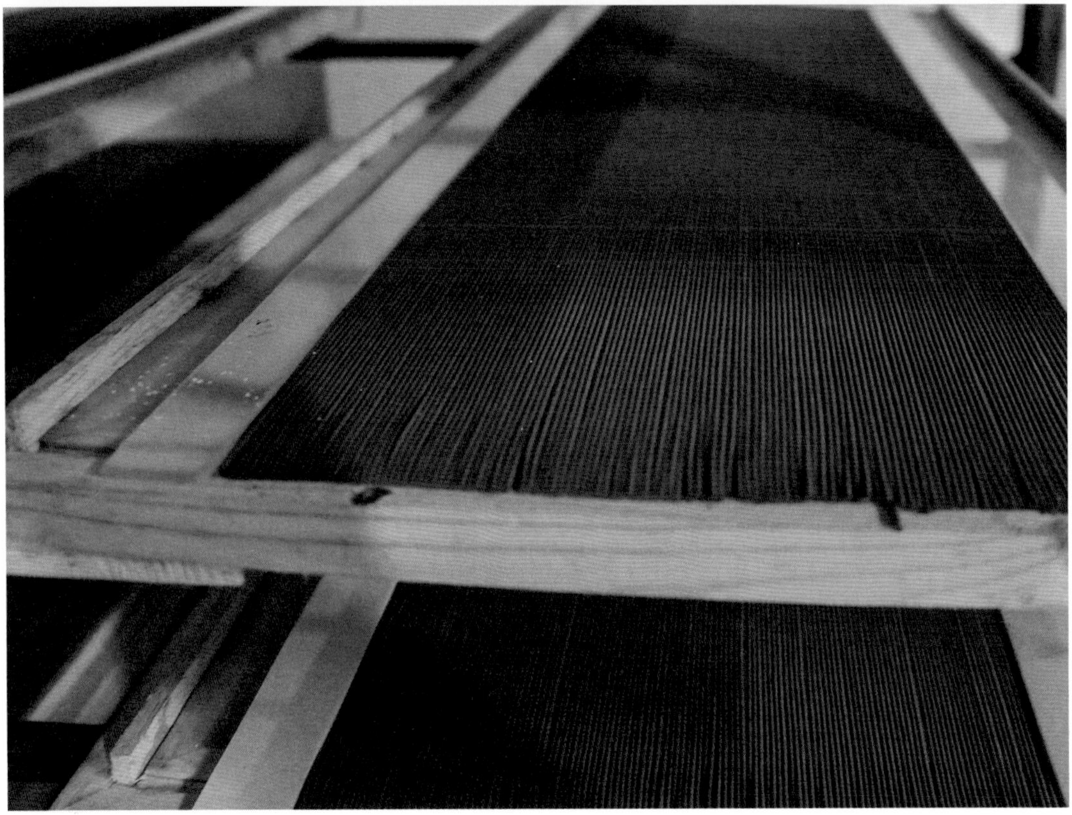

073

沉香线香是由哪些成分组成?

沉香线香的成分非常简单，是用纯天然打好的沉香粉，再加入纯天然的粘粉（楠木粉或者榆木粉），按照一定比例制作而成。

天然的粘粉主要起成型和助燃的作用，对身体没有危害。没有粘粉，线香无法成型，所以粘粉是制作线香不可缺少的成分。但粘粉加多了又会影响线香的等级，所以越是高等级的线香，粘粉占比越少。

一般线香中粘粉的比例在 8% 左右，盘香中粘粉的比例在 13% 左右，所以同等级原料的线香会比盘香更好一些。因而顶级的沉香原料一般都不会做成盘香的形状。

越是高等级的沉香在制作过程中越不会添加多余的物质，更不会添加化学物质去影响自身的品级。只有差的底料才有可能添加多余的成分。

074

沉香线香有哪些代表产品？

星洲系线香

星洲系沉香生闻味极佳，但是大部分熏焚味道并不好，用来制作香粉、线香也不是佳品。然而由于市场误导，现在星洲系线香在市面上大量流通。刚入门的朋友可以买一点尝试一下，但是有一定香学知识的香友一般都不会选择星洲系线香。星洲系线香熏焚后能闻到微微的皮毛味，或有闷闷的土味，烟味呛鼻，木质味、火头味（也就是我们平常说的火气、烟气）重。

惠安线香

前面曾提到过，蜜香树产区的一些品级不高、香味较杂的原料会被打粉制作线香，这些线香统称惠安线香。惠安线香的香气有明显特征：杂味明显，没有香味，火头味重。老惠安线香的香气就会好一点，有淡淡的沉香味，但火头味还是比较重。一般情况下惠安线香的级别都不会太高。

芽庄、富森红土线香

市面上我们看到最多的是芽庄和富森红土的线香。每一家工厂做的芽庄、富森红土线香等级都不同，香气差别很大，购买前一定要先试闻，免得买回去不喜欢。

奇楠线香

在如何鉴别奇楠的一问中，曾提及直接熏焚奇楠不仅浪费原料，味道也不会好到极致，毕竟燃烧就会出现火头味。上炉熏闻才能更好地体现奇楠的高度和美好。

少部分藏家会定制一些奇楠线香，但数量不会太大，毕竟这太过奢侈。真正的奇楠线香几乎都是定制的，高等级的奇楠线香用的是切珠子的奇楠粉，同一块奇楠料出的粉，味道更纯。这些粉末价值也非常高，市售价 1 克就需要几千。

奇楠粉是行业内的紧俏货，只要开切大块奇楠原料最先卖掉的一定是奇楠粉，所以没有定制的话几乎没有商家会制作奇楠线香。

但市场上也流通着一种奇楠线香，这种线香的原材料以人工种植的奇楠居多。还有一种奇楠线香已经跟奇楠没关系了，是由奇皮、奇肉做成的线香，早期也叫瓜味奇楠线香。以上两种奇楠香不管在香气还是品质上，与真正的奇楠线香有天壤之别，当然价格亦是。

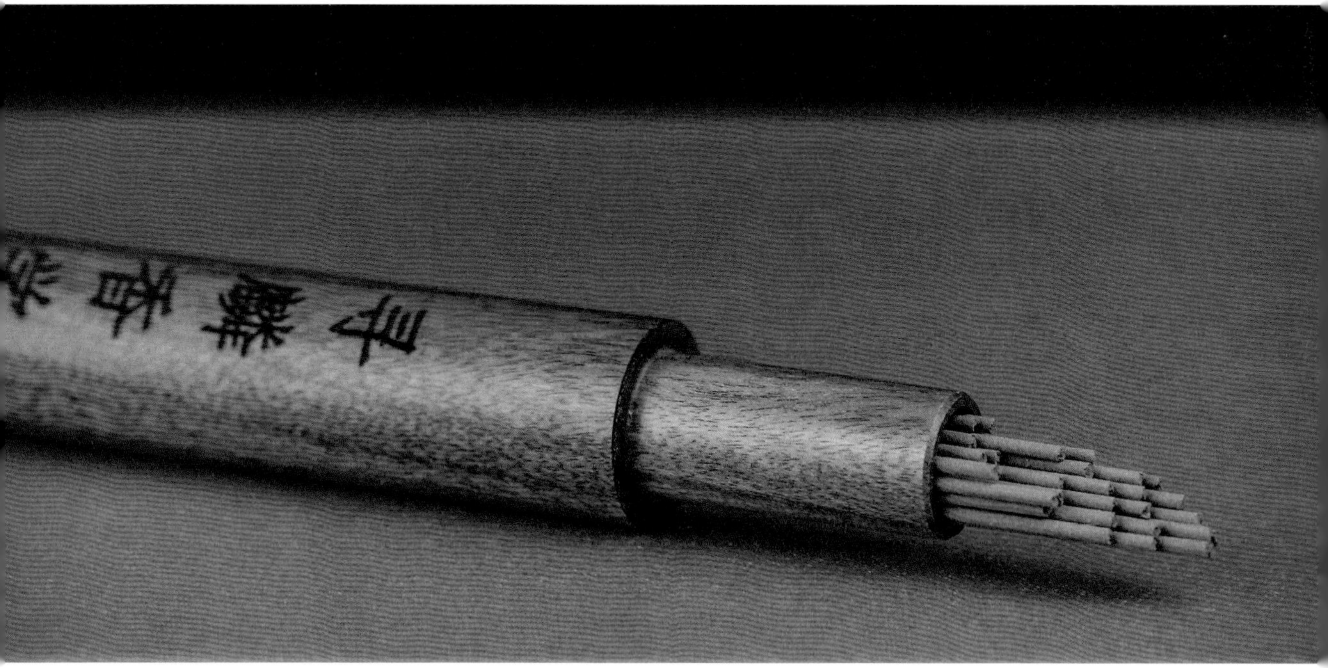

075

怎么鉴别一款线香的品质？

线香品质的高低，主要靠品闻香味。具体怎么操作呢？手持燃着的线香，放在距离鼻腔 1.5 厘米左右的地方品闻一小会儿，不可持续太久，近距离品闻毕竟烟气大。若距离太近，容易呛到；若距离太远，则没办法闻到真实味道，会导致判断失误。一款好的线香，香气能分出头香、本香和尾香。

在品闻鉴别多款线香时，一般还会用到一小瓶咖啡豆。当我们品鉴完好几款线香后，嗅觉的敏感度会降低，这时可以通过闻咖啡豆进行醒鼻。因为咖啡豆的气味浓郁，能很好地缓和烟呛和烟熏带来的嗅觉敏感度降低的问题，是学习鉴别线香不可缺少的好帮手。这里讲一讲各种香可能会出现的香气，从低等级开始往上说。

低等级的沉香及星洲沉香中的大部分，香气中会出现腻味和焦味，甚至会有闷闷的土味。木质成分过多的线香，如惠安线香、老惠安线香、初级芽庄线香，火头味重，呛鼻，能闻出一点沉香味。芽庄中等等级以上的沉香线香，火头味轻，凉意足。到了富森红土线香这个等级的线香，火头味轻，甜味多，带有凉意。

有的朋友会认为线香燃烧的时间越长，线香的等级就越高。这其实是不对的，真正好的线香，不是看它燃烧的时间有多久，而是要看它烧完之后，所在空间的留香时间有多久。留香时间越久，就说明这款线香的品级越高。

那怎么才能制作出一款高等级的沉香线香呢？首先，用好的底料，底料越好香气越好。其次，要不断提高制作工艺。早年工艺比较简单，难突破。现在制香的机器越来越精密，制香的工艺也随之不断提高。最后，要用经验丰富的制香师。经验是最难复刻的，好香是制香师一次一次总结再改进的结果。

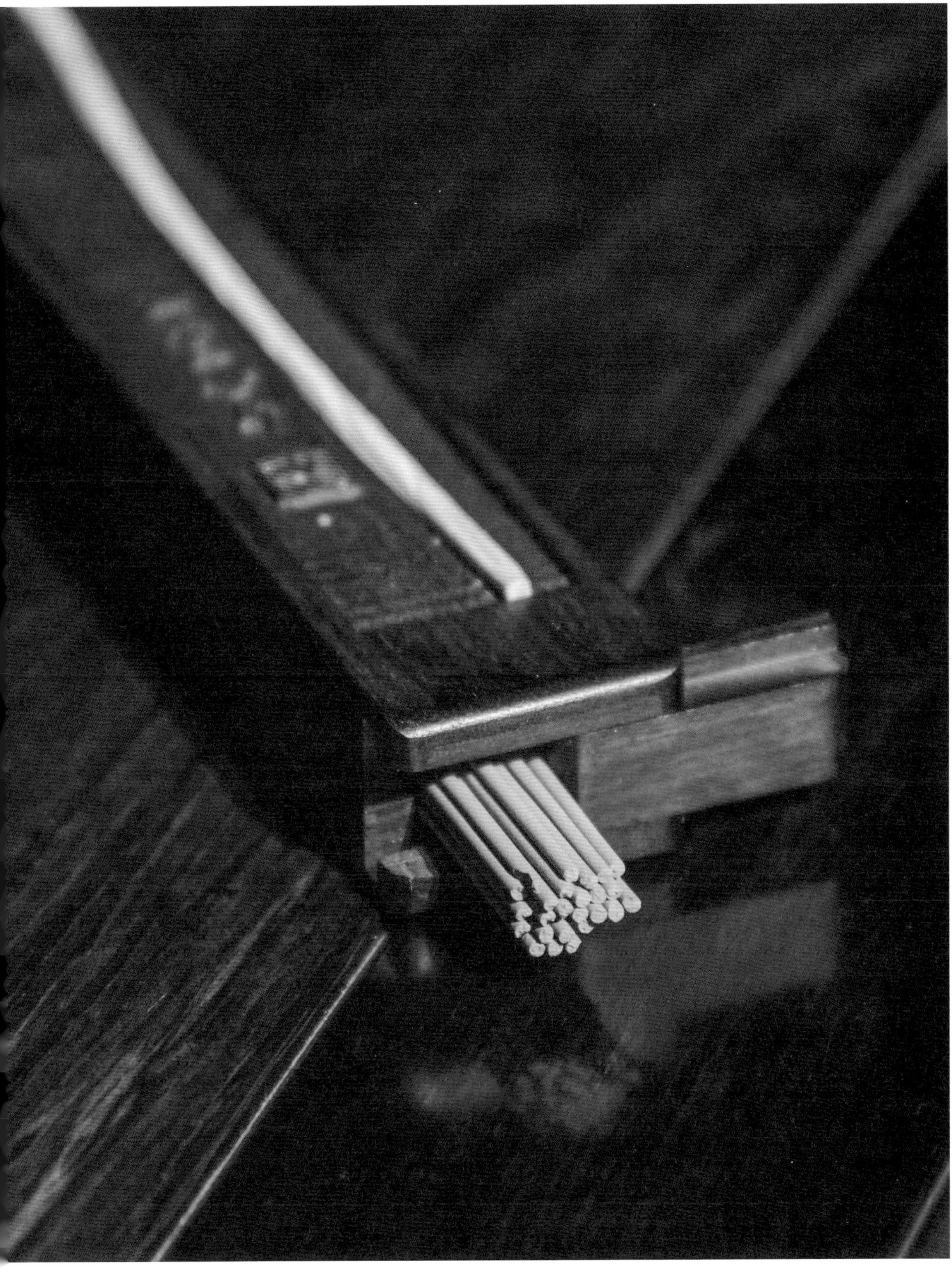

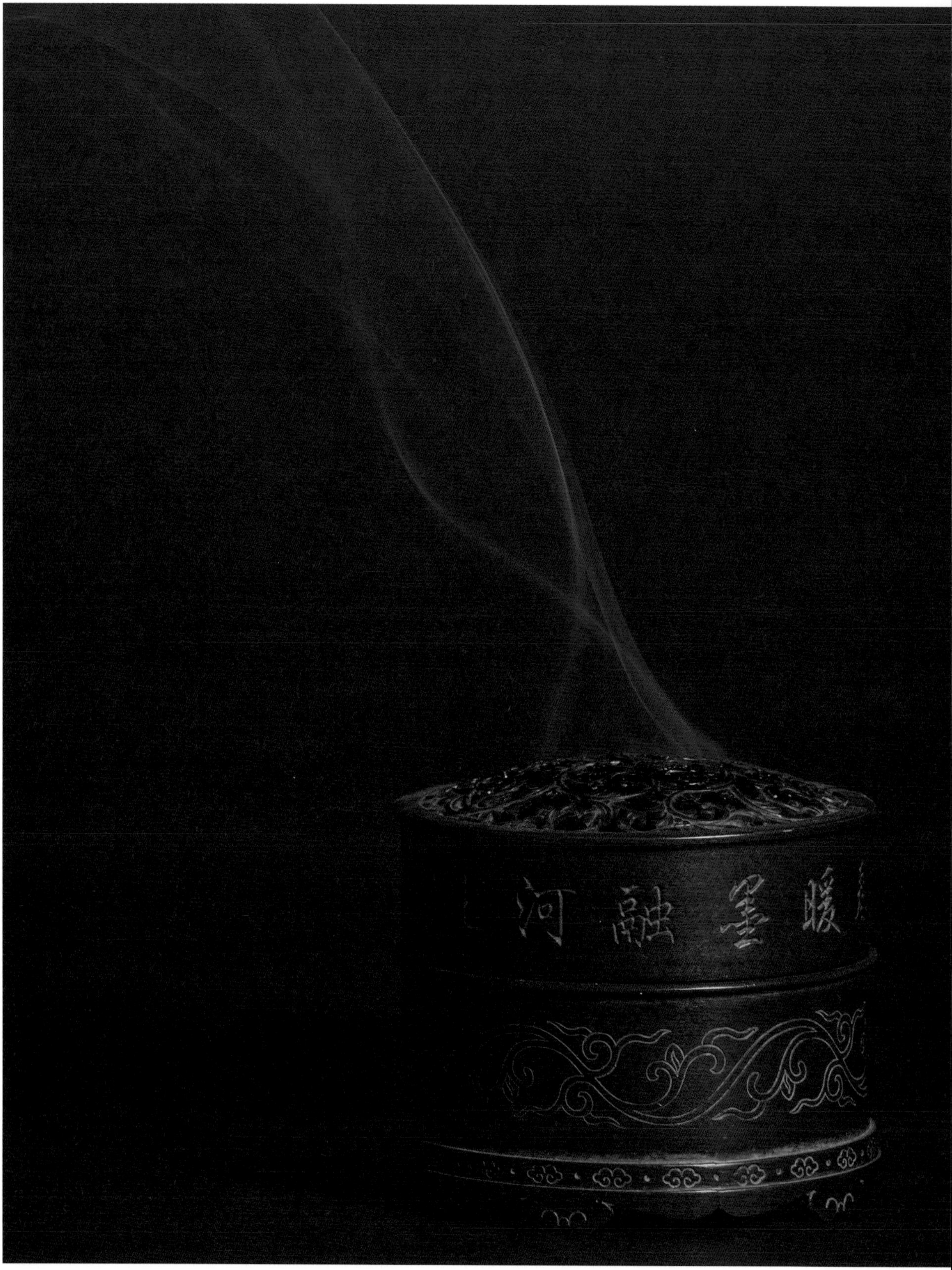
河融墨暖

076

线香的烟和香灰的颜色是不是判断线香品质的依据?

有些香友喜欢用沉香燃烧时的烟或者香灰的颜色来判断线香的好坏，其实也是一个小误解。

沉香燃烧时的烟或者香灰颜色之所以会不同，跟制作线香的原料、粘粉、紧实度有很大关系。我们说过，沉香的好坏主要是根据线香的香味来判断的。制香厂在制香的过程中，也不会在意这批香的烟是什么颜色，灰又是什么颜色。试样的过程中，会直接品闻香气，然后根据香气的好坏来判别等级，确定定价，香毕竟是用嗅觉来体会的。

> 捣麝筛檀入范模，润分薇露合鸡苏。
> 一丝吐出青烟细，半炷烧成玉筋粗。
> 道士每占经次第，佳人惟验绣工夫。
> 轩窗几席随宜用，不待高擎鹊尾炉。
>
> ——宋·苏洵《香》

077

香灰会打卷则说明线香品质更好吗？

线香燃烧后，对香灰打卷的现象有两种常见的解释：一种是线香打卷好，说明它的油脂多，燃烧后的形状很特别，也好看；还有一种观点是打卷不好，说明里面放了很多黏合剂，烧了才不容易断，对身体不好。

其实以上两种说法都不太正确。线香打不打卷主要取决于制作的工艺。用机器制香，沉香粉能打得很细，可以做到和面粉的细度差不多。同时现代制香器具精密度的提升，使得线香可以做到很细很细，直径可到 1.1 毫米。机器压力大，线香能被压得很紧实。这样制作出来的线香，燃烧的过程中燃烧会相对不充分，有 1%—2% 的成分没有被完全燃烧，导致香灰颜色泛黑，捏上去有颗粒感。这种线香就容易打卷，是很正常的自然现象。

反观如果是手工香，粉打得比较粗，压制成型的压力不够大，香的直径也大，因此烧一段断一段，不会形成打卷的现象。

所以线香打不打卷跟它自身的品质没有任何关系，一款好的线香只跟底料、工艺的精细度等密切相关。香气好的就是好线香。

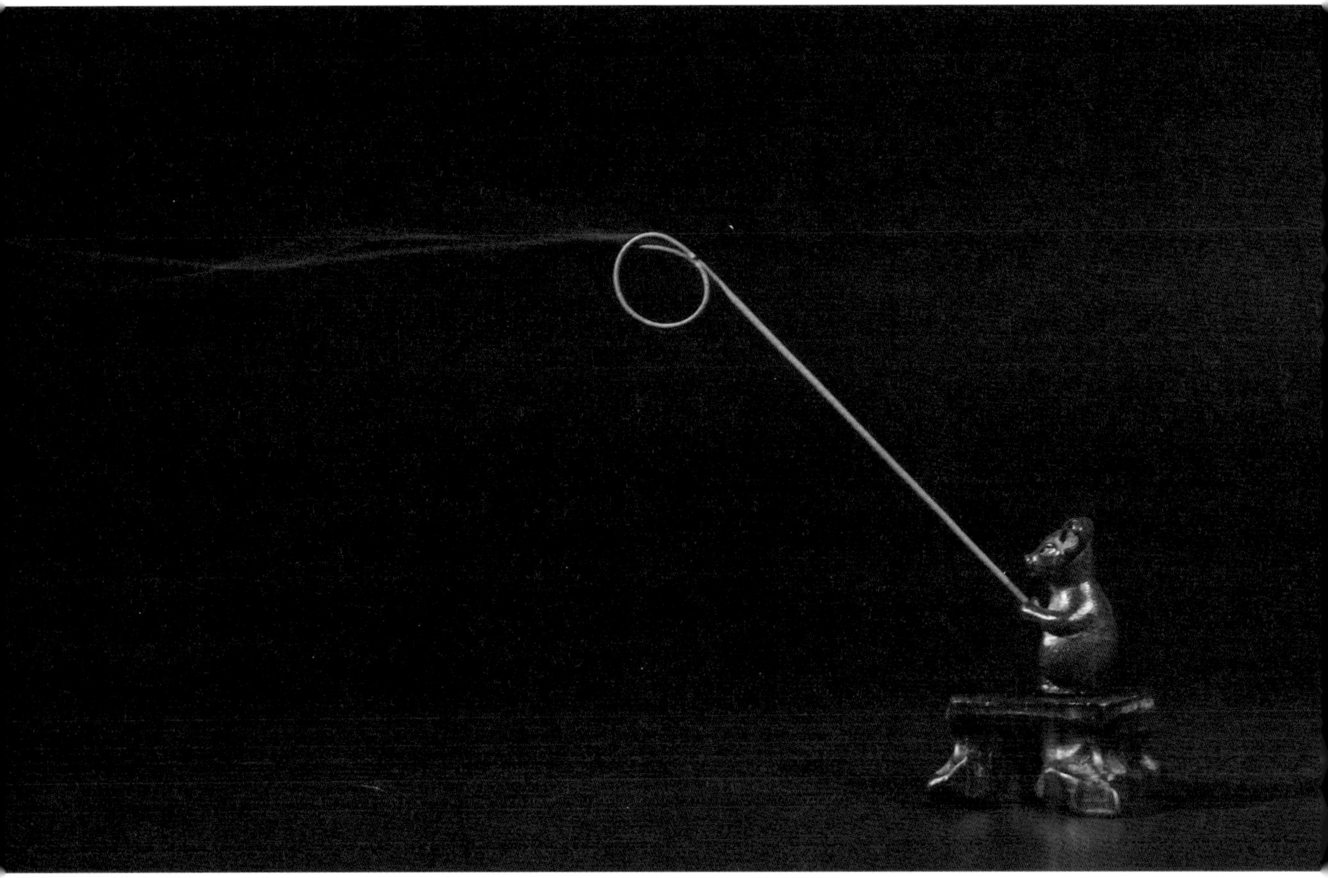

078

同样等级的沉香线香为何每个批次的香气有差异？

严格意义上来说，每一批次的野生料的沉香线香，是很难做到味道一模一样的。

前面介绍过，因为野生沉香树树种不同、受伤原因不同、受伤部位不同，会使得同一棵树结的沉香的香气都不一样。所以不管再怎么严格挑选，每一个批次的沉香香气还是或多或少有些不同。但好的制香厂能把误差控制在 5% 以内。所以同样等级的沉香线香，有些批次的香气很好，有些批次的香气稍稍差了一点，是很正常的现象。

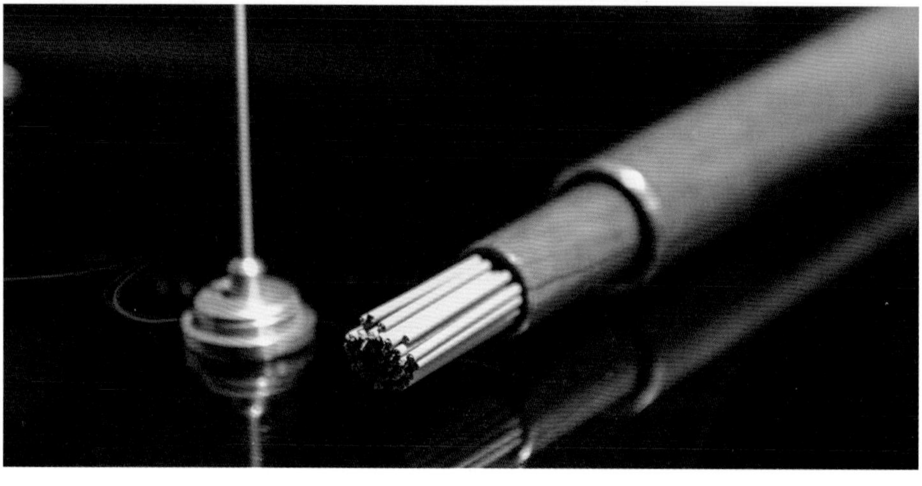

079

线香有保质期吗，会不会越放品质越高？

沉香的线香是没有保质期的，但需妥善保存。首先，存放线香的器皿要无色无味，如玻璃瓶、香筒、有机塑料盒等。其次就是一定要防潮，必须放在阴凉干燥的地方保存。

早前有朋友说要多买点线香回去，以为线香跟酒类似，时间越长，香的品质越高。其实并不会。线香的味道取决于它用的底料而不是时间。

一般而言，沉香线香在刚做完的几个月里香气还是会有一点差别的。因为刚做好的线香里面的水分没有完全干透，所以在这期间点燃会觉得烟火气重。等放了几个月后，水分完全挥发完毕，香气就非常稳定了，比刚刚做出来时要好闻得多。再之后就不太会有变化了，哪怕放上 10 年，你当年买的芽庄线香也不会升级成富森红土的味道。

080

喝茶的时候能点沉香线香吗?

茶和香是我国传统文化中联系特别紧密的两种文化,我们喜欢在喝茶的时候点香,也常常这么做。喝茶时能不能点香,对此有一些争议。有些人认为沉香的味道会影响茶的香气,不宜点香;有些人认为,香会增加喝茶的气氛,可以点香。实际上,喝茶能不能点香取决于茶会的性质。宋代文人雅士的“四般闲事”,茶会中必有香,焚香点茶多为同时进行的。

有几点我在这里要强调一下。

喝茶点的香不能是化学香或者香气特别浓郁的香,这种香会刺激鼻腔,影响品茶。建议选取纯天然的香,比如淡雅的沉香。在茶会中焚一炉香,香烟弥漫,袅袅香烟沁人心脾,同时提升视觉和嗅觉的双重享受,香与茶相得益彰,而不是互相影响。沉香味道淡雅清新,能让人放松沉静,全身心地享受茶会。

当然,如果是在进行茶叶审评、品鉴之类的专业活动时,建议不要点香。

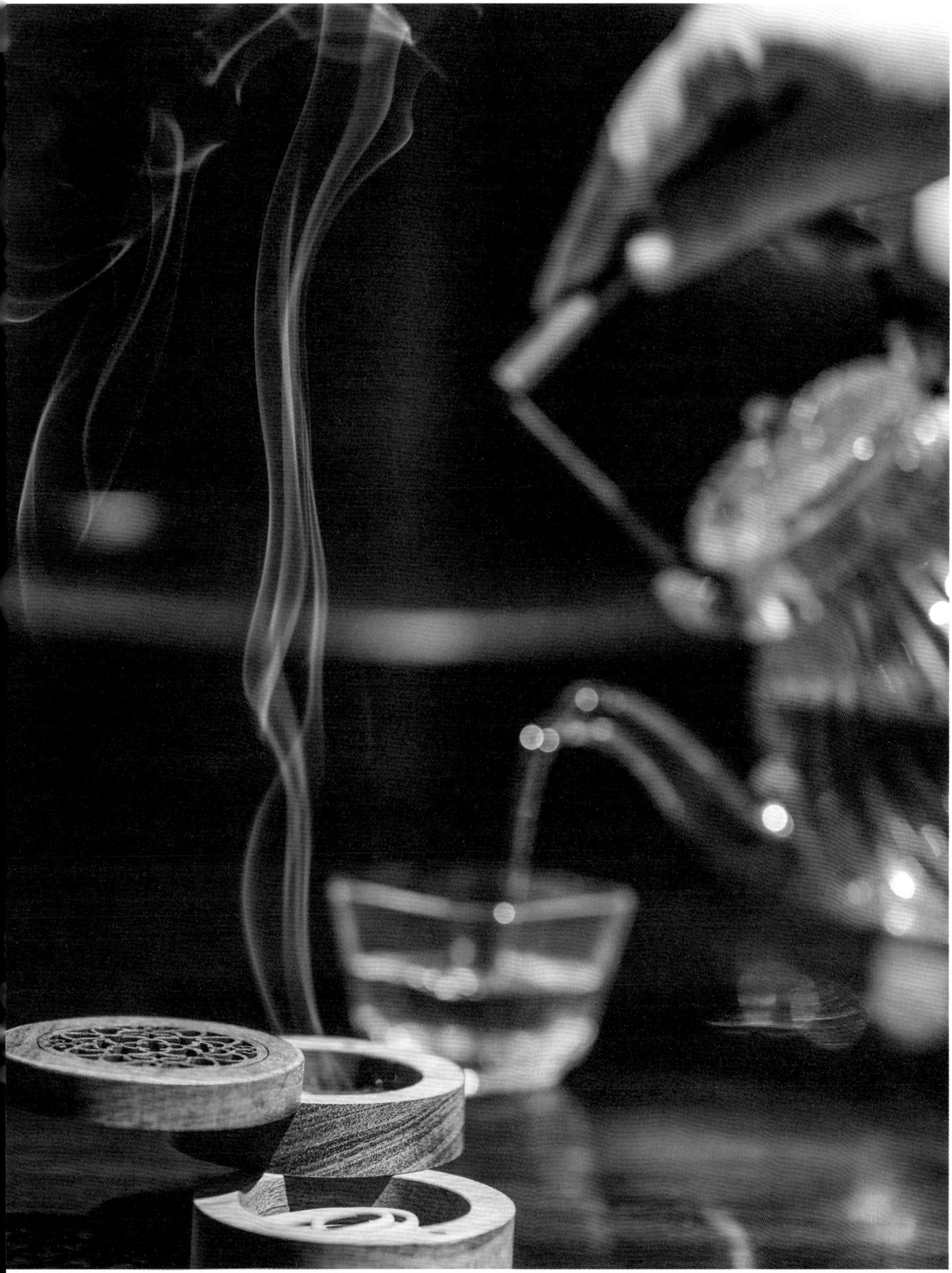

081

用完后的香灰有保存价值吗？

经常有朋友问，沉香线香点完后，它的香灰还有保存价值吗？尤其是高等级的线香，把香灰直接扔掉似乎太可惜了。

香灰有没有保存价值，跟线香的品质有关系。越是高等级的线香，点完留下的灰会越香，走过时都能闻到悠悠的沉香味。把这些灰保留起来，可以代替防火棉或香道灰，既有留下的余香又有助燃的效果，很实用。

在中国传统的植物染技艺里，沉香灰还是非常特别的媒染剂。

如果是低等级的沉香或化学香，就没有必要保留了，使用的话反而会影响以后高等香的香味。

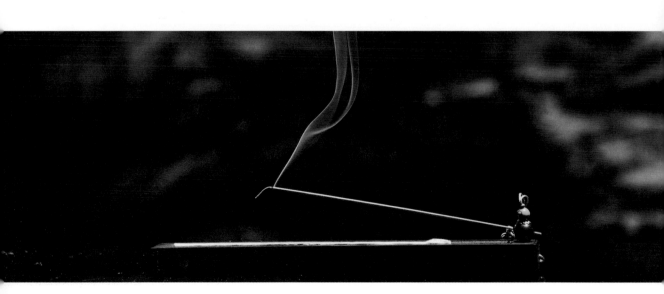

082

什么是倒流香?

玩香的朋友想必见过一种奇特的玩香法——倒流香。

倒流香运用了气流的原理。它把香孔开在底部，燃烧时，上面的香灰堵住了烟的流通，而底部开好的孔正好给了烟出口。香孔越大，出的烟就越大。当烟顺着气流往下时，就会积压，呈现出一定浓厚度的烟。烟的比重大于空气，所以弥漫往下形成瀑布状，犹如仙境。

做倒流香耗材量大，一颗倒流香的重量就在 1 克以上，而且这种玩法重视觉不太重嗅觉，制香者一般不会用很好的原料去做。目前市面上流通的倒流香几乎都品质不高，甚至低劣。资深的香友如果想自己玩玩，不妨用好点的原材料。

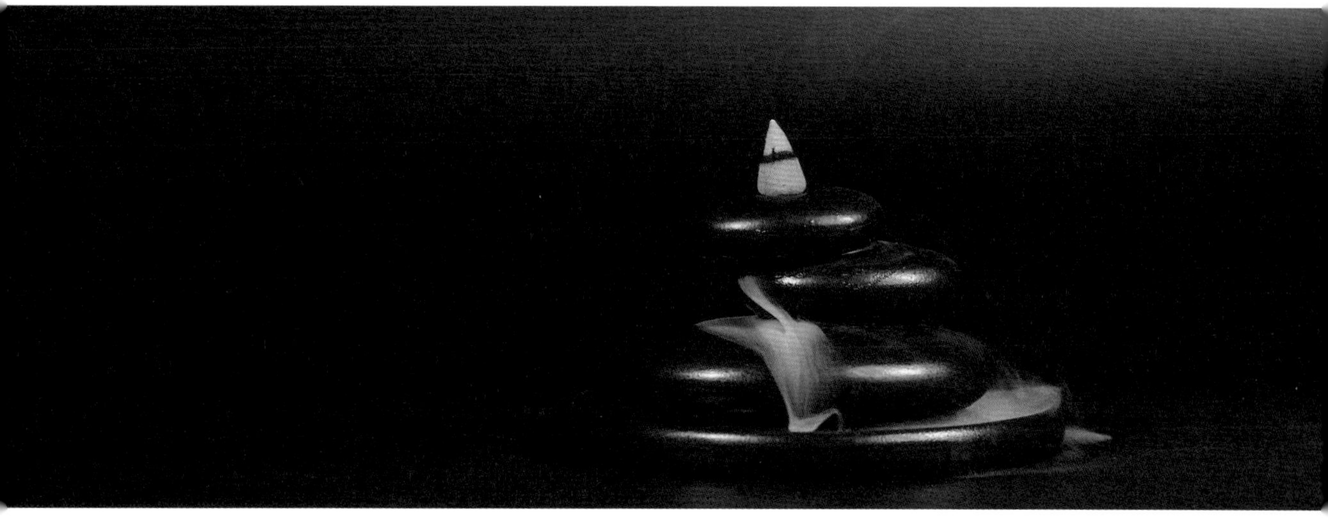

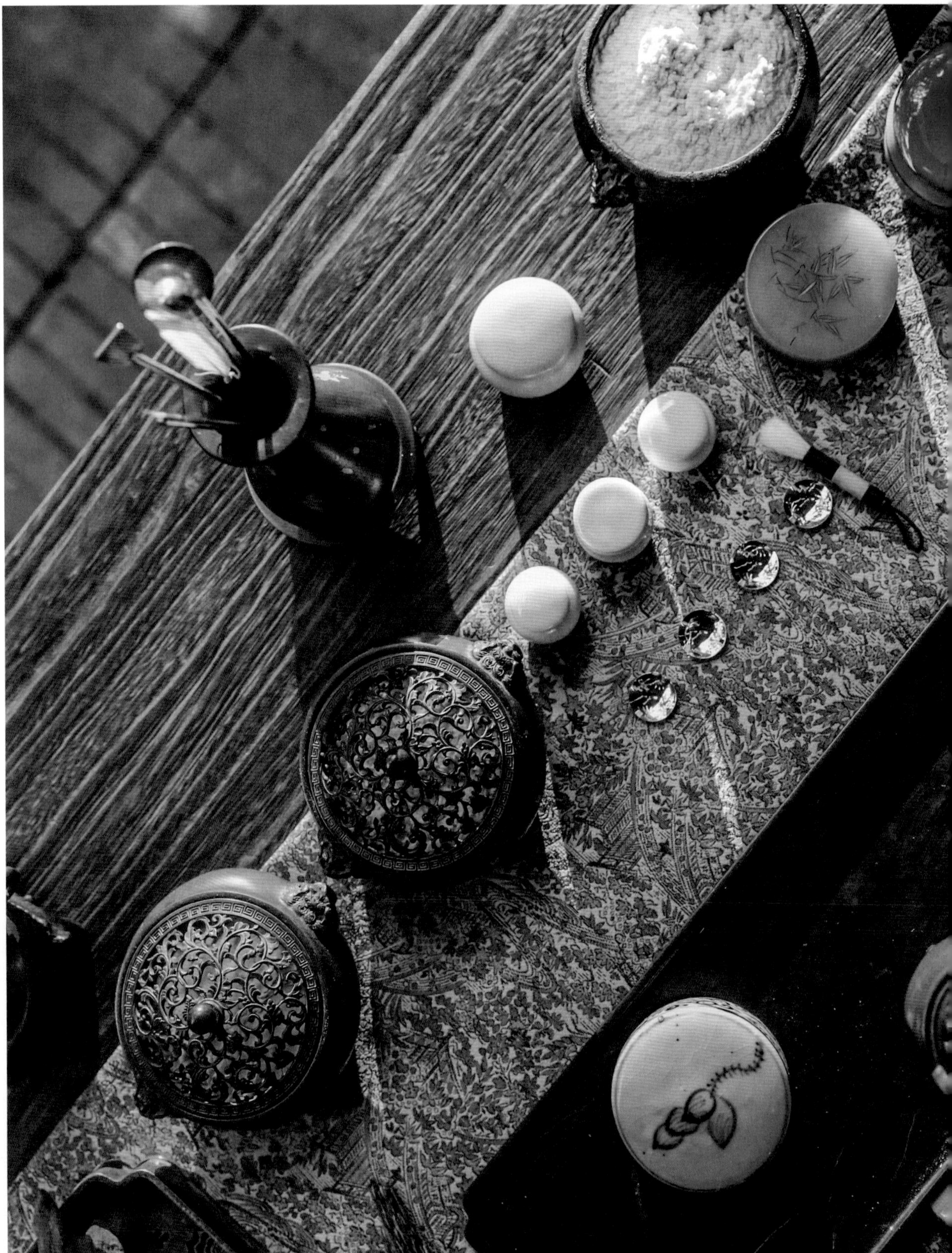

083

什么是香席?

香席、香会在古代是文人之间的雅集。它有别于单纯地从嗅觉上品香，也不是个人的熏香行为，而是文人以香为媒，在思想上进行交流的一种高雅的文化活动。宋代曾把焚香、点茶、挂画、插花并称为文人“四般闲事”。这种活动在文风兴盛的北宋时便已十分兴盛，到了明代，文人多有在家中修筑香室，邀友品香的风尚。古人的香席流程如下：

品香：准备数种香料，以沉香为主。“但闻其香，不见其烟”，以隔火香（后文会介绍）为主要的品香方式，是没有烟火的用香行为。

巡香：又叫传香，即香在众人间传递，众人品香。

坐香：佛家术语，禅宗以燃香计时，坐禅时“休滤宁心”“究明心理”“丁悟自新”的过程，即文人们闻香之时各自沉思悟道。

课香：文人、书法爱好者，把所感用文字记录下来。

在整个香席过程中，会穿插古琴、书法、绘画、插花、茶艺等表演。

但晚清后中国社会经济一落千丈，恰如《桃花扇》里唱的：“眼看他起朱楼，眼看他宴宾客，眼看他楼塌了。”旖旎无尽的香生活也随着列强入侵、战乱不断、社会动荡、人文变革而烟消云散。

百年香文化断层，让我们早已不谙品香悟道的情致，仅仅在宗族和宗教祭祀时延续了一些焚香的仪轨。但随着生活日渐安定富裕、国学复兴，人们对精神世界的追求更加迫切，对包括香席在内的传统文化的兴趣日渐浓厚。

现代香席：

筹备

择题：选一个文化主题作为本次香席的重心。

择日：根据主题选定日期，并决定是白天还是夜晚举行。

择人：五六人为佳，寻好友或者兴趣相近之人。

择地：根据主题决定一个比较适合的空间。

准备

手写请帖，专人送达。根据主题布置好适合的场景，挑选适合的音乐，或播放或现场演奏皆可。

香席开始

净手：古代讲究沐浴更衣，现代简化为净手，以示对品香的尊重。

醒鼻：可以用湿毛巾，或者简单一点用湿纸巾，这是为了唤醒嗅觉。

冥想：用 5 分钟左右进行冥想，用以静心。

香艺表演

香席召集者用上品沉香做隔火香表演，并传给嘉宾品闻。

行香

点燃单品香丸，品味上等香的美好。

交流

众人品茶、聊天、表演，可把玩文物，可即兴表演，可当场留下字画。

确定下次的文化主题

根据下一次香席开的时间确定文化主题。寻麟香会使香文化更好地融入当下的生活，提升人们对香学文化的认知，更好地去传播香学的底蕴和芬芳。

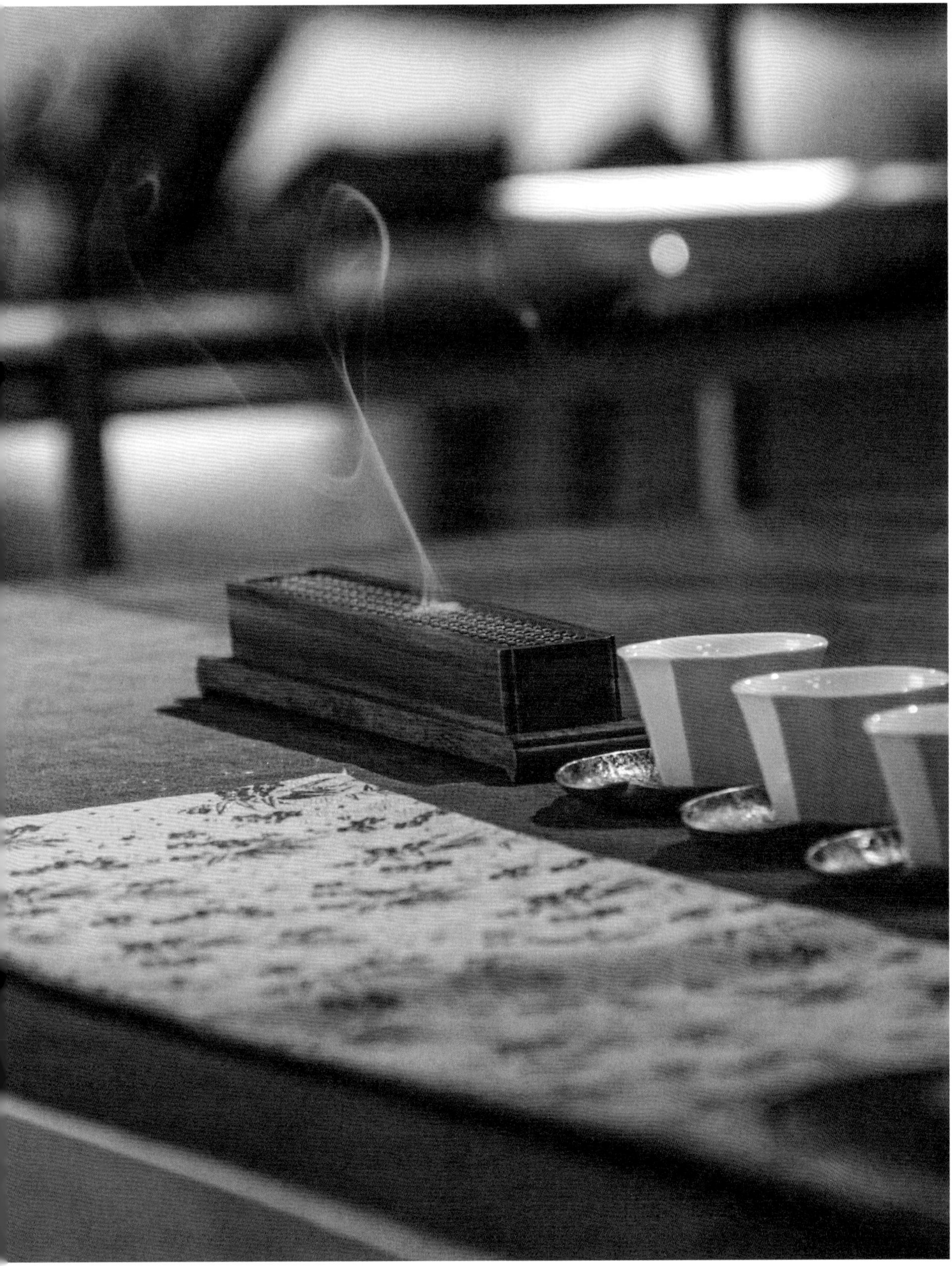

用香方式

隔火香

隔火香、篆香非常盛行，它以表演的形式让普通大众了解香文化，也是普及香文化的第一阶段，是大家了解、步入香文化的第一步。

但在宋代，隔火香是上流社会文人雅士争先推崇的一种文化活动。它对炉器、香品、环境、人选都有着很高的要求。古代没有电，人们就想到运用炭埋入灰中来控温的方式（炭埋得深一点温度就会弱一点，埋得浅一点温度就会高一点）。

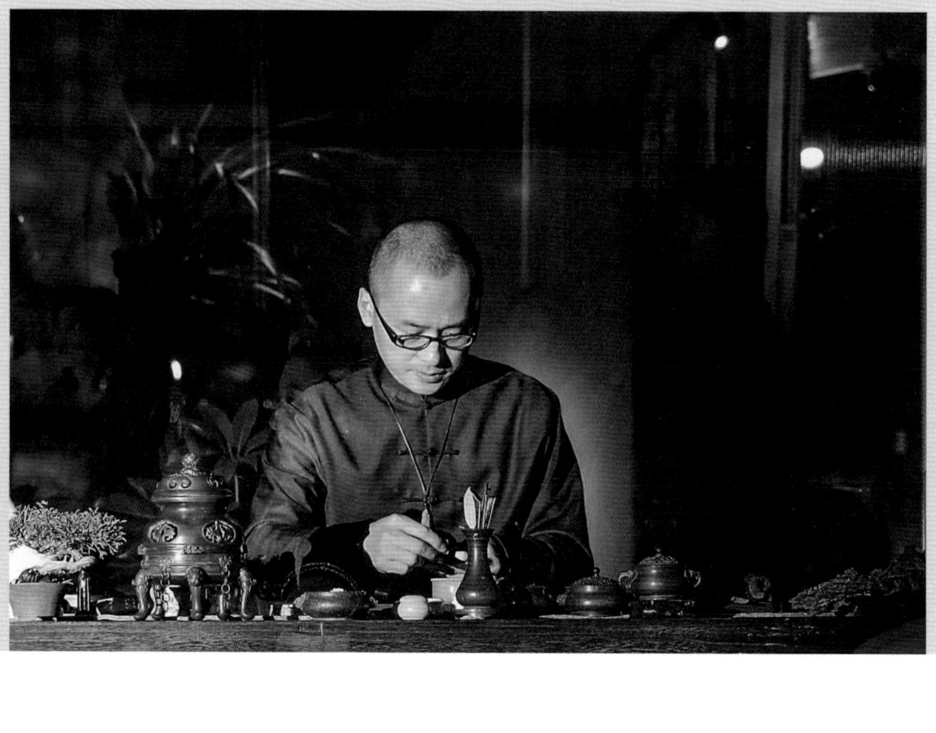

灰中开一孔，用银或金制成的小碟盛沉香或其他香品，放在开好的小孔上直接熏品。此类品香活动也被纳入了宋代的“四般闲事”之中。今天，隔火香、篆香在很多雅集，各类社会文化活动中经常出现。虽然在表演上大家各放异彩，但在香品的选择上可不是人人都能到达一定的高度。

备具：准备好香炉、高级香灰、香炭、香道工具、沉香粉或原材料、香刀、香席及直冲式打火机。

点炭：选用无味的香炭，将其置于炭火架上，用直冲式打火机点燃。

理灰：用香筷将香炉中的香灰整理疏松平整后，在香灰正中间整理一个香炭大小的炭坑。

置炭：用香筷夹起香炭，置于炭坑中，轻压一下，用香灰掩埋，然后将香灰整理平整。

压灰：用香拍由里向外均匀地拍压香灰，一边旋转香炉一边有节奏地压，整理出一座小山峰的形状。

开香孔：用香筷在香灰顶端正中开一小孔。

置银片：用香夹将银片置于香孔上。

选料：选取品闻的沉香原材料。

削原材料：用香刀削取沉香原材料，削成细小末状，置于切香板上。

置香料：将切香板上的原材料粉，置于银片上。

拂尘：用香拂清理香炉四周的香灰，使炉口保持清洁。

品香：左手执香炉，右手护香炉，低头品香，细品三次之后可向同席者依次传递品闻。

◀ 寻麟香学创始人周麟老师现场调配奇楠

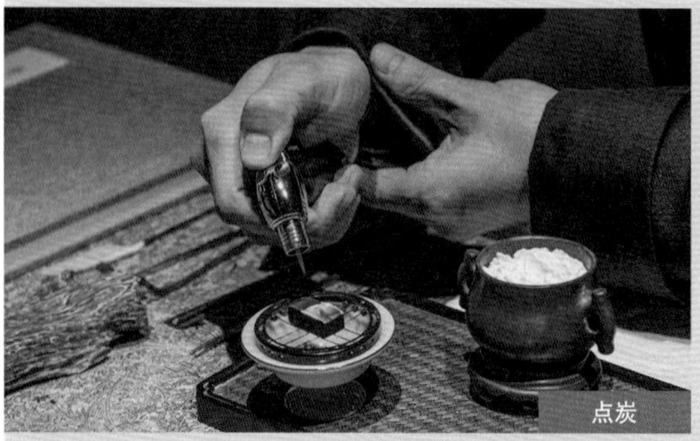
点炭

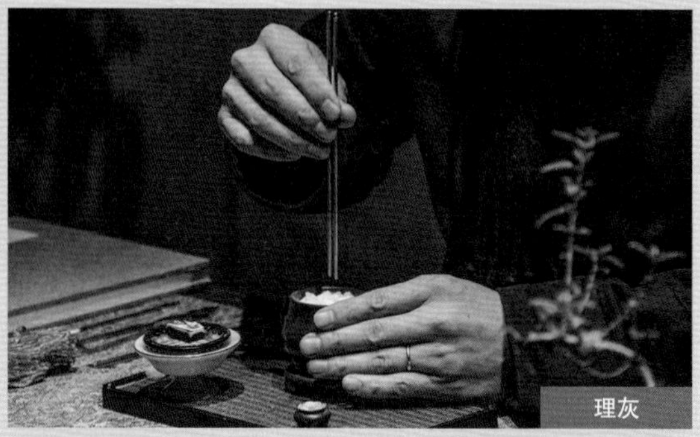
理灰

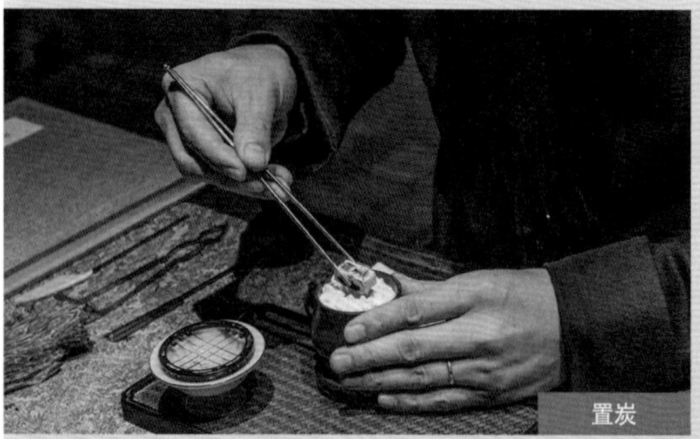
置炭

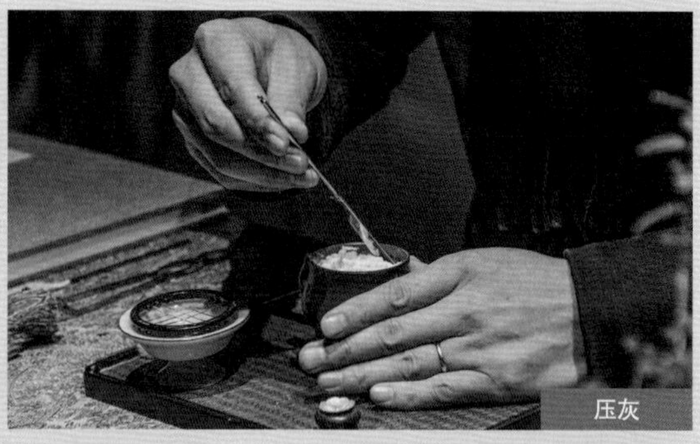
压灰

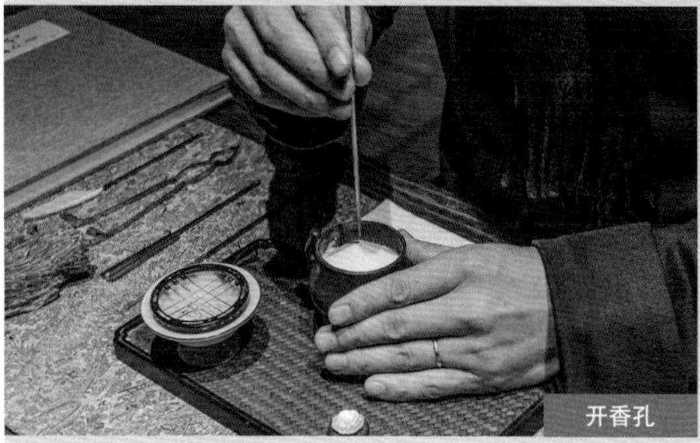
开香孔

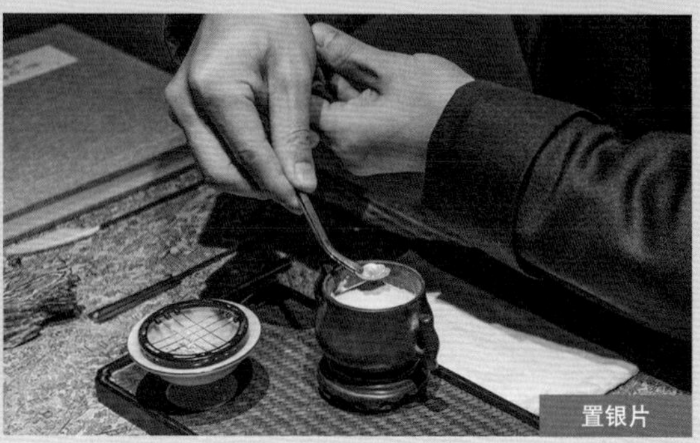
置银片

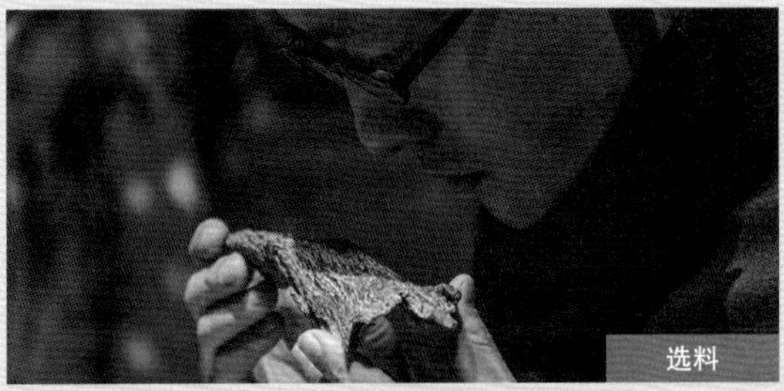
选料

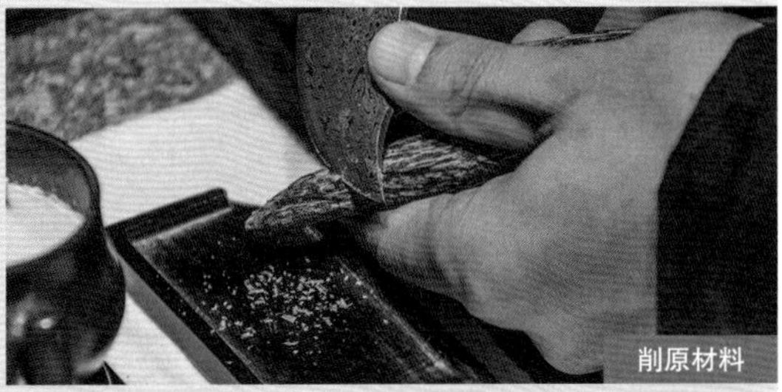
削原材料

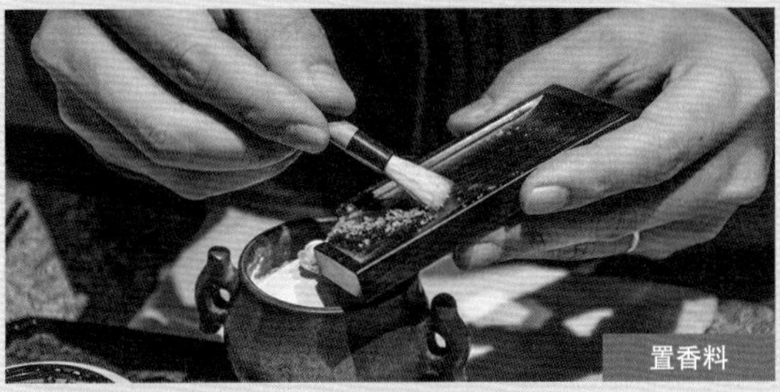
置香料

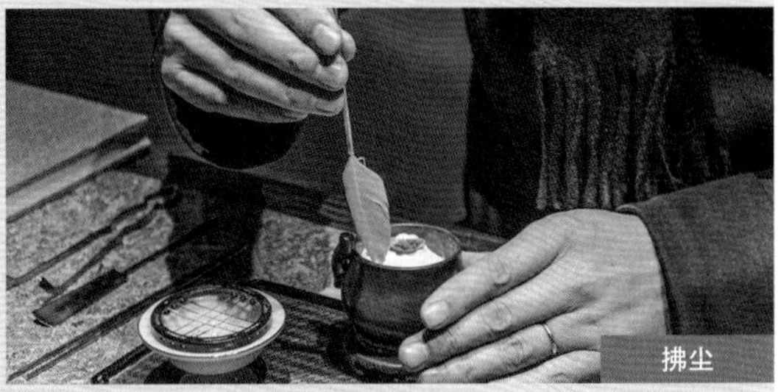
拂尘

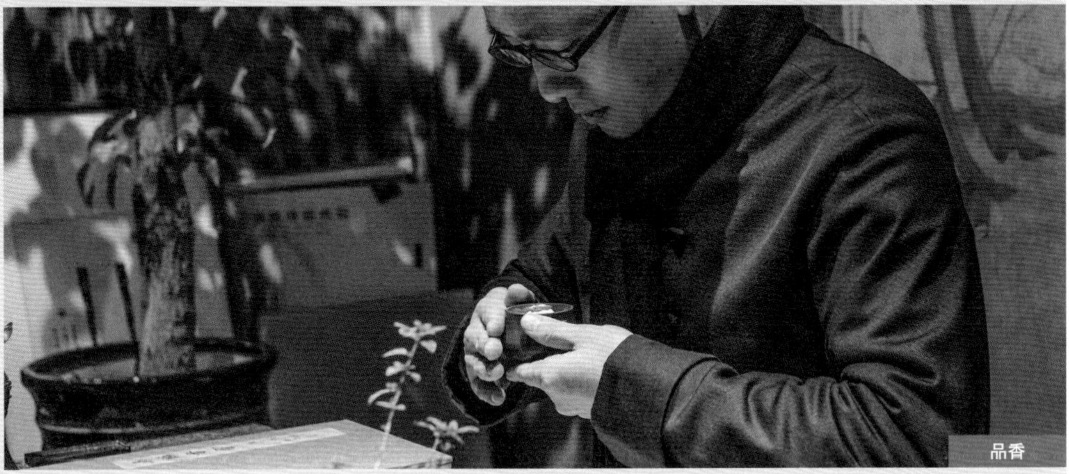
品香

闷火香

用香的方式跟用香的场合、环境、主题要有很强的匹配性。闷火香常用在自家书房或三五知己一起交流香品时。闷火香使用方式很简单，但对香品的等级要求极高。此类玩法香气的爆发力强，烟也会大于平常用香，所以香品差一点马上就会暴露香气的缺点。

闷火香是寻麟香学在传承古人品香方式的基础上创新的品闻方式，具体如下：

把香炉中的香灰打出一较深的灰坑，放入香粉点燃，接着再将一些香粉盖于已燃的香粉之上，香气通过香灰大量溢出，无烟或有少许轻烟。此时炉中的香料底层已燃烧，由于层层香粉及香灰盖于其上，所以燃烧缓慢，这种方法以不出烟或少出烟为佳。

备具：准备好香炉、高级香灰、香道工具、沉香粉、土沉香、香刀、香席及长嘴式打火机。

理灰：用香筷将香炉中的香灰整理疏松平整，最后在香灰正中间整理一个香炭大小的小坑。

置香粉：用香勺取香粉瓶中的香粉适量，放入香灰中的小坑。

燃香：用长嘴打火机点燃沉香粉。

埋香粉：用香筷在点燃的沉香粉上掩盖一层薄薄的香灰。

置土沉：用香筷将土沉香插入香粉中，已燃香粉会慢慢点燃土沉香。

拂尘：用香拂清理香炉四周的香灰，使炉口保持清洁。

品闻：青烟缭绕，满屋生香，凉意十足、甜蜜芬芳

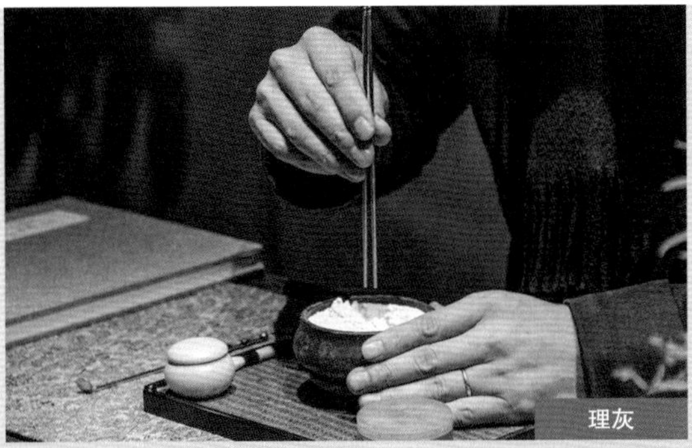
理灰

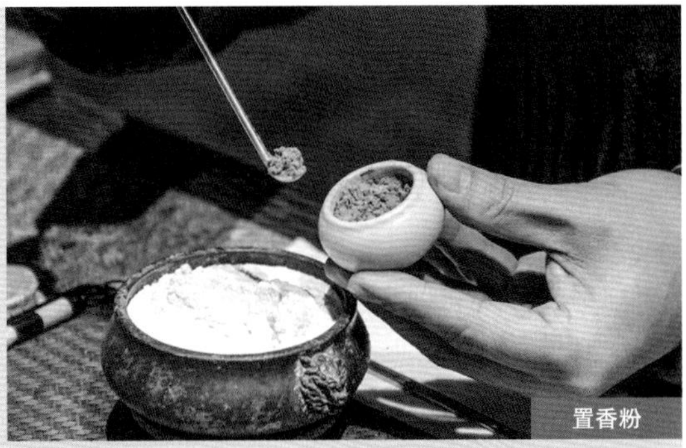
置香粉

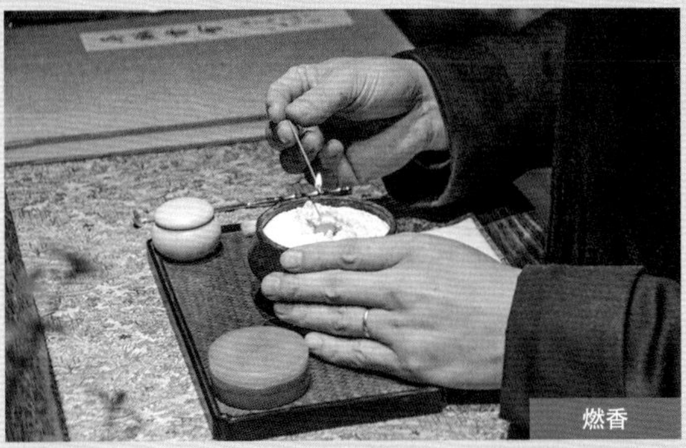
燃香

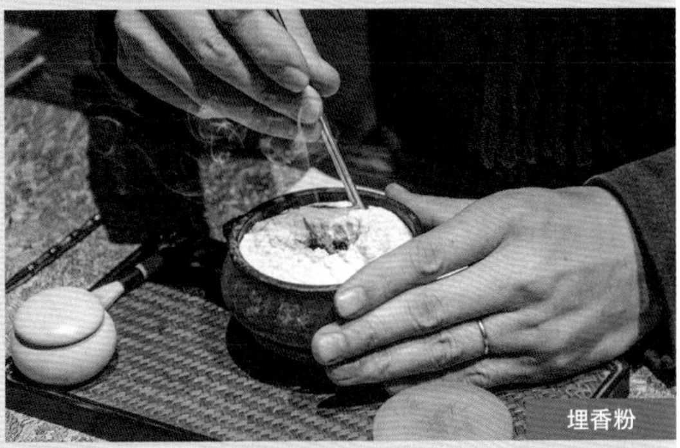
埋香粉

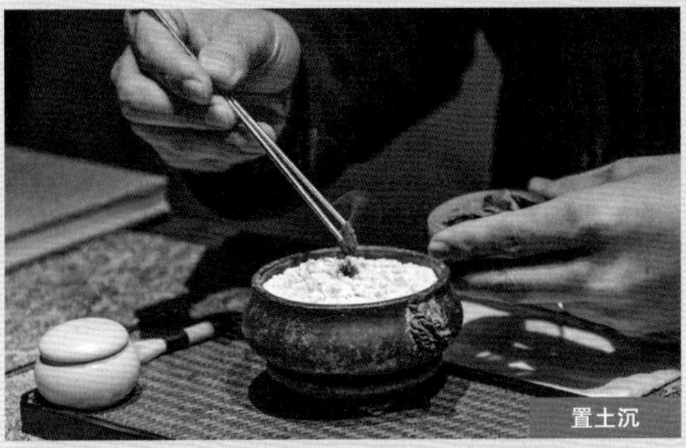
置土沉

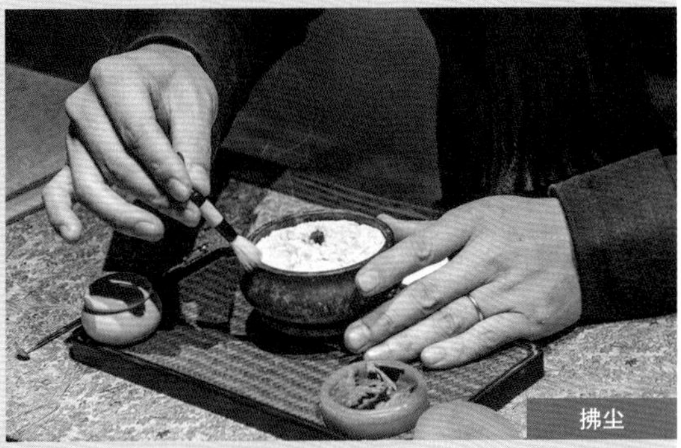
拂尘

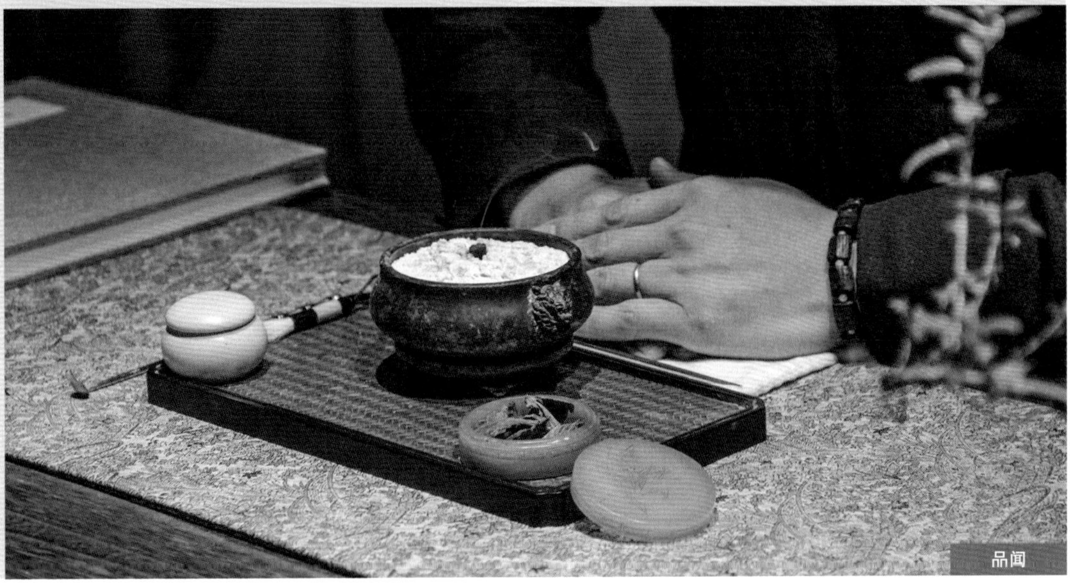
品闻

煎香

煎香是寻麟香学的煎香仪轨之一，在传承古有仪轨的基础上改良，使之操作简单，入手便捷，容易掌握，能让更多当下热爱香学的人士共同参与使用，在宜人的香气中，达到中式优雅。

煎香使用寻麟特制的三足桥耳铜炉为器，它是文人用香的典器，香灰为寻麟自制松木香灰，配青花天地瓷盖，其器古朴、清正，内搭野生富森生结原材料香片，采用煎香仪轨形式，让香气弥漫悠长，香味清甜。

备具：准备好香炉、高级香灰、香炭、香道工具、沉香原材料、香席及直冲式打火机。

行礼：行礼。

点炭：选用无味的香炭，将其置于炭火架上，用直冲式打火机点燃。

开炉盖：打开炉盖，炉盖置于香席上。

理灰：用香筷将香炉中的香灰，整理疏松平整，最后在香灰正中间整理一个香炭大小的小坑。

置炭：用香筷夹起香炭，置于炭坑中，轻压一下，用香灰掩埋，然后将香灰整理成微微隆起的小山丘样。

置原材料：用香筷取原材料置于香灰顶上。

拂尘：用香拂清理香炉四周的香灰，使炉口保持清洁。

品闻：香烟袅袅，满室甜蜜，香气持久，身心愉悦。

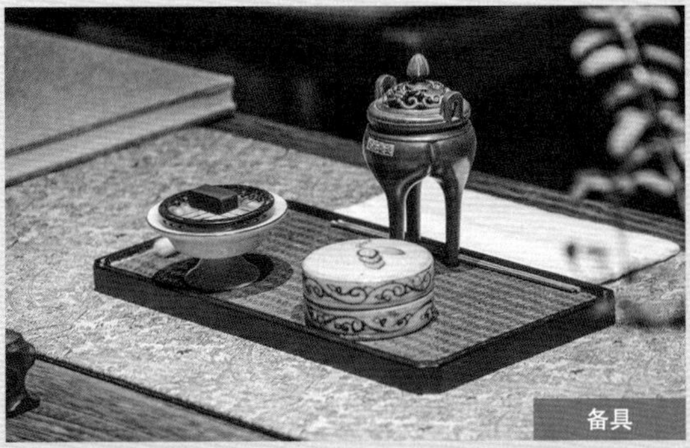
备具

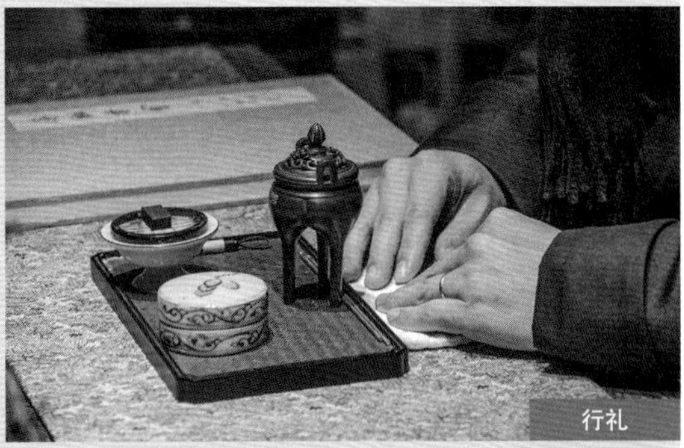
行礼

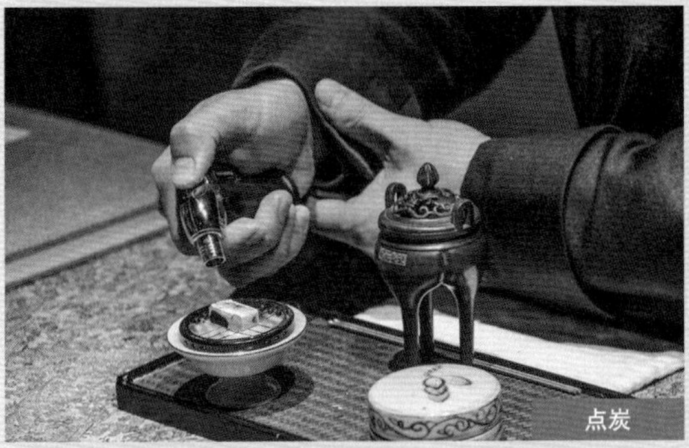
点炭

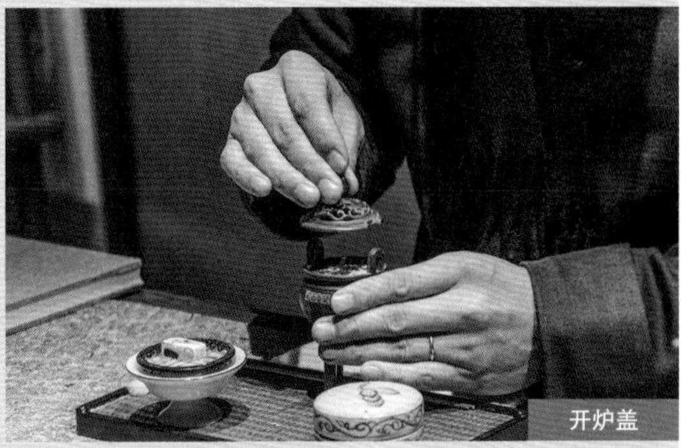
开炉盖

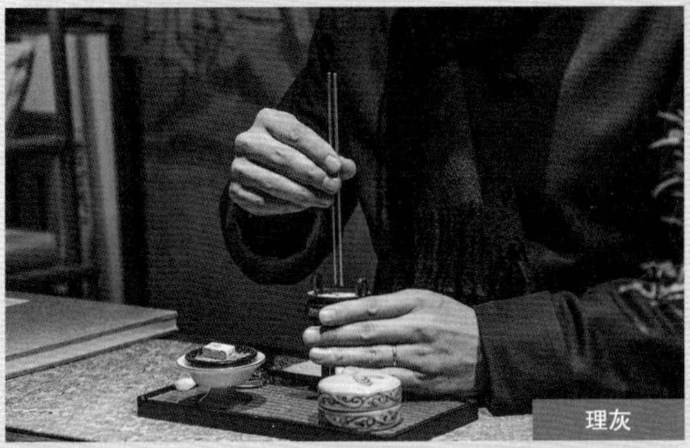
理灰

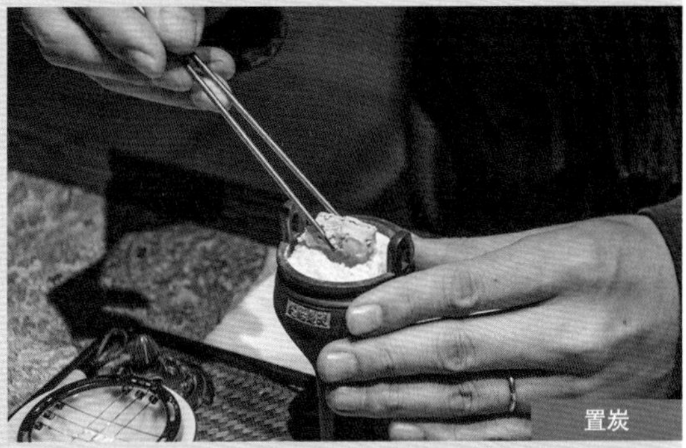
置炭

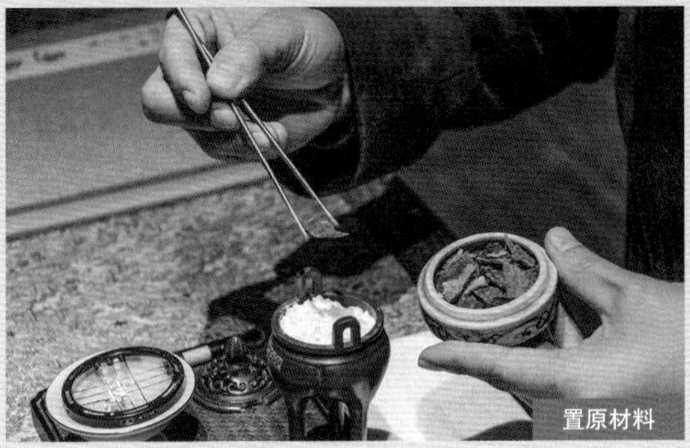
置原材料

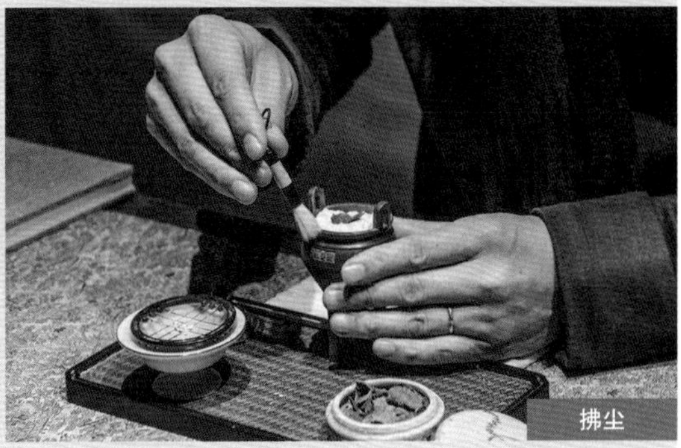
拂尘

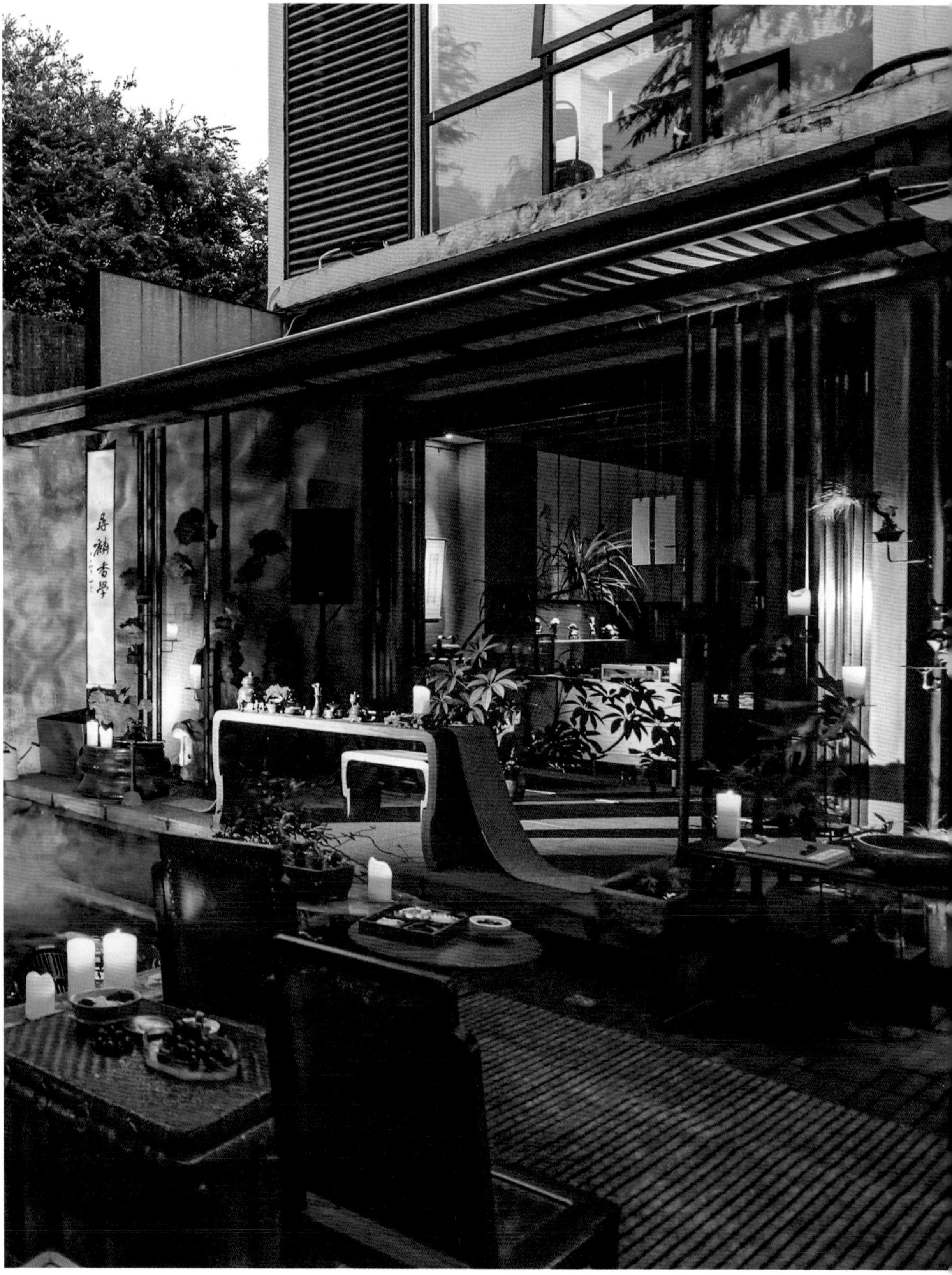

寻麟香事·金秋香会

2020年10月21至25日，寻麟香学举办了为期五天的寻麟香学金秋香会。香会期间，我和寻麟香学的众弟子，在宋代名仕香会的基础上，辅以寻麟香学独创的香方、仪轨，完成了一场集嗅觉、视觉、听觉的顶级香会。在高速运行的上海，我们在一个静幽宜人的庭院中寻得独一份的安宁。

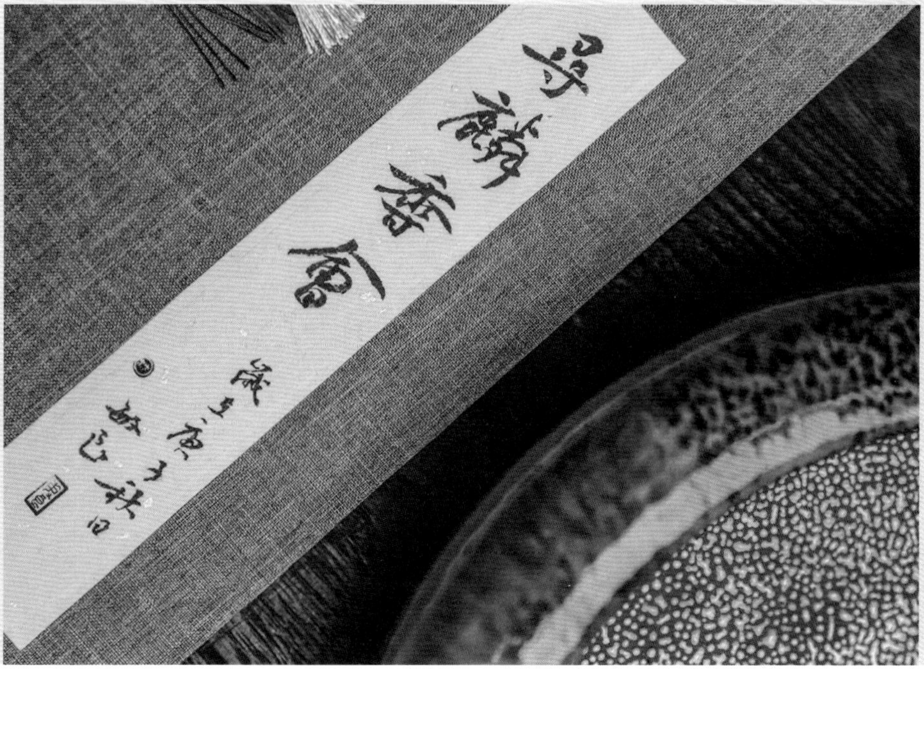

▼ 香会由寻麟香学第一代传承人合心，手持清中期篆刻云纹手持香炉，焚寻麟香学特制的幽静香饼开场，还原古人在重大活动（包括宗教、宫廷仪式、名仕雅集）的暖场仪式。行香师持香炉绕场一周，使香味弥漫，助众人心境平和。

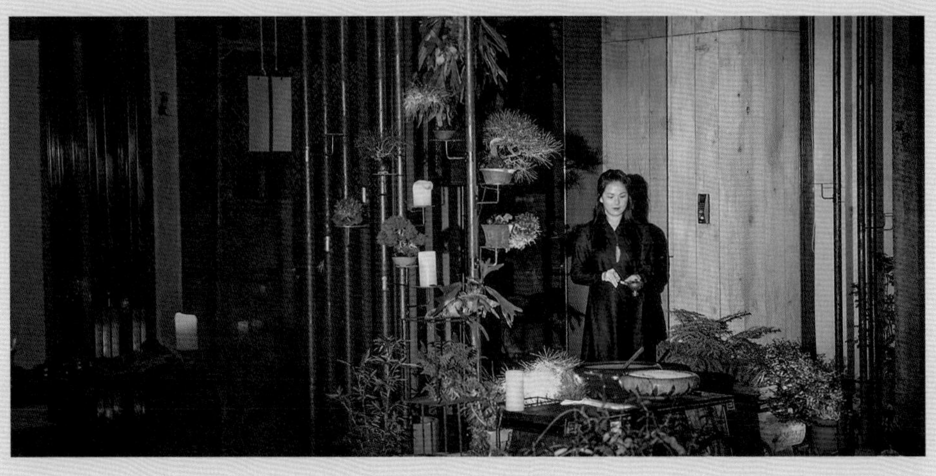

寻麟百字香方，由我亲自研制。凭借经手丰富的沉香原材料，品闻过包括顶级奇楠在内的各地沉香香味，二十载的经验积淀，孕育出独属于寻麟的现代香方。迄今我已研制出香方 46 种，并将持续研制新的香方。寻麟香方用料极其讲究，力求复原中华香学传统，追求香味的极致，使人闻之身心愉悦，比单品香香气更丰富、更多层、更悠远。

1：昆曲《游园惊梦》现场表演
2：箫现场表演
3：笔者为大家现场调配寻麟百字香方中的玄字香、天字香，让香味盛宴达到顶点。

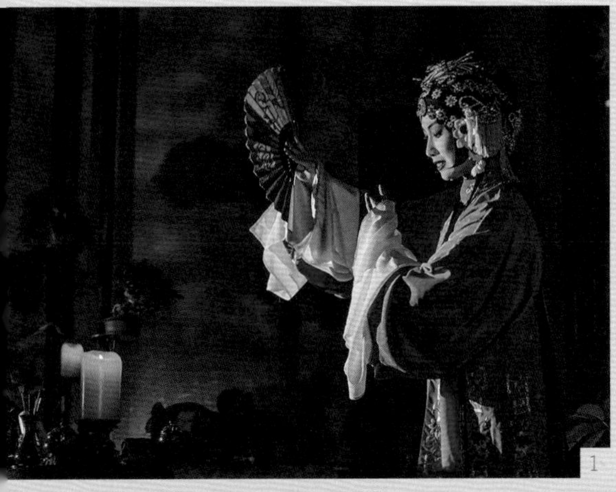
1

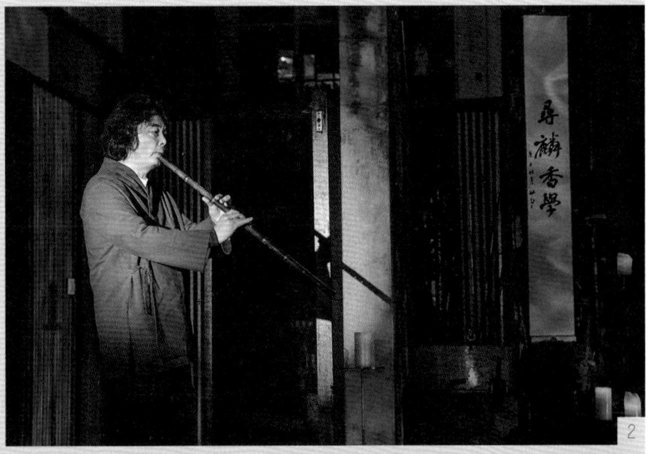

2

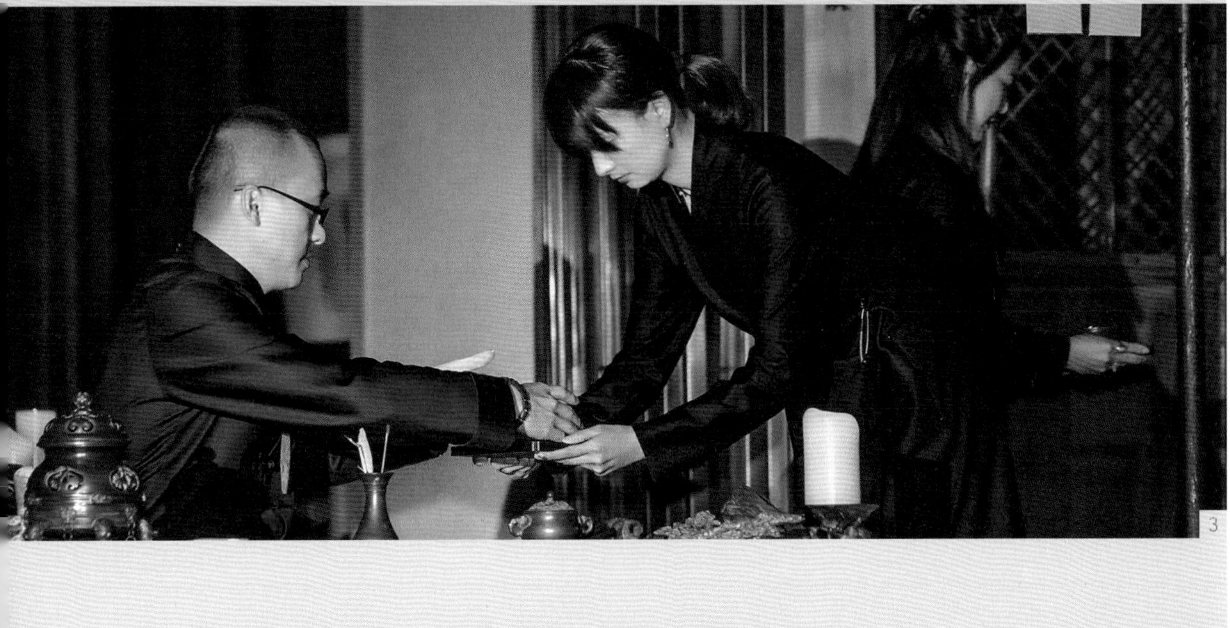
3

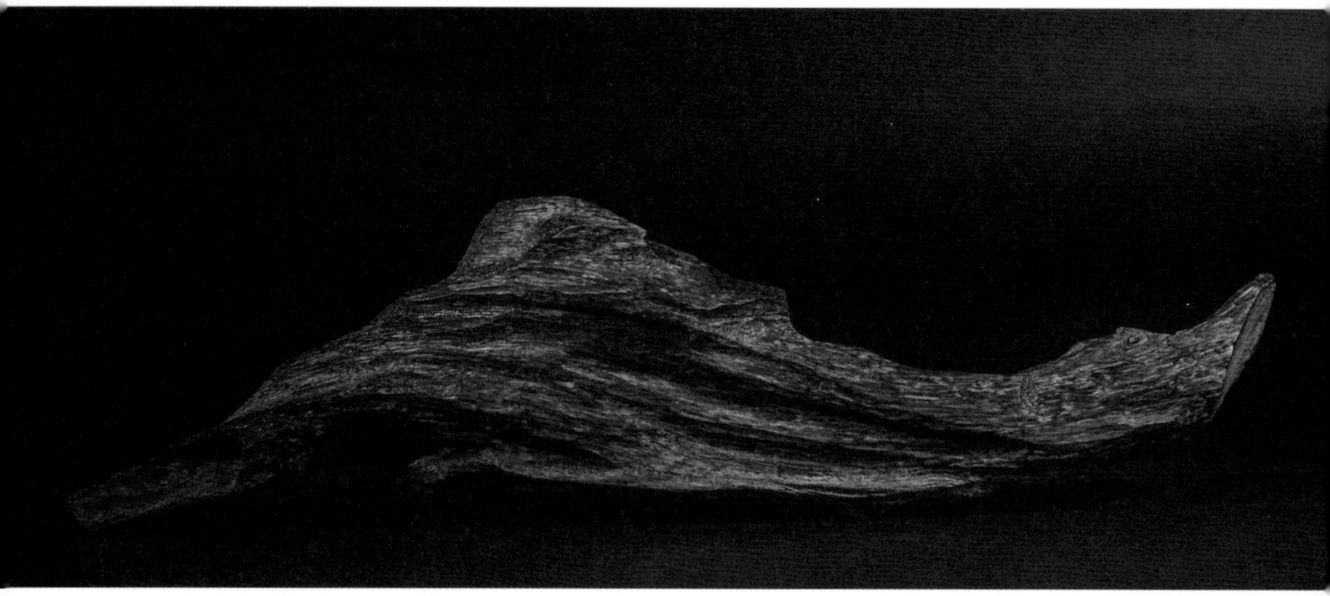

▲ 要够大块的实心料才能做手串

084

什么样的沉香原料适合做珠串和挂件？

市场上能看到的珠串 90% 以上都产自鹰木树产地，也就是马来西亚、文莱、印度尼西亚等地。这些地区的沉香块体大，实心度高，生闻香气浓郁，适合用来制作手串、雕件。

沉香手串一般有随形、圆珠、桶珠等形状，市面上多见的都是圆珠，规格有很多，按大小分有直径 2.0 厘米、1.6 厘米、0.8 厘米、0.6 厘米等。用原料切珠时，一般从大往小做。能做大珠的原材料要够大够实心，所以量少，价高；小珠对原材料要求不高，虽然加工成本比大珠高，但价值反而比大珠低。

解释春风无限恨，
沉香亭北倚阑干。
——唐 · 李白《清平调》

085

沉香的造假方式有哪些？

我们来了解一下目前市面上常见的沉香造假方式。知道了什么样的是假货才能更好地辨别真货。

画色法。当切出来的手串颜色比较白、不好看时，就会用进口的油线笔画色，再用电吹风吹干。这样做出来的手串显得油脂特别黑，能抬高手串的价格。

拼接法。用胶水拼接白木或很差的原材料，甚至可能用其他非沉香的木材来拼接，只在表面保留一层沉香，最后在外部用油线笔补画油线。

煮油法。沉香白木或其他木材（竹子、树根等），用中药、香精等浸泡，就可以做出更清晰的油线感、更深的颜色以及更好的品相。这种造假法做出的假沉香味道不好，多闻会有腻感和恶心感。但是香气可以保存 5 到 10 年甚至更久。

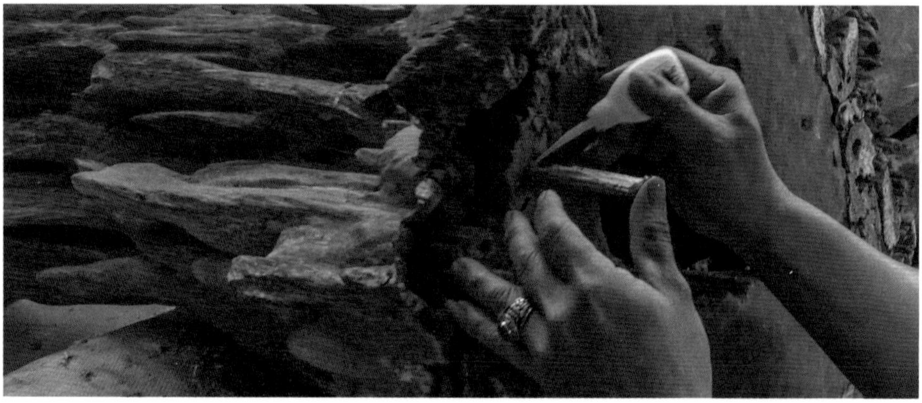

▲ 拼接造假

灌铅 / 填充法。把沉香剖开，在内部灌铅、泥沙等其他材料，补合切口后再画油线描补，一般很难被发现。

压缩法。这种手法做出来的沉香又叫石头沉，它将低等级的沉香原材料用高压机压缩在一起，比如将 5 根白木压缩成 1 根，压缩后有的甚至可以沉水。这样做出来的沉香木纹会扭曲，纹理不对称，有接缝点，随着时间变长还会开裂。市面上常见的是用鹰木树造假，做出来的手串和雕件油脂饱满，但泡水后会发泡崩开。

纳米压缩法。将一块不沉水或油脂不多的沉香（7 分沉或 8 分沉）用纳米技术压缩。压缩后这块沉香密度更高，体积略缩小，能沉水，并且香气也没什么变化。纹理略紧，但没经验的朋友一定看不出来，用水泡它也不会膨胀。造假之后价格要比造假之前高一倍甚至更多，而且更好卖，因为它看起来油脂多、品相好。

注油法。注油法是当前水平最高的造假法，多用在 8 分沉和 9 分沉的奇楠上。根据奇楠原料的形状，找一个平面切开，用加热高压法将沉香精油或人工奇楠油注入进去。注入完之后这块料的价格要比之前贵很多。怎么辨别呢？一是看。注过油的奇

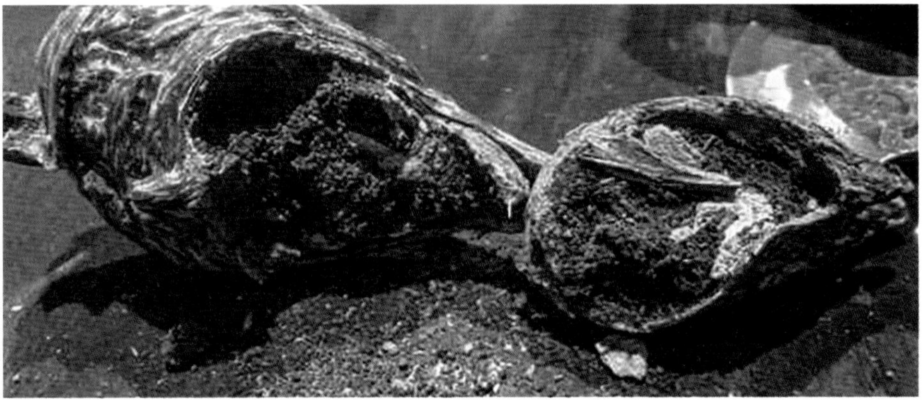

▲ 填充造假

楠在色泽上比其他奇楠黑，不过油脂暗沉，没活性。把奇楠切开，刚注过油的会有油脂下滴的感觉，而真奇楠的油脂油润有活性，两块原料比较看，一目了然。二是上炉熏。生闻是很难区分的，毕竟它是在真奇楠的基础上注入沉香油，但上炉就能见分晓。注过沉香油或人工奇楠油的原料，上炉清凉不够，穿透力不强，韵味不清晰，伴有人工沉香油的油濠味。我闻过一次。因为我有过敏性鼻炎，对味道更加敏感，在闻过注油奇楠的几个小时内一直打喷嚏、流鼻涕、流眼泪，那一瞬间觉得自己是一台检验奇楠真假的仪器。奇楠原料可以熏，但买奇楠手串或奇楠饰品时就一定要当心，最好要一点边角料来上炉。

沉香的造假方式并不局限于此，且一直在更新换代，让假沉香越来越逼真，越来越难以鉴别。假沉香不仅让沉香爱好者上当受骗，也是我们推广沉香文化时比较大的隐患。

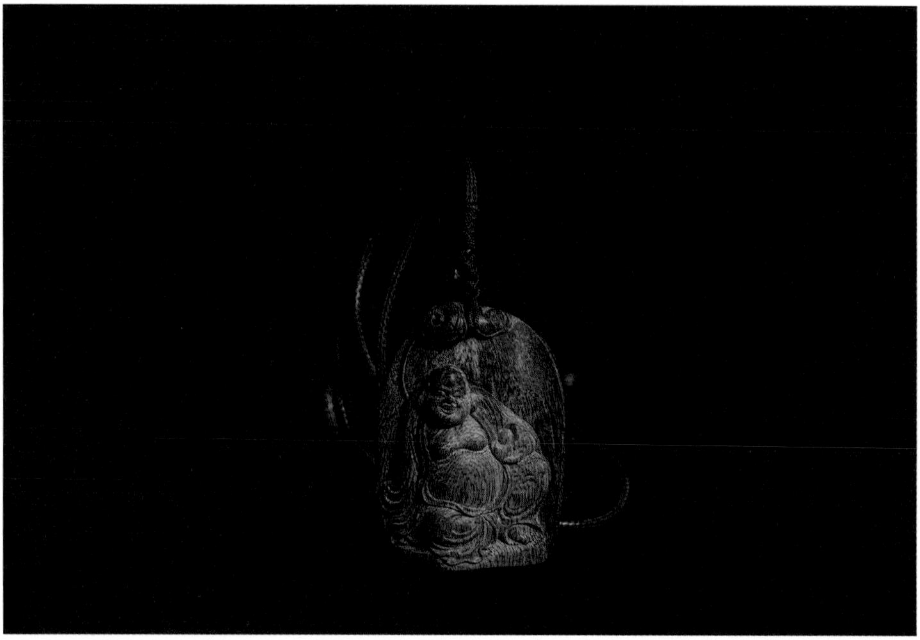

086

沉香手串的真假如何鉴别?

手串是非常受欢迎的沉香产品，因而市面上的沉香手串五花八门，真假难辨。这里简单介绍几个分辨真假沉香手串的方法。

一是看。真的沉香手串纹理清晰，而假的手串则往往毫无纹理，一片漆黑。高仿的石头沉手串密度很高甚至能沉水，但仔细看会发现其纹理是扭曲的。然而只是看是很难分辨的，因为也有作假者用沉香白木甚至是类似于沉香纹理的其他木材，放在沉香精油里泡，泡出来的手串纹理很好，能以假乱真。

二是闻。真的沉香手串香气清新柔和，有的带甜味，有的带凉味，有的有奶味、花香味等，有木质散发的天然清香。假的手串则多数是用油浸泡或者煮过的，高级一点的会用沉香精油来泡或者煮。这样做出来的手串，气味浓郁刺鼻，有些还有中药味，多闻会有腻感和恶心感。

还有一些高仿的沉香手串，从形状上很难分辨，甚至味道都很像沉香，但它没有木质散发的天然味道。这就需要多闻多看才能鉴别出来了。

087

沉香手串怎么挑选?

沉香手串的品类和香气非常多样，因为产地不同、原料不同而导致价格差异极大，便宜的几百，贵的几万，想要挑到一款自己理想的手串不容易。

沉香有个特点，即不同地域的沉香香气特征非常明显，因此很多香友刚入门时喜欢通过产地来区分手串的品质。根据不同产区的香味特点来挑选自己喜欢的味道当然是一个快捷简便的好方法，但是只看产区，风险还是很大的，因为每个产区的沉香都有高中低档之分，仅仅靠产区来挑选是不够的。

我一再强调好的沉香一定有好的香味，从多年的实战中我总结出一些经验，好的沉香有几个特别的香气代表：有甘中带凉，甜中带花香，凉意中带奶香，凉中带甜且穿透力强。如果手串香气不明显，或者只是淡淡的甜，说明级别还不够。

从大小上来说，手串的珠子直径越大越贵，这是因为大珠子需要大块的原材料。但是在购买手串时，可以根据自己的喜好来挑选，并不是越大越贵就越好，适合自己的才是最好的。

再次，每串手串都有自己独一无二的纹理和颜色。手串作为装饰品，在香味和大小都满意的情况下，挑一个自己喜欢的颜色也会让自己心情愉悦。

沉香价高，只要是真的沉香，香气好，我们挑选沉香手串时完全可以在自己的预算内挑选一款合心意的。只要是真的沉香，都能带来身心的愉悦。

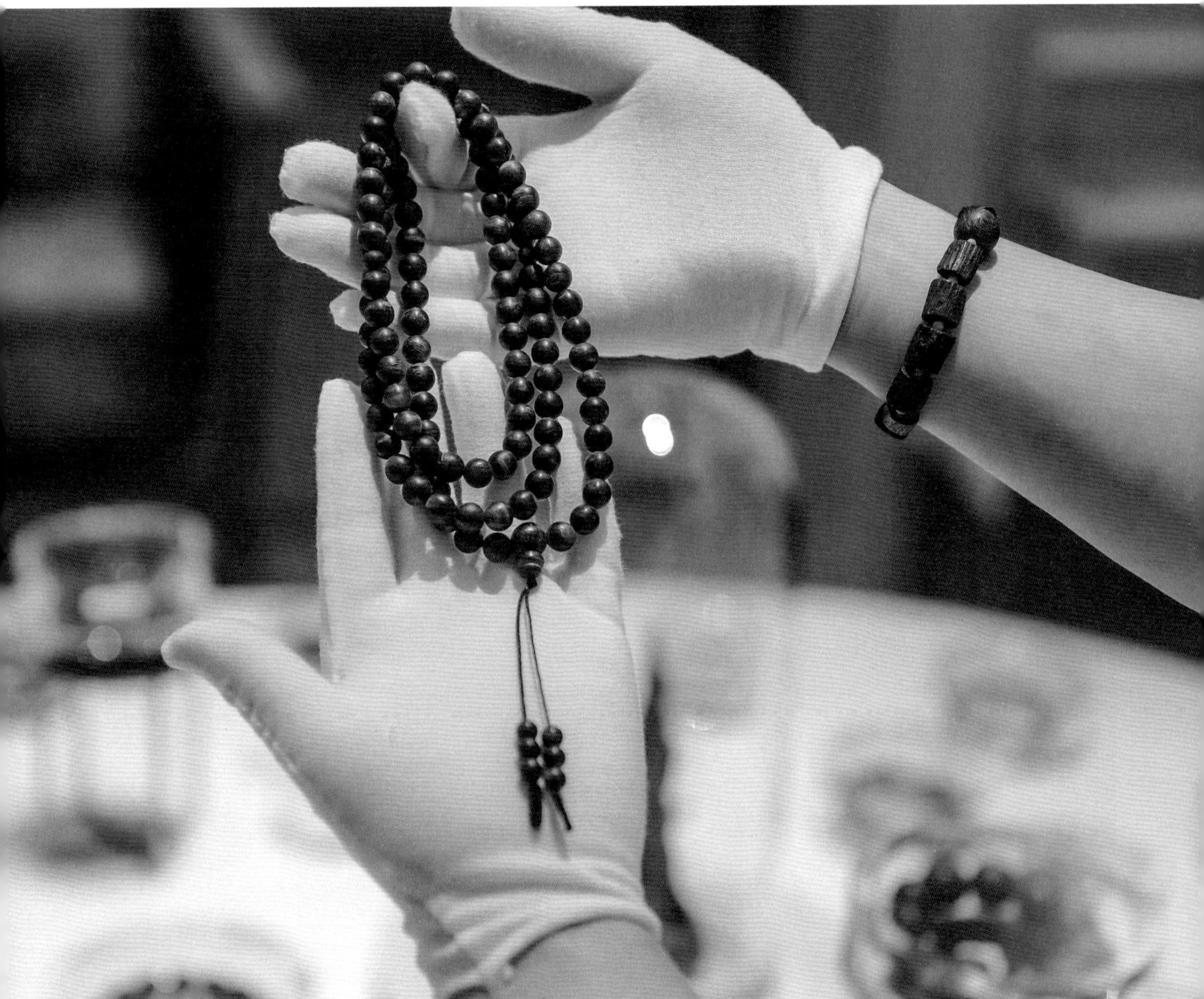

▲ 沉香手串

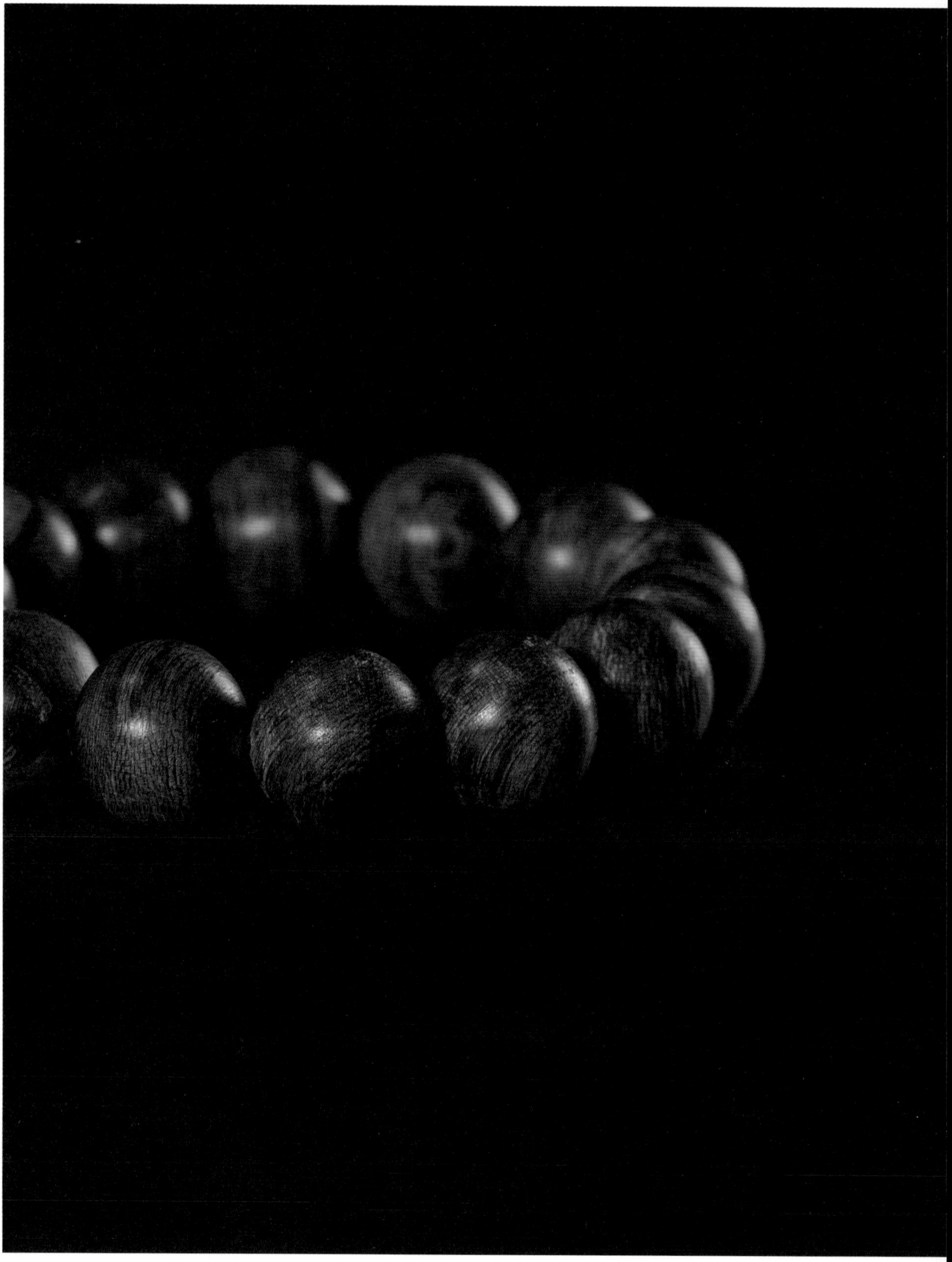

088

沉香手串适合把玩吗？

不少朋友在买手串时会问，手串买回去之后要盘吗？之所以这么问，是因为大家熟知的文玩，比如橄榄核、菩提子、玉石等都是要“盘”的，也就是通过把玩使之包浆，在色泽上到达自己喜欢的成色。

沉香主要是感受它美好的香气，它的香气是透过纹理和毛孔散发出来的，如果把玩包浆反而会堵住毛孔，从而阻碍香气的散发，这就丧失了沉香香气带来的愉悦感，失去玩香的本意了，所以不建议把玩沉香手串或挂件。

> 御纱新制石榴裙，
> 沉香慢火熏。
>
> ——宋·晏几道《诉衷情·御纱新制石榴裙》

089

沉香手串怎么保养?

沉香手串香气迷人，这些美好的香气是透过纹理和毛孔散发出来的，因此在保养佩戴的时候一定要注意:

1. 不去把玩、盘它;
2. 出大汗或洗澡时要取下;
3. 不要与化学成分的物品接触;
4. 不戴的时候放入水晶盒或自封袋。

只要保存得当，好的老料沉香手串味道能持续很久，甚至能相伴一辈子。

当我们不小心把手串和其他香精、化学产品，比如香水、沐浴液、油漆等放在一起了就有点麻烦了。轻微的串味只要用中性水浸泡 2—3 分钟，因为沉香遇水后表面油脂会流失，所以时间不能太久。捞起的时候珠子表面有时会出现泛白的现象，不用担心，用无味道的丝巾包住珠子多搓搓，颜色就会回来。

如果这样还无法清除串味的味道，那只能找买家把珠子外层全部处理掉，这样损耗就非常大，所以我们在佩戴沉香手串时要多加小心。

沉香饰品戴久了，一般颜色会比刚刚入手时深一点。因为皮肤有一定的温度，里面的油脂自然就会出来一些。配戴沉香手串时，有时能闻到微微的汗味，这其实是正常的。沉香和皮肤接触时间久了，难免会吸附一点人体自身的味道。

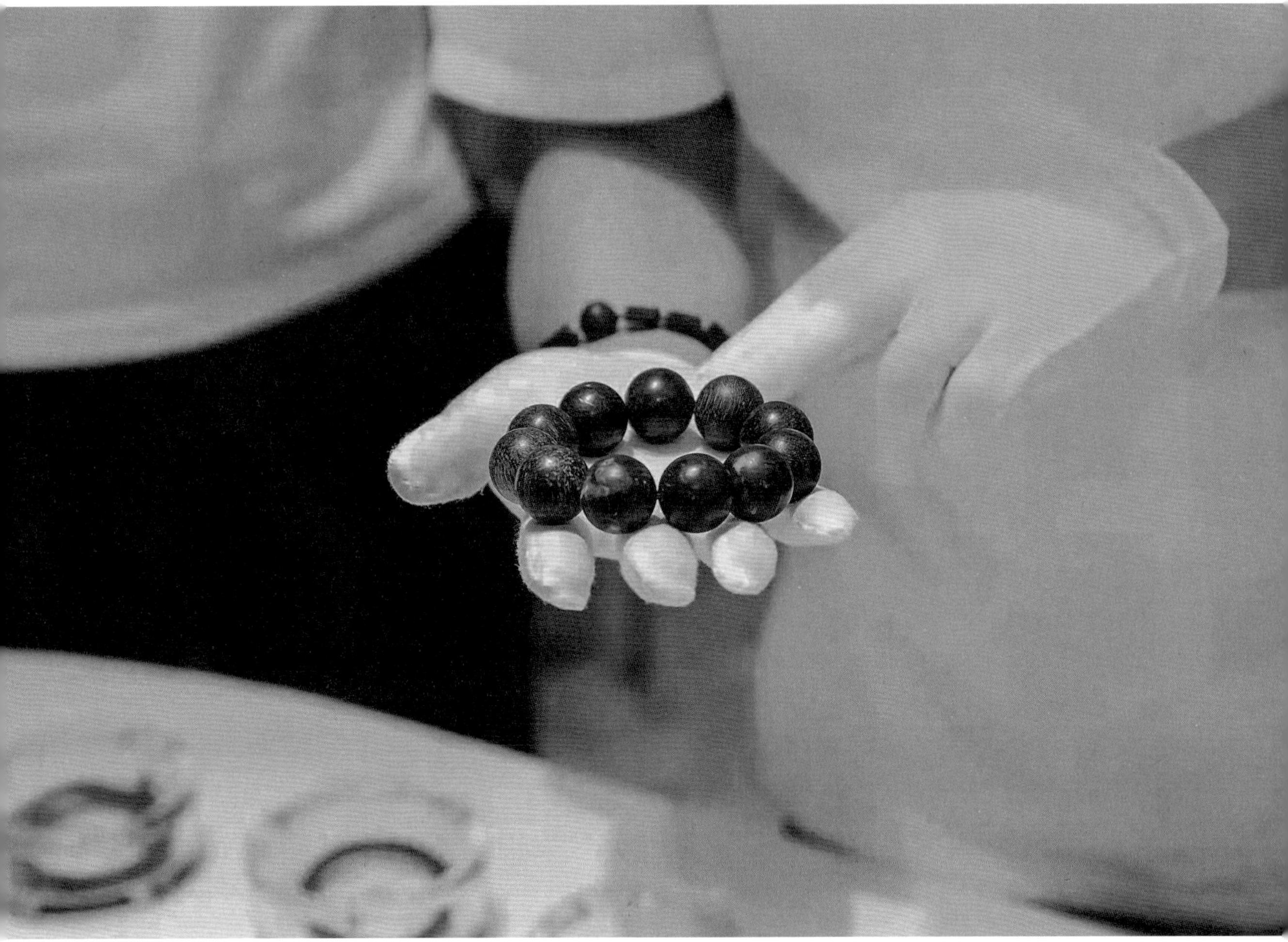

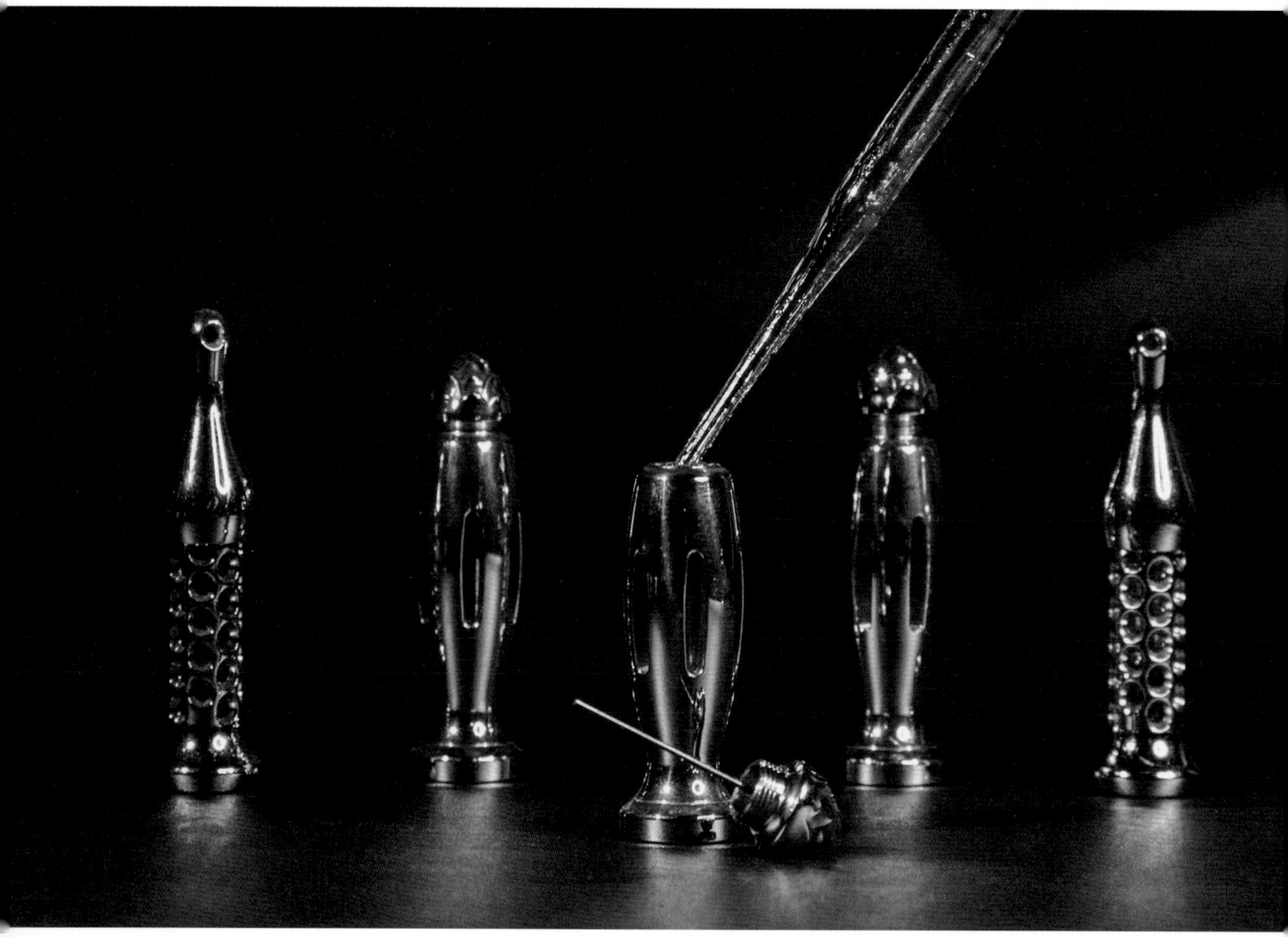

▲ 沉香精油

090

沉香延伸产品 · 沉香精油

沉香精油和我们常见的玫瑰精油一样，都是萃取的精油，只是前者是木本精油，后者是草本精油。但是沉香精油又不同于一般的木本精油，如檀香精油、柏树精油，木材天生就带有属于它的独特香气。沉香却不同，它本身木质没什么香气，一定要沉香树受伤后，伤口部位才会结出一定的沉香。因此从稀有度上来说，沉香精油更难得，更珍贵，但香气不输任何木本香。

当前市面有很多稀释过的沉香精油在售卖，大部分都是用等级不高的原料来提取的，高等级的沉香精油不宜稀释。

沉香精油目前的用法主要还是像香水一样涂抹在衣物或皮肤上。香气沉稳，留香时间长。每一批沉香精油的味道都稍有不同。

091

为什么见不到纯的沉香香水?

欧洲很早就已经把檀香、沉香等作为高级香水的定香剂，它可以更好地挥发香气，维持更久的留香时间，但一直不见一款纯的沉香香水面市。

早些年国内有部分化妆品公司试图研发沉香香水，最终因为难以量产而告终。主要原因是原材料的不确定，用野生沉香来做香水的话，每棵树结的沉香香味都会有所不同，很难保证每一批次的香气都一样。加上现今野生沉香难找，所以很难做出一款高级别的沉香香水。目前也有公司在尝试用人工沉香做香水，但与野生沉香比，香气差别巨大。

我相信，只要有需求，未来一定会有专业人士做出私人定制的沉香香水。好的沉香毕竟稀缺，如果真的做出来了沉香香水，那香气一定是一等的，会受到香友的喜欢。

092

沉香延伸产品·沉香纯露

沉香纯露也是近年研发的高级产品之一。它以沉香原料为基础，通过无菌蒸馏萃取而得。

沉香纯露中包含了沉香中多种珍贵的成分，含有约 0.3%—0.5% 的精油水溶性成分，所以有精油的芳香和部分疗效，且有轻微的抗菌性。纯露产品精莹透亮，香气清新怡人，易于吸收，可有效调理肌肤。

沉香纯露不但可以替代爽肤水敷脸，还可以用来护发，并且可以饮用。

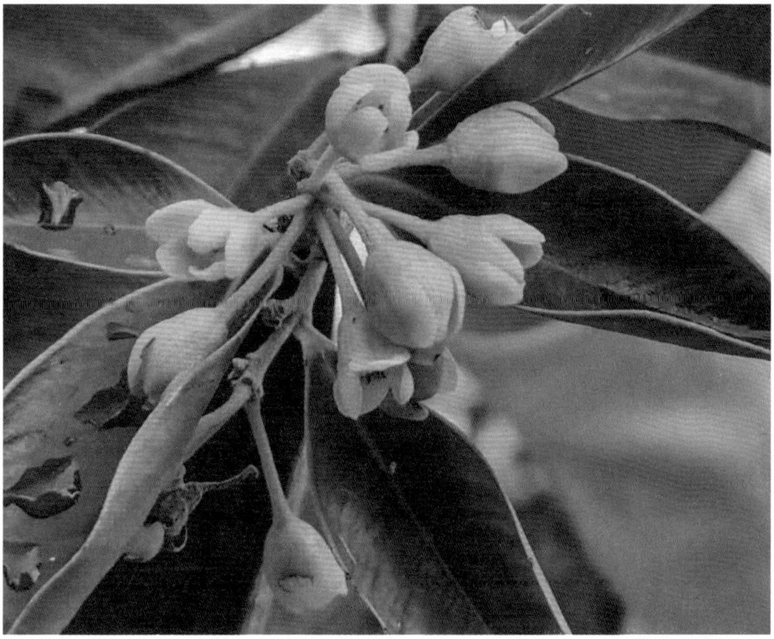

093

沉香茶值不值得买？

2010 年时，我在很多茶博会上见到了沉香茶，外观多为小圆珠状，用的是台湾乌龙茶的工艺。

2000 年以后，很多地区开始大面积种植人工沉香。种沉香树要盈利是个漫长的

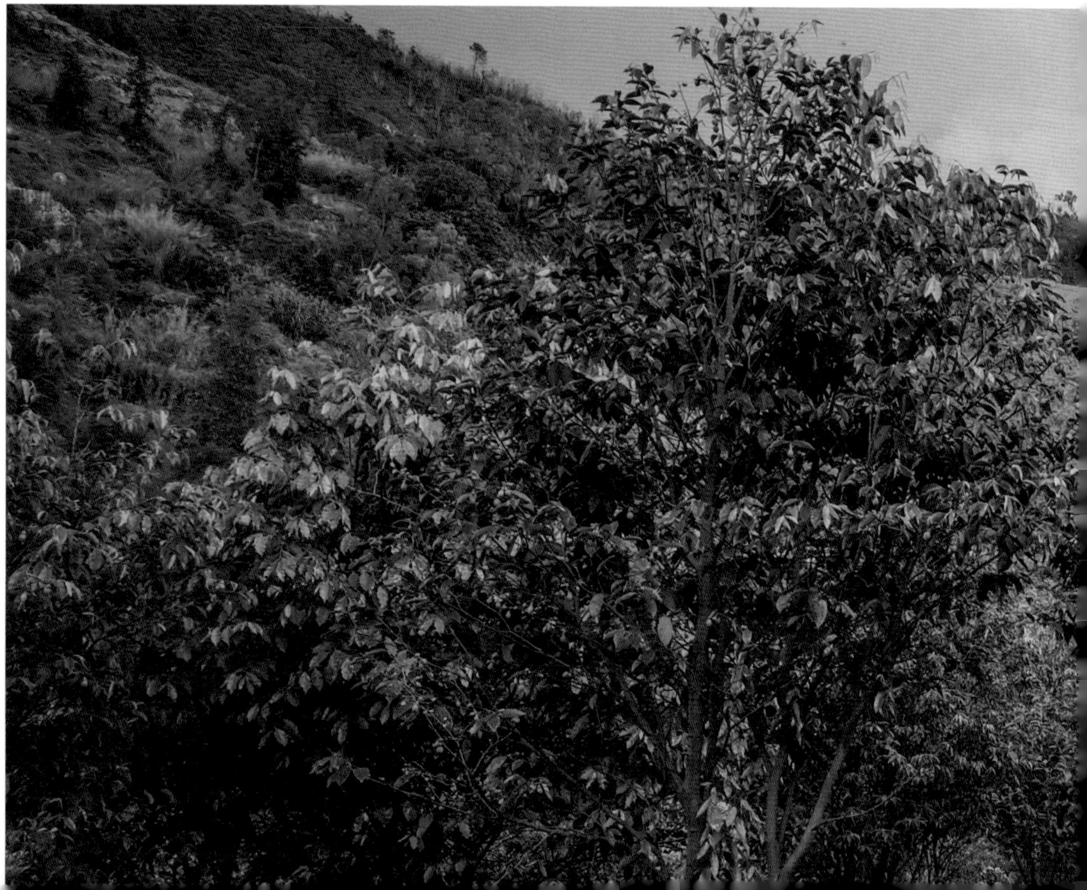

过程，至少需要十来年，就在这漫长的过程中，有人灵机一动，尝试用沉香树叶来做成茶售卖，这样可以补贴一点林场的支出。

看到这里的读者都知道，沉香树即使长 100 年，不受伤也是没有沉香可收获的，沉香树只是沉香的载体，本身没什么香气，沉香木也并没有那么高的价值。那么用沉香树叶做的沉香茶和沉香之间，大家应该能理解它们的关系了吧？

▼ 人工沉香树

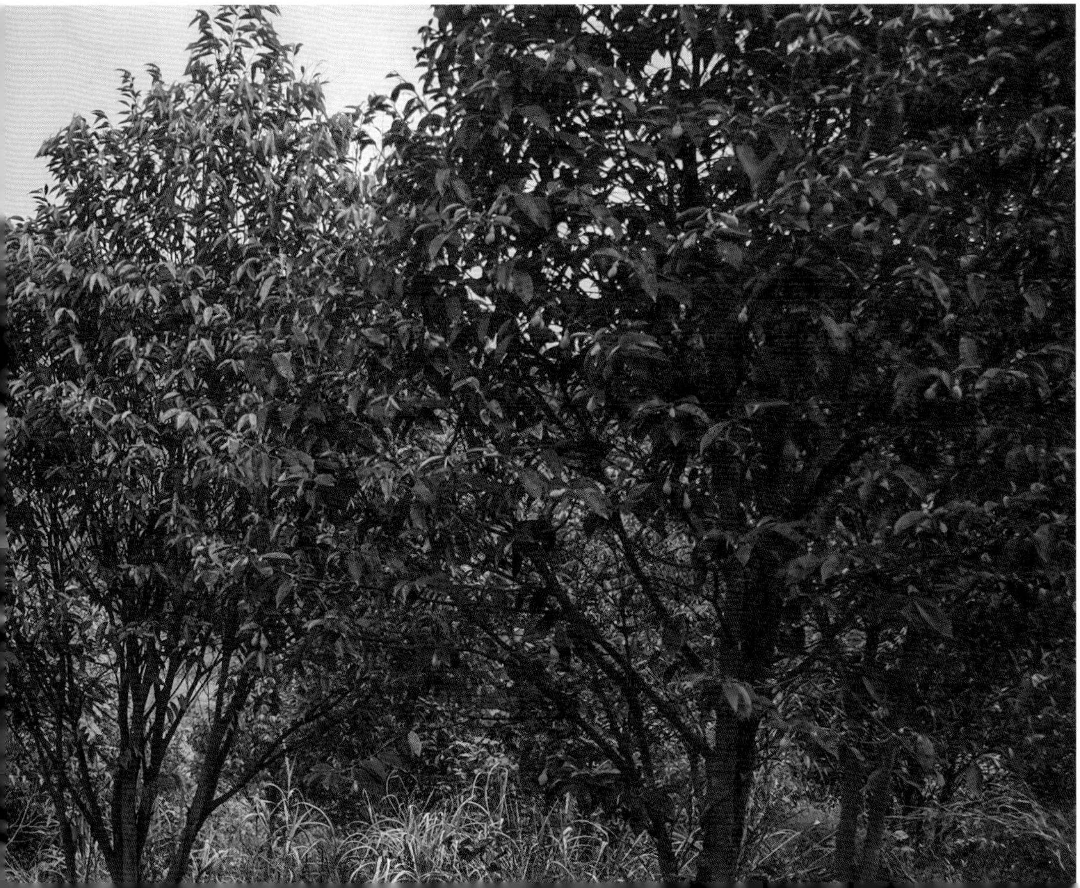

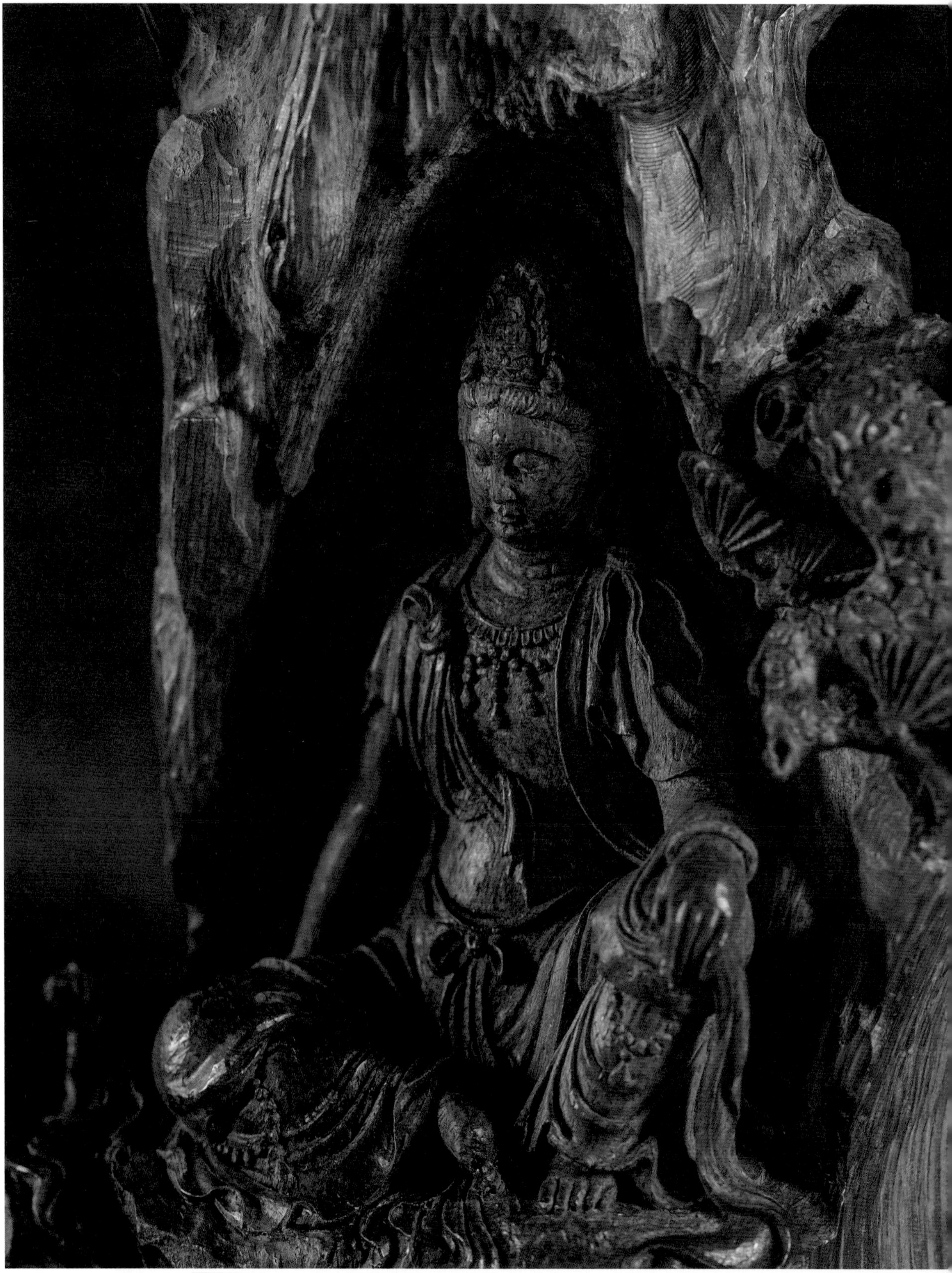

094

沉香摆件的价值在哪里？

沉香的雕刻件是沉香在视觉和嗅觉上的完美结合。沉香山子在古代已是极其珍贵的礼物及藏品。宋代的达官贵人互相赠送沉香山子以表祝贺，苏东坡在弟弟 60 岁寿辰时就送了一尊沉香山子作为贺礼，并作《沉香山子赋》。

在古代，沉香山子业已分不同级别。一等品用沉水的整料配上精细的雕工，二等品用不沉水的沉香（8 分至 9 分沉）来配还不错的雕工，三等品则用拼补的不沉水的沉香来雕刻山水、人物、花鸟。

一块上好的沉香山子在选材上其实难度很大，因为每块沉香的大小、形状上完全是随机的，想要完整呈现一幅画面，大部分时候都只能用拼补的方式。早期民间的沉香山子，基本都有补、粘痕迹，也没有落款，因为在古代雕刻师傅被统称为“匠人”，地位不高。

到了今天，沉香山子也是一种技艺极高的雕刻门道。沉香与其他的木头（黄花梨、小叶紫檀、黄杨木等）材质不一样，其他木头材质较硬、平正，容易下刀，而沉香形状多不规则，含油脂量高，下刀时容易黏刀、滑。国内能雕刻出好作品的师傅并不多，好的作品就更难得。

当代沉香兴起初始，国内的沉香雕刻件大都是为台湾地区代工，因为那时大陆的消费能力比较弱，而沉香雕刻件价格很高。2010 年之后，随着大陆经济的发展，沉香文化得到了传播，加上先前代工积累的经验，大陆的雕刻师已经有能力赋予每一件沉香原料新的生命。

◀ 寻麟引凤沉香雕刻工作室作品

一件精美的沉香山子，通常需要 4-5 位从业 15 年以上的师傅配合才能完成。一人负责设计打胚，一人负责花鸟、山水的雕刻，一人负责人物的雕刻，最后的修光收尾有时甚至需要几个人配合完成。每个环节都不能出差错，不然就会影响美观和价值。可想而知，一件精品是多么难得。

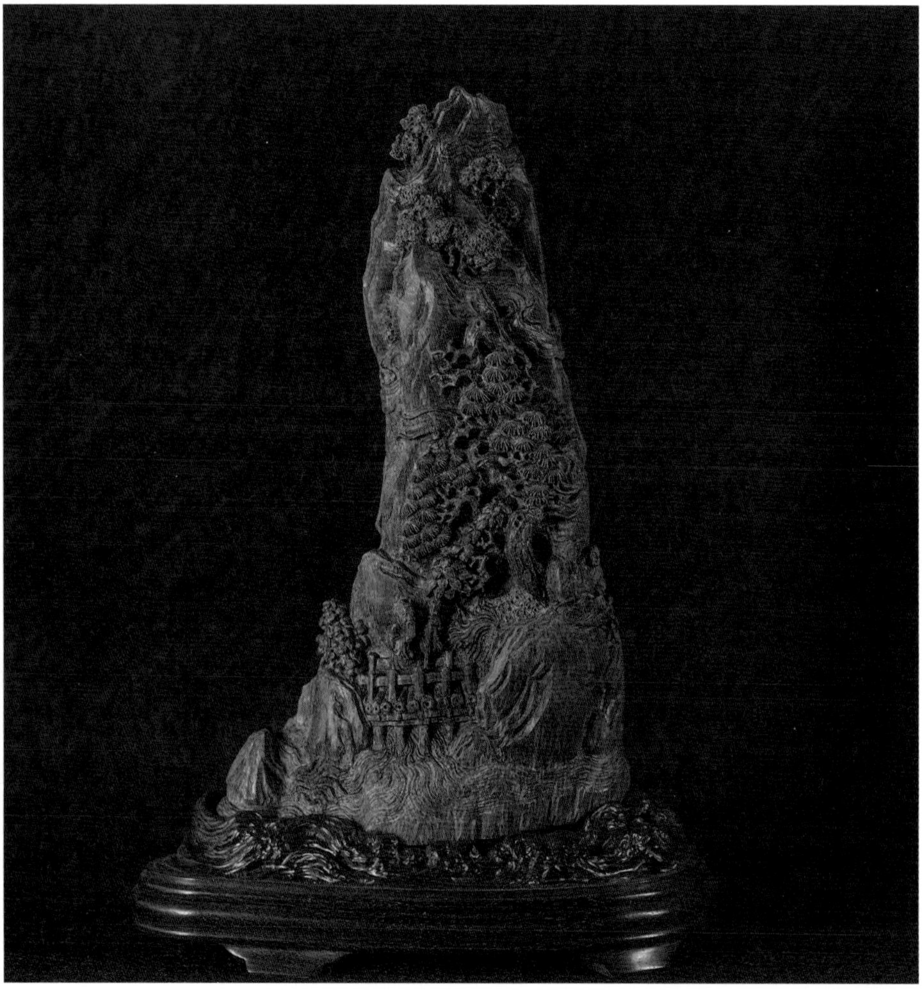

095

沉香的价格高是因为炒作吗？

近些年沉香价格一直在增长，不是因为炒作，而是它的生长速度跟不上砍伐的速度。近 20 年，野生沉香的消耗非常大，几乎所有有名的产区都已找不到高品质的沉香。

在我看来，现在的沉香价格还是比较理性的，因为当下知道并喜欢沉香的人还不算太多，沉香的消耗量还没有超过现有沉香的存量。但随着爱好沉香的人越来越多，好沉香的价格还会继续大幅上升，尤其是高品级沉香，价格一定会越来越高，因为这类沉香都是砍伐后不会再生，消耗一块少一块。

人工香的价格则会很稳定，因为人工沉香树的种植已经有了一定规模，近些年很多地区还在持续补种。未来普通沉香的供应量不会受到影响，而高等级的野生沉香会越来越稀有，越来越珍贵。

096

在产区买沉香安全吗？

有些人觉得买沉香去产区一定没问题，其实不然。在中国第一批做沉香的人或多或少都在产区交过学费，包括我在内。

如果你没有沉香的基础知识、不会辨别沉香的好坏，去产地时，那些在本地做生意的人怎么会给你最好的沉香呢？因为给了你你也不识货，你也不会感激他卖给你顶级沉香。你分辨不出真假好坏时，他们以次充好甚至以假乱真挣得更多，何乐而不为呢？

在产区拿货的一定得是老客户、懂货的客户，他们大批拿、统货拿、不挑选，这批人才能真正拿到好货。形成良好的合作关系后，当地的香农只要一有好货就会通知他们，而不是拿去市面上销售。

所以真正顶级的沉香在市面上是看不到的，也不可能摆在旅游景区里等你去挑选，只有二等品、三等品甚至更差的沉香才会如此。因此，刚入门的香友一定要多学、多看、多闻，在不懂之前不能冲动，可以先入一些基础款的沉香慢慢来提升分辨力。找对卖的人比你有购买力更重要。

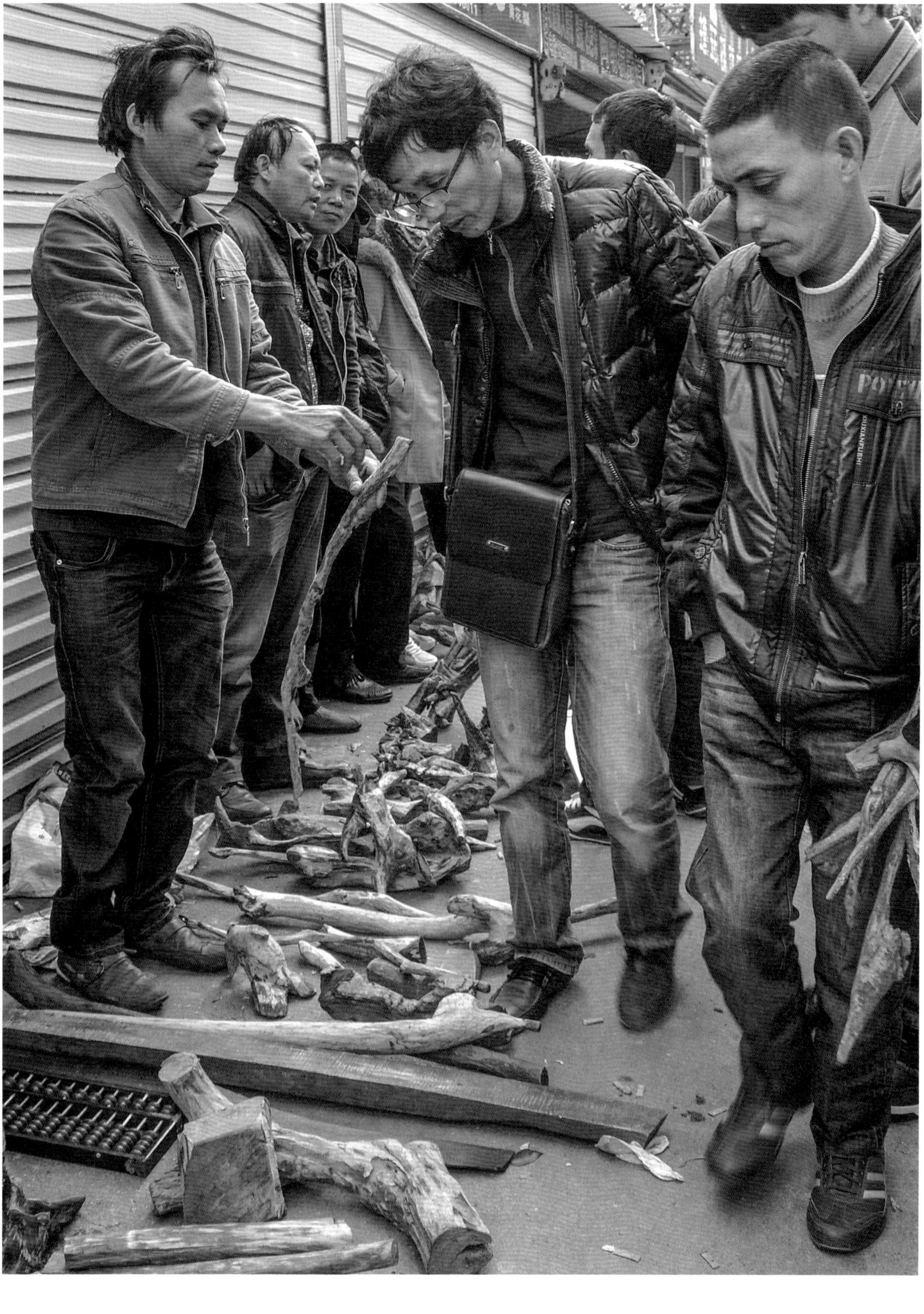

097

线上购买沉香怎么挑选？

现在网上购物很发达，可以在网上购买沉香产品吗？

网络上只能依靠照片去区分好坏，既不能保证照片的真实性，也闻不到味道，仅仅如此就要判断一款沉香产品的好坏，难度太大了，即使是极为懂沉香的专业人士也会有走眼的时候。网络购买最好选接触过的、自己信任的商家，而且金额不要太高，贵重的最好能线下看实物，避免不必要的损失。

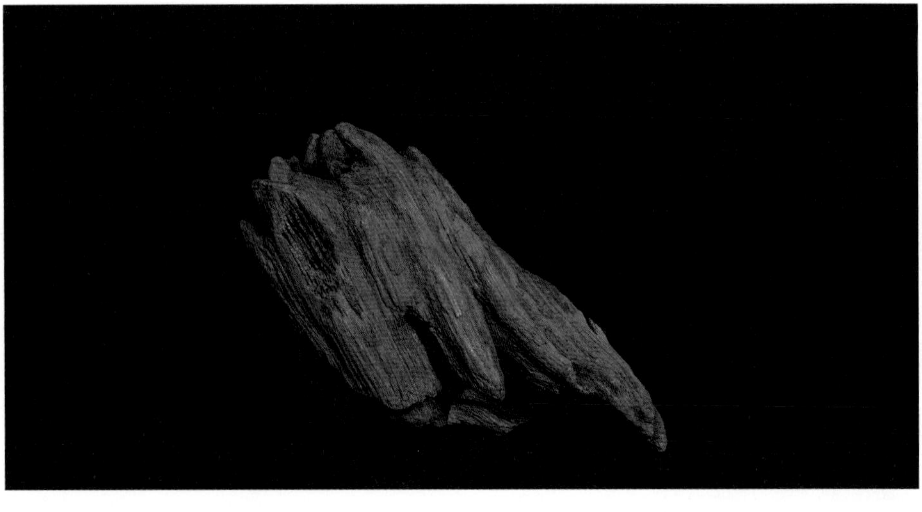

寻麟香学的起源

我和寻麟香学有着不解之缘。

我经营、收藏沉香二十载，几乎走遍所有沉香产地，多次与香农进山采香。在这期间经手过相当多的顶级沉香，不仅是奇楠，连一些更稀有、拥有更特别香气的沉香我也有幸摸过、闻过。可以说，我是随着当代香文化的复苏成长起来的。

香文化的兴起，香料贸易的兴旺，让越来越多的人关注到沉香这个亲切又神秘的领域。但随之而来的是拼、补、压缩等造假现象层出不穷，以次充好、鱼龙混杂，真假沉香难辨，给真正想用香的人造成了障碍。

而我在经营沉香的同时，也积累了大量的原材料，包括鉴赏级、收藏级的原料，拥有目前最全的香料库；同时在中国海南、越南、印度尼西亚等地有自己的沉香树林。因此越来越多喜爱沉香的香友找到我，表达了想系统学习沉香文化的愿望。在各方朋友的帮助下，2009 年，寻麟香学创立，并开设了第一期为期七天的专业培训课程，坚持至今。如今，寻麟香学门徒众多，已是当代香学宗派之一。

寻麟香学以“香学味道为本源，香气入心，香气为首”的理念为核心，秉承“香气第一、油脂第二、大小第三”的鉴香原则，贯彻多看、多熏、多闻的教学理念，以多种类、各种等级的沉香原料为实物教学基础。

香作为中国传统文化的重要符号已经断层百年。寻麟香学以光复香学传统、传承香学文化为己任，致力于让香文化融入每一个中国人的生活，融入到大家的血脉与基因中。

▼ 有一年的采茶季，我和朋友去潮州看茶树，游玩时路过潮州最有名的千年古桥——广济桥。这座桥始建于南宋。走到这座古桥的中间，我无意中抬头，一个牌匾进入视野，上书“寻麟”二字。这巧合，让我更加坚信我和“寻麟”之间的缘分，也更坚定了我要将沉香文化传承并发扬的初心。

为此，寻麟香学已在路上。

希望大家也能结伴同行，为中国香学复兴贡献自己的力量！

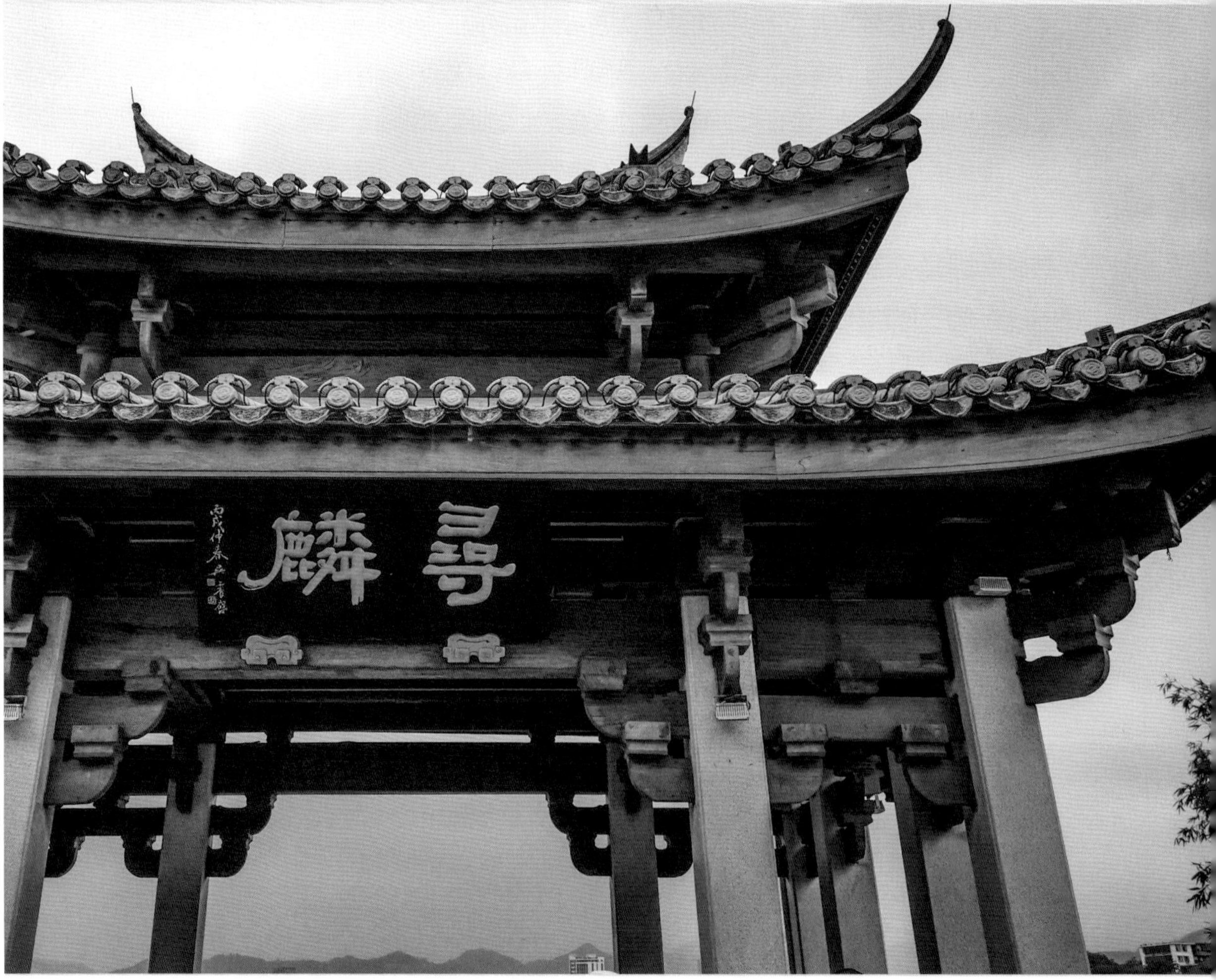

098

沉香的价格会不会持续走高？

今天野生沉香资源已经枯竭，一线产地更是很难再遇见，因为野生沉香从树木生长再到受伤结香至少需要 40—50 年的时间，而砍伐一棵成年的沉香树只要几分钟，生成的速度远远赶不上砍伐的节奏。

正因如此，20 年前很多香农就开始了最早的人工沉香林种植，今天已经到了获取收成的好时候。虽然人工沉香没有野生沉香香气那么醇厚、干净，但它填补了野生沉香量的不足，可以用来做普通香的主要原料。近几年大家也在不断改进人工沉香提升香气的实验，相信其将有很好的进步和发展，未来基础用香一定不会受到影响，价格变化不会太大。

顶级沉香的价格一定会越来越高，因为高等级的沉香需要上百年才能生成，对当代人而言，它可以说是不可再生的。而在这十几年间已经有很多沉香被消耗掉，未来我们看到好沉香的概率只会越来越低，价格必然也会水涨船高。

099

国内人工种植沉香的现状如何？

野生沉香现在已经很难找到了，但消耗的速度却越来越快，远远大于新挖掘的沉香的量，在短短的 20 年间我们已经几乎消耗了市面上 90% 以上的沉香。很多地区的香农和当地的农户开始大面积种植沉香树，培育人工沉香。目前国内外人工种植沉香树已经有 20 多年，很多产区都陆陆续续开始采伐人工沉香。

种植人工沉香树这个产业的现状如何呢？

从种植沉香树到收获沉香周期很长，至少也要 10 年左右，在这 10 年中几乎都只有投入没有产出。即使是在不需要包山费的情况下，树苗购入、小苗维护、树长大后要注入的营养液，包括后期要人工使树受伤，等等，都需要资金投入，却看不到收益。

近些年人工沉香陆续上市，并不算稀缺，人工香（包括人工奇楠）在香气上和野生沉香差距又很大，因此价格一直不高。沉香的价值由香气决定，而一款好的野生沉香的生成结香至少也需要几十年、上百年，人工速成的无论如何都无法与之媲美。

投入 10 多年的成本，收益却不是很高。

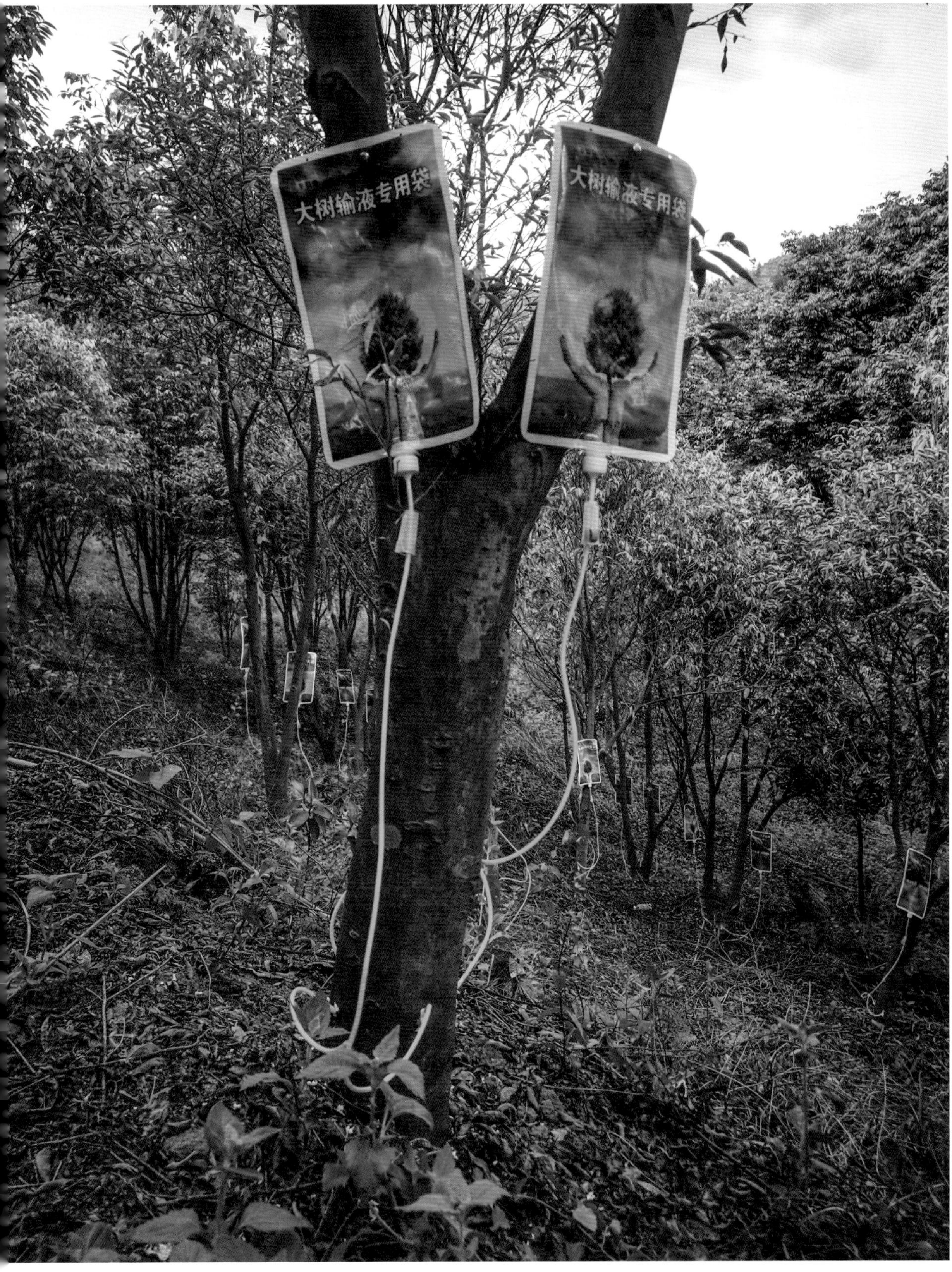
大树输液专用袋
大树输液专用袋

100

未来香文化的发展将走向何方？

经过 20 年沉香文化的发展，沉香越来越被大众熟知，但是大家一想到沉香就觉得很贵、在烧钱，其实这都是误解。沉香有很贵的，也有较便宜的，比如几百块的沉香产品都是普通大众可以消费的，而且香气也非常好。

沉香的等级很多，由低到高价格差别很大，我们不要一上手就想买贵的，其实每个月花 200 元到 300 元就可以用上不错的纯天然沉香线香。

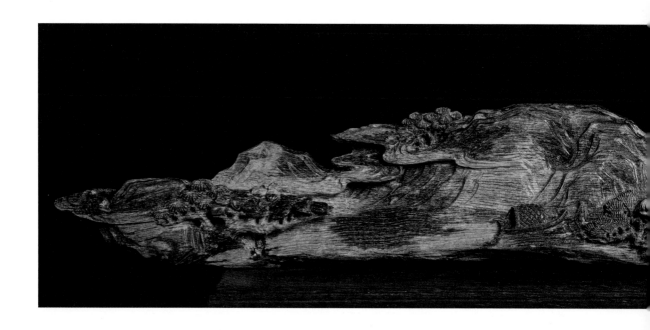

要好的朋友问："你沉浸沉香市场 20 年了，给今天的沉香市场发展打个分呗。"我想，如果满分是 10 分，我只打 3 分，远远不及格，成长的空间还很巨大，未来可期。在这大发展的 20 年中，大部分民众忙着创业、发展、打拼，没有空闲停下来用沉香丰富生活、修身养性，沉香文化的复兴只起了个头。

我相信随着经济的发展、国学的复兴，未来沉香、香文化会有更大的发展空间。只要我们做好正统的沉香文化知识普及，让新接触的香友更快地掌握用香、鉴香的方法，这样香文化就能快速腾飞，中华传统香学文化就能更好地传承与发扬。

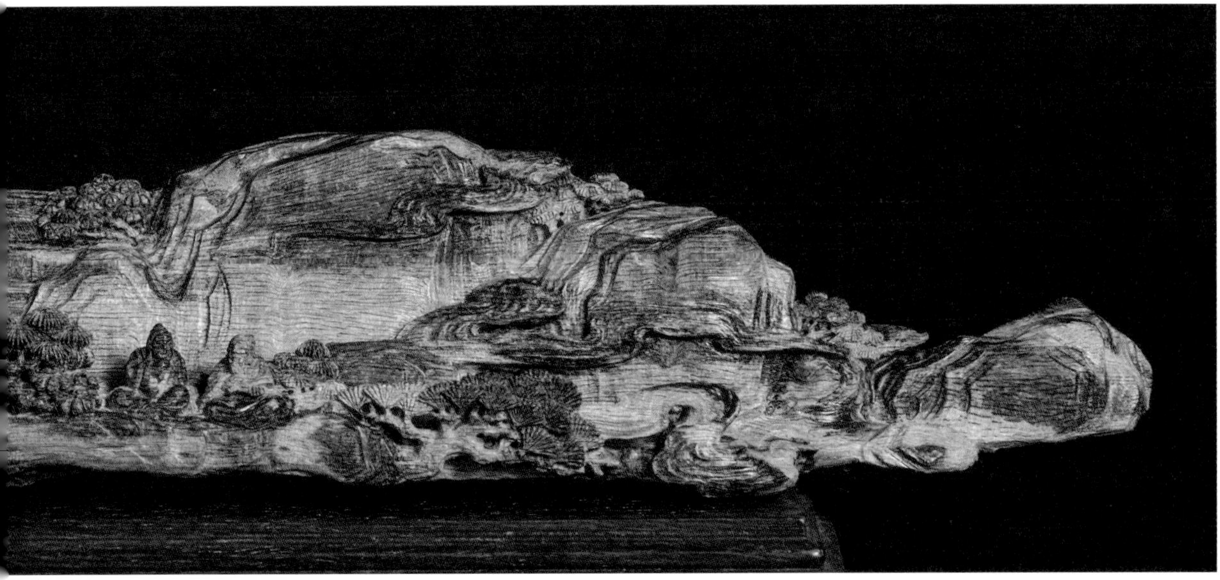

▲ 寻麟引凤沉香雕刻工作室作品

寻麟香学·沉香八德

一曰止定

知止而后定，止定而后静安，静安而后虑得。

——语出《大学》："知止而后有定，定而后能静，静而后能安，安而后能虑，虑而后能得。"

二曰顺为

面对突然而至的灾变，泰然处之，凝练成香。

——语出《庄子·庚桑楚》："宇泰定者，发乎天光。"

三曰悠远

近者悦，远者来。余香袅袅，悠远不绝。

——语出《论语·子路》："叶公问政。子曰：'近者说（悦），远者来。'"

四曰坚韧

经苦难而成香，历风霜雨雪与时光雕刻而愈香。

——语出唐·黄蘗禅师："不经一番寒彻骨，怎得梅花扑鼻香。"

五曰和美

礼之用，和为贵，沉香之道，斯为美。

——语出《论语·学而》："礼之用，和为贵。先王之道，斯为美。"

六曰恪道

独木不成林，凝心协力，香道传天下。

——语出汉 · 崔骃《达旨》:“高树靡阴，独木不林。”

七曰信义

诚心正意，忠信有义，以香取义，济众生。

——语出《大学》：“格物致知、诚意正心。”

八曰知音

人寻香，香亦觅人。有缘香遇，即知音。

——语出南朝 · 刘勰《文心雕龙 · 知音》：“音实难知，知实难逢，逢其知音，千载其一乎！”

寻麟香学公众号

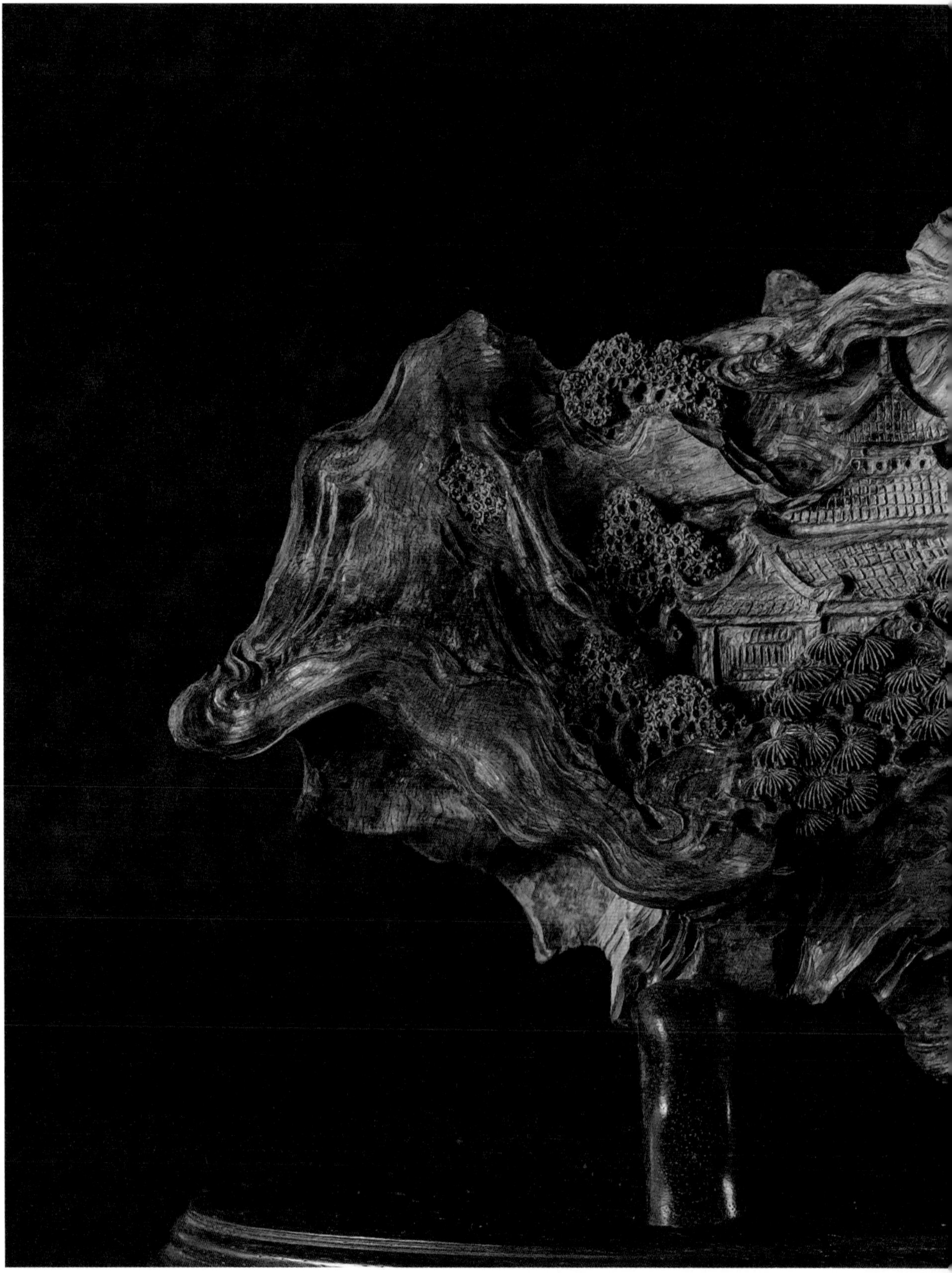

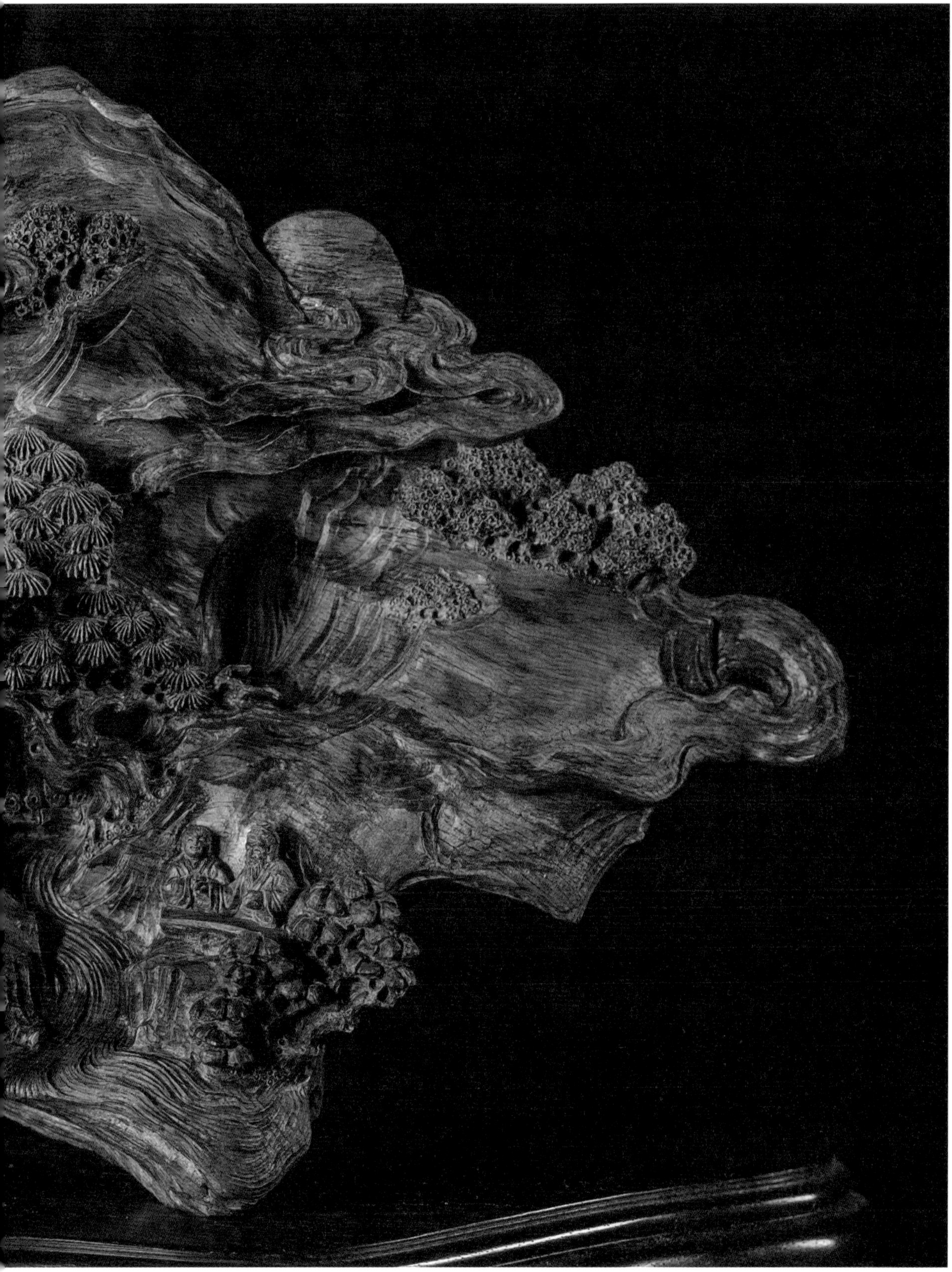

图书在版编目（CIP）数据

沉香文化·百问解答 / 周麟著. — 上海：上海译出版社，2022.12
ISBN 978-7-5327-9154-5

Ⅰ.①沉… Ⅱ.①周… Ⅲ.①沉香—文化—中国—问题解答 Ⅳ.①R282.71-44

中国版本图书馆CIP数据核字（2022）第227993号

沉香文化·百问解答

周麟 著

资料整理 / 卢海莹、戴诗延
摄影 / 陈捷
责任编辑 / 刘宇婷
装帧设计 / 邵旻工作室

上海译文出版社有限公司出版、发行
网址：www.yiwen.com.cn
201101 上海市闵行区号景路159弄B座
上海雅昌艺术印刷有限公司印刷

开本 787×1092 1/16 印张 15.5 插页 4 字数 148,000
2022年12月第1版 2022年12月第1次印刷
印数：0,001-6,000册

ISBN 978-7-5327-9154-5/R · 006
定价：168.00元